A. Kupferschmitt, V. Köllner

Post-COVID erfolgreich therapieren

A. Kupferschmitt, V. Köllner

Post-COVID erfolgreich therapieren

Manual zur Patientenschulung und Unterstützung der Krankheitsverarbeitung

1. Auflage

Mit Beiträgen von: Franziska Etzrodt, Teltow; Judit Kleinschmidt, Teltow; Christoph Kohl, Waldbreitbach; Volker Köllner, Teltow; Alexa Kupferschmitt, Teltow; Eva Peters, Gießen

Mit einem Geleitwort von: Prof. Dr. med. Karl Lauterbach

ELSEVIER

Elsevier GmbH, Bernhard-Wicki-Str. 5, 80636 München, Deutschland
Wir freuen uns über Ihr Feedback und Ihre Anregungen an kundendienst@elsevier.com.

ISBN 978-3-437-21144-7
eISBN 978-3-437-05668-0

1. Auflage 2025

Wichtiger Hinweis
Die medizinischen Wissenschaften unterliegen einem sehr schnellen Wissenszuwachs. Der stetige Wandel von Methoden, Wirkstoffen und Erkenntnissen ist allen an diesem Werk Beteiligten bewusst. Sowohl der Verlag als auch die Autorinnen und Autoren und alle, die an der Entstehung dieses Werkes beteiligt waren, haben große Sorgfalt darauf verwandt, dass die Angaben zu Methoden, Anweisungen, Produkten, Anwendungen oder Konzepten dem aktuellen Wissensstand zum Zeitpunkt der Fertigstellung des Werkes entsprechen.
Der Verlag kann jedoch keine Gewähr für Angaben zu Dosierung und Applikationsformen übernehmen. Es sollte stets eine unabhängige und sorgfältige Überprüfung von Diagnosen und Arzneimitteldosierungen sowie möglicher Kontraindikationen erfolgen. Jede Dosierung oder Applikation liegt in der Verantwortung der Anwenderin oder des Anwenders. Die Elsevier GmbH, die Autorinnen und Autoren und alle, die an der Entstehung des Werkes mitgewirkt haben, können keinerlei Haftung in Bezug auf jegliche Verletzung und/oder Schäden an Personen oder Eigentum, im Rahmen von Produkthaftung, Fahrlässigkeit oder anderweitig übernehmen.

Für die Vollständigkeit und Auswahl der aufgeführten Medikamente übernimmt der Verlag keine Gewähr.
Geschützte Warennamen (Warenzeichen) werden in der Regel besonders kenntlich gemacht (®). Aus dem Fehlen eines solchen Hinweises kann jedoch nicht automatisch geschlossen werden, dass es sich um einen freien Warennamen handelt.

Bibliografische Information der Deutschen Nationalbibliothek
Die Deutsche Nationalbibliothek verzeichnet diese Publikation in der Deutschen Nationalbibliografie; detaillierte bibliografische Daten sind im Internet über https://www.dnb.de abrufbar.

25 26 27 28 29 5 4 3 2 1

In ihren Veröffentlichungen verfolgt die Elsevier GmbH das Ziel, genderneutrale Formulierungen für Personengruppen zu verwenden. Um jedoch den Textfluss nicht zu stören sowie die gestalterische Freiheit nicht einzuschränken, wurden bisweilen Kompromisse eingegangen. Selbstverständlich sind **immer alle Geschlechter** gemeint.

Planung: Bernhard Gall, München
Projektmanagement: Cornelia von Saint Paul, München
Redaktion: Michaela Mallwitz, Mühlhausen-Tairnbach
Bildredaktion und Rechteklärung: David Seeliger, Brannenburg
Herstellung: Dietmar Radünz, Leipzig
Satz: STRAIVE, Puducherry/Indien
Druck und Bindung: Drukarnia Dimograf Sp. z o. o., Bielsko-Biała/Polen
Umschlaggestaltung: SpieszDesign, Neu-Ulm
Titelfotografie: © Werner - stock.adobe.com

Aktuelle Informationen finden Sie im Internet unter **www.elsevier.de**.

Grußwort

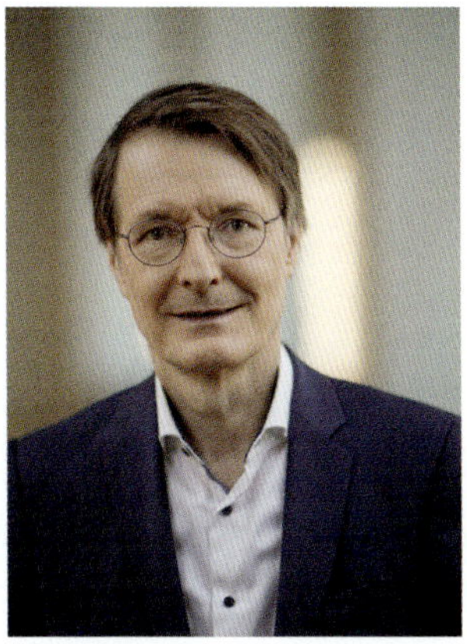

[© BMG/Jan Pauls]

Im vierten Jahr nach dem Ausbruch der Corona-Pandemie beginnen die Erinnerungen daran bei vielen Menschen zu verblassen. Für Menschen, die nach ihrer Infektion nicht vollkommen genesen sind und unter einer Long-COVID-/Post-COVID-Symptomatik leiden, trifft das leider nicht zu. Sie werden fast täglich an die Pandemie erinnert, beispielsweise durch ständige Erschöpfung, Atem- oder Konzentrations- und Gedächtnisprobleme. Die Symptome, an denen die Betroffenen leiden, sind unterschiedlich – doch in einem sind sich alle Betroffenen einig: Sie wünschen sich, dass sie wieder ihrem Beruf nachgehen und am Leben teilhaben können. Sie haben ein Recht darauf, in ihrer Erkrankung ernst genommen und bestmöglich medizinisch versorgt zu werden.

Leider gibt es bislang keine kausale Therapie gegen Long-COVID/Post-COVID. Doch konnten wir in den vergangenen Jahren einige Fortschritte in der Erforschung der Erkrankung verzeichnen. Wir sehen immer klarer, wie Long-COVID/Post-COVID funktioniert. Diese Erkenntnisse müssen nun in der Entwicklung von Arzneimitteln und der Weiterentwicklung von zielgerichteten Therapien umgesetzt werden.

Das Bundesministerium für Gesundheit unterstützt die entsprechende Versorgungsforschung mit aller Kraft: Im Rahmen eines Förderschwerpunktes für die versorgungsnahe Forschung zu Long-COVID/Post-COVID stehen bis 2028 insgesamt bis zu 81 Millionen Euro zur Verfügung. Zusätzlich werden über den Innovationsfonds des Gemeinsamen Bundesausschusses weitere Versorgungsforschungsprojekte zu postviralen Symptomkomplexen gefördert. Dafür stehen bis zu 21 Millionen Euro bereit. Außerdem sind bis zu 52 Millionen Euro für Modellmaßnahmen zur Versorgung von Kindern und Jugendlichen mit Long-COVID/Post-COVID vorgesehen.

Seit September 2023 ist erstmals der vom Bundesministerium für Gesundheit initiierte *Runde Tisch* bereits vier Mal zusammengekommen. Gemeinsam diskutieren dort seitdem Expertinnen und Experten aus den Bereichen Medizin, Wissenschaft, Wirtschaft und Politik mit Betroffenenvertreterinnen und -vertretern darüber, wie die Versorgung von an Long-COVID/Post-COVID Erkrankten verbessert werden kann. Ein Ergebnis der Beratungen: Da derzeit keine Arzneimittel für die Therapie zugelassen sind, haben wir den Zugang zu Arzneimitteln verbessert, die im Off-Label Use in der Therapie eingesetzt werden. Dazu wurde eine Expertengruppe beim Bundesinstitut für Arzneimittel und Medizinprodukte eingerichtet, die eine Liste mit entsprechenden Arzneimitteln erarbeitet hat.

Ein zentraler Aspekt des *Runden Tisches* ist die Vernetzung aller Akteurinnen und Akteure mit dem Austausch der neuesten Erkenntnisse. Diesem Zweck dient auch das Informationsportal *bmg-longcovid.de*. Dort finden Betroffene und Angehörige, Arbeitnehmer und Arbeitgeber sowie alle Interessierten verlässliche Informationen rund um mögliche Langzeitfolgen einer SARS-CoV-2-Infektion.

Ein wichtiger Schritt ist darüber hinaus die Richtline des Gemeinsamen Bundesausschusses über eine berufsgruppenübergreifende, koordinierte und strukturierte Versorgung für Versicherte mit Verdacht auf Long-COVID/Post-COVID und Erkrankungen, die eine ähnliche Ursache oder Krankheitsprägung aufweisen. Die Richtlinie definiert Anforderungen an die Versorgung und beschreibt Versorgungspfade. Vorgesehen ist außerdem eine zentrale ärztliche Ansprechperson. Sie übernimmt die notwendige spezifische Koordination bei Diagnostik und Therapie. So werden die bestehenden ambulanten Strukturen und Angebote je nach Schweregrad und Komplexität der Erkrankung bedarfsgerecht genutzt und die richtigen Gesundheitsberufe eingebunden – beispielsweise auch Psychotherapeutinnen und Psychotherapeuten.

Das vorliegende Therapiemanual bietet sowohl im ambulanten als auch im stationären Bereich wichtige Ansatzpunkte für die psychotherapeutische Begleitung von Personen mit Long-COVID/Post-COVID. Auch für Patientinnen und Patienten sowie deren Angehörige ist dieses Manual lesenswert, gibt es doch die Möglichkeit, mehr über die Erkrankung und mögliche Therapieansätze zu erfahren sowie Methoden zu entdecken, die dabei helfen, mit der Erkrankung umzugehen und wieder mehr Selbstwirksamkeit aufzubauen.

Die Psychotherapie hat in Bezug auf Long-COVID/Post-COVID oft zu Unrecht einen schlechten Ruf: Fälschlicherweise wird häufig davon ausgegangen, eine Psychotherapie impliziere einen psychischen Ursprung der Symptome. Die Psychotherapie soll jedoch vielmehr dabei helfen, mit der Erkrankung und den daraus resultierenden Einschränkungen umzugehen. Sie kann bei der Krankheitsverarbeitung unterstützen und das Selbstmanagement, die Selbstständigkeit und die Eigenverantwortung stärken.

Die Autorinnen und Autoren des vorliegenden Manuals können ebenso auf umfangreiches Wissen aus unterschiedlichen Fachgebieten zurückgreifen wie auf jahrelange Praxiserfahrung durch die Betreuung von über 300 Post-COVID-Betroffenen. Diese multiperspektivische Herangehensweise macht dieses Therapiemanual besonders wertvoll. Es überzeugt zudem durch seine Praxisnähe mit zahlreichen Beispielen, Übungen und Möglichkeiten für Kleingruppenarbeiten. Kurzum: Ein rundum gelungenes und somit sehr zu empfehlendes Manual.

In diesem Sinne wünsche ich Ihnen viel Gewinn bei der Lektüre.

Berlin, im Sommer 2024

Professor Dr. Karl Lauterbachh, MdB

Bundesgesundheitsminister

Vorwort

Von COVID-19 genesen, aber nicht gesund – Post-COVID ist ein Krankheitsbild, das mit über 200 Symptomen vielgestaltig ist und die Medizin, die Versorgungslandschaft und die Gesellschaft vor Herausforderungen mit zahlreichen noch ungeklärten Fragen stellt. In den meisten Fällen bessern sich Beschwerden nach einer COVID-19-Erkrankung innerhalb weniger Wochen. Rund 10 % der Betroffenen leiden jedoch auch nach 3 Monaten noch unter anhaltenden Beschwerden – Krankheitsdauern von 2 Jahren und mehr sind keine Seltenheit, und der Langzeitverlauf lässt sich noch nicht abschätzen. Diese anhaltenden, mit COVID-19 assoziierten und nicht durch eine andere Erkrankung erklärbaren Beschwerden werden als Post-COVID-Syndrom (PCS) bezeichnet, in Deutschlang hat sich auch der synonym benutzte Begriff Long-COVID etabliert. Bei ca. 2 % der Post-COVID-Betroffenen ist die Symptomatik so deutlich ausgeprägt, dass schwerwiegende Einschränkungen im Beruf, Sozialleben und der allgemeinen Lebensführung vorliegen. Spätestens dann wird eine Behandlung bzw. in diesen Fällen eine Rehabilitation notwendig.

Psychosoziale Prozesse sind an der Chronifizierung des PCS beteiligt und bestimmen in relevantem Maße sowohl das Chronifizierungsrisiko als auch die Ausprägung von Symptomatik und Beeinträchtigung der Lebensqualität. Hierdurch lassen sich – ähnlich wie z. B. bei chronischen Schmerzen – wirksame Strategien für eine psychotherapeutische Mitbehandlung ableiten. Dieses Therapiemanual widmet sich daher der psychotherapeutischen Begleitung von Post-COVID-Betroffenen und ist sowohl für den ambulanten Bereich als auch für das stationäre Setting geeignet. Das Manual ist weder ein Heilmittel noch beinhaltet es *die* Lösung für dieses sehr komplexe Krankheitsbild. Vielmehr soll es dazu beitragen, Post-COVID-Patienten psychoedukativ zu ihrer Krankheit zu schulen und sie in die Lage versetzen, sich trotz der meist sehr unberechenbar erlebten Symptomschwankungen und der noch unklaren Forschungslage wieder handlungsfähig und selbstwirksam zu erleben. Wichtig ist hierbei die Modifikation dysfunktionaler Strategien der Krankheitsverarbeitung. Hierfür ist das Manual in vier große Bausteine gegliedert:

- Der **wissenschaftliche Hintergrund** umfasst die relevanten Informationen und Grundlagen für den Umgang mit Post-COVID-Patienten.
- Das Kapitel zur **Psychoedukation** kann zum Zweck der Patientenschulung im Einzel- oder Gruppensetting Anwendung finden.
- Das **verhaltenstherapeutische Manual zur Krankheitsbewältigung** umfasst 14 aufeinander aufbauende Sitzungen, die die Themen Akzeptanz und Umgang mit der neuen Lebensrealität „plötzlich ausgebremst", Energie- und Symptommanagement (Pacing), Ressourcenaktivierung, Umgang mit psychischen Begleitbeschwerden, Kommunikation rund um des Thema Post-COVID und Umgang im privaten Umfeld als auch im beruflichen Kontext abdecken.
- Das Kapitel zu **Bewegung und Atemtherapie** beschreibt die Anwendung entsprechender Behandlungsmethoden bei Patienten mit PCS. Idealerweise werden diese in einer begleitenden Gruppe von hierfür geschulten Sport- und Bewegungstherapeuten vermittelt. Einzelne Techniken und Hinweise können aber auch in der Psychotherapiegruppe weitergegeben werden.

Das PCS ist eine Multisystemerkrankung, die nur durch ein biopsychosoziales Krankheitsmodell zu verstehen ist. Deshalb fließt in den Theorieteil auch Wissen aus den Gebieten Immunologie, Kardiologie und Neurologie durch auf diesen Gebieten kompetente Autorinnen und Autoren ein. Somatomedizinische Behandlungsmöglichkeiten werden in den Kapiteln zu Theorie und Psychoedukation nach dem aktuellen Stand des Wissens dargestellt, das Therapiemanual beschränkt sich jedoch auf Psychoedukation und Psychotherapie. Eine Ausnahme sind Bewegungs- und Atemtherapie, da diese sich ideal mit dem hier vorgestellten Therapiemanual ergänzen und insbesondere die enge Kommunikation zwischen Psycho- und Bewegungstherapeuten zu einem tieferen Verständnis der Patienten und einer effektiveren Behandlung führt. In Krankenhaus und Rehaklinik lässt sich dies im therapeutischen Team relativ einfach umsetzen. Wir möchten Sie aber ausdrücklich ermutigen, auch im ambulanten Setting bewegungstherapeutische Kooperationspartner zu suchen. Entsprechende Hinweise finden sich in den Kapiteln 4 und 5.

Das Manual basiert auf praktischen Erfahrungen aus über 3 Jahren Post-COVID-Rehabilitation und wurde im Rahmen eines multimodalen Behandlungskonzeptes einer der ersten Post-COVID-Rehabilitationen der Deutschen Rentenversicherung (DRV) entwickelt. Da sich unsere Klinik bereits sehr früh der Behandlung von Patienten mit PCS angenommen hat, konnten wir bei der Niederschrift dieses Manuals auf einen Erfahrungsschatz mit über 300 Post-COVID-Patienten zurückgreifen und zudem auf Erkenntnisse aus unserer begleitenden Post-COVID-Forschung. Darüber hinaus flossen in die Entwicklung der Therapiesitzungen Anmerkungen und Erfahrungen unserer Post-COVID-Patienten mit ein, denen wir an dieser Stelle herzlichen danken möchten. Wir waren immer wieder beeindruckt davon, wie engagiert unsere Patientinnen und Patienten auch bei unserem Forschungsprojekt zur Evaluation unseres Konzepts mitgemacht und mitdiskutiert haben.

Danken möchten wir auch unseren Kolleginnen und Kollegen am Rehazentrum Seehof der DRV Bund, die mit uns gemeinsam das Konzept der Post-COVID-Rehabilitation konzipiert und in zahlreichen Teamsitzungen weiterentwickelt haben. Sowohl für die Kolleginnen und Kollegen der Psychosomatik als auch der Kardiologie war die Beschäftigung mit diesem neuen, zwischen allen bekannten Fächeraufteilungen liegenden Krankheitsbild eine Herausforderung, die sie mit großer Kreativität und viel Engagement aufgenommen haben. Ohne diese Unterstützung hätten wir dieses Manual nicht entwickeln können.

Danken möchten wir auch der Deutschen Rentenversicherung Bund, die als unser Klinikträger schon früh die Notwendigkeit der Entwicklung eines spezifischen Behandlungskonzepts für Betroffene mit Post-COVID-Syndrom erkannt hat und uns die notwendigen Ressourcen und die Freiheit gegeben hat, ein solches Konzept zu entwickeln, umzusetzen und wissenschaftlich zu evaluieren. Ein besonderer Dank gilt Herrn Gall, Frau von Saint Paul und Frau Mallwitz vom Elsevier-Verlag, die stets an das Projekt geglaubt und uns bei der Realisierung und Gestaltung des Manuals kompetent unterstützt haben.

Teltow, im Sommer 2024
Alexa Kupferschmitt und Volker Köllner

Hauptautoren

Dr. rer. medic. Alexa Kupferschmitt
Rehazentrum Seehof der Deutschen Rentenversicherung
Lichterfelder Allee 55
14513 Teltow

Prof. Dr. med. Volker Köllner
Charité Universitätsmedizin Berlin
Forschungsgruppe Psychosomatische Rehabilitation
und
Rehazentrum Seehof der Deutschen Rentenversicherung
Lichterfelder Allee 55
14513 Teltow

Beitragsautoren

Franziska Etzrodt
Rehazentrum Seehof der Deutschen Rentenversicherung
Abt. Kardiologie
Lichterfelder Allee 55
14513 Teltow

Judit Kleinschmidt
Rehazentrum Seehof der Deutschen Rentenversicherung
Abt. Psychosomatik
Lichterfelder Allee 55
14513 Teltow

Christoph Kohl
Ltg. Psychologischer Dienst
Westerwaldklinik Waldbreitbach gGmbH
Buchenstraße 6
56588 Waldbreitbach

Prof. Dr. med. Eva Peters
Uniklinikum Gießen
Justus-Liebig Universität Gießen
Psychoneuroimmunologie Labor
Klinik für Psychosomatik und Psychotherapie
Aulweg 123
35385 Gießen

Benutzerhinweise

MERKE/DEFINITION/FAZIT
Wichtige Informationen, Definitionen, Take Home Messages.

PRAXISTIPP
Praktische Tipps.

LEITFRAGE
Leitfragen zur Lenkung des Gesprächs.

CAVE
Warnhinweise.

Hintergrundinfo
Hintergrundinformationen, Exkurse, Beispiele.

Im Online-Bereich stehen Arbeitsmaterialien zusätzlich zum Download zur Verfügung:

- die Folien zur Patientenedukation (> Kap. 3) unter Psycho-edu_Folien,
- ein Video des Vortrags zur Patientenedukation unter Psycho-edu_Vortrag,
- die Arbeitsblätter, mit denen in den Einzelsitzungen gearbeitet wird (> Kap. 4), unter .

So finden Sie die Online-Inhalte[1]

Sie haben ein **gedrucktes Buch:**

- Rubbeln Sie den Code auf der Innenseite des Buchumschlags frei.
- Gehen Sie auf www.plus-im-web.de.
- Registrieren Sie sich mit dem freigerubbelten PIN-Code (detaillierte Anweisungen auf der Umschlaginnenseite).

Sie haben ein **eBook:**

- Öffnen Sie www.plus-im-web.de.
- Registrieren Sie sich für einen neuen Benutzer-Account oder loggen Sie sich mit Ihrem bereits existierenden Konto ein.
- Öffnen Sie nun www.plus-im-web.de/pin-help.
- Geben Sie in das entsprechende Textfeld die ISBN 978-3-437-21144-7 ein und klicken Sie auf „Abschicken".

Ihre Anfrage wird durch unseren Kundendienst werktags binnen 24 Std. geprüft.
Sie werden per E-Mail über die Freischaltung benachrichtigt.

[1] Angebot freibleibend

Abkürzungen

AAB	Autoantikörper
ABC-Modell	Auslöser – Bewertung/innerer Dialog – Konsequenz (kurzfristig/langfristig)
ACE2	Angiotensin Converting Enzyme 2
ACT	Achtsamkeits- und Commitment-Therapie
Aids	„acquired immuno-defiency syndrome“ (erworbenes Immundefizienzsyndrom)
ALG1	Arbeitslosengeld 1
ARDS	akutes Atemnotsyndrom
ATP	Adenintriphosphat
AU	Arbeitsunfähigkeit
AWMF	Arbeitsgemeinschaft der Wissenschaftlichen Medizinischen Fachgesellschaften
BEM	Betriebliches Eingliederungsmanagement
BGA	Blutgasanalyse
BMBF	Bundesministerium für Bildung und Forschung
BMI	Body Mass Index
BRS	Brief Resilient Scale
BSG	Blutkörperchensenkungsgeschwindigkeit
CBT	„cognitive behavioral therapy“ (Kognitive Verhaltenstherapie)
CBT	Kognitive Verhaltenstherapie
CFS	chronisches Fatigue-Syndrom
COPD	chronisch obstruktive Lungenerkrankung
COVID-19	Coronavirus Disease 2019
CRP	C-reaktives Protein
DAMPs	„danger-associated molecular patterns“
DEGAM	Deutsche Gesellschaft für Allgemeinmedizin und Familienmedizin
DGUV	Deutsche Gesetzliche Unfallversicherung
DHA	Docosahexaensäure
DRV	Deutsche Rentenversicherung
DSM-5	Diagnostic and Statistical Manual of Mental Disorders (5. Aufl.)
DVGS	Deutscher Verband für Gesundheitssport und Sporttherapie
DVGS	Deutscher Verband für Gesundheitssport und Sporttherapie
EBM	Einheitlicher BewertungsMaßstab
EBV	Ebstein-Barr-Virus
EKG	Elektrokardiografie
ELISA	„enzyme-linked immunosorbent assay“
EMDR	Eye Movement Desensitization and Reprocessing
EM-Rente	Erwerbsminderungsrente
EPA	Eicosapentaensäure
FAS	Fatigue Assessment Scale
FSMC	Fatigue Skala für Motorik und Kognition
ft3, fT4	freies T3/T4
GAD-7	Generalizied Anxiety Disorder Scale-7
GGT	Gamma-Glutamyltransferase
GKV	Gesetzliche Krankenversicherung
GOT	Glutamat-Oxalacetat-Transaminase
GPCR	G-Protein-gekoppelter Rezeptor
GPT	Glutamat-Pyruvat-Transaminase
H.E.L.P.-Apharese	Heparin-induzierte extrakorporale Lipoprotein/ Fibrinogen-Präzipitation
HBO	hyperbare Sauerstofftherapie
HELP-Apherese	heparininduzierte extrakorporale Lipoprotein/ Fibrinogen-Präzipitation
HHNA	Hypothalamus-Hypophysen-Nebennierenrinde-Achse
HHNA	Hypothalamus-Hypophysen-Nebennierenrinden-Achse
HIV	humanes Immundefizienzvirus
HRST	Herzrhythmusstörungen
HSV	Herpes-simplex-Virus
ICD-10	International Statistical Classification of Diseases and Related Health Problems (10. Revision)
IFN-γ	Interferon-γ
IgE	Immunglobulin E
IL1	Interleukin 1
IQWiG	Institut für Qualität und Wirtschaftlichkeit im Gesundheitswesen
ITS	Intensivstation
KTL	Klassifizierung therapeutischer Leistungen
KV	Kassenärztliche Vereinigung
KVB	Kassenärztliche Bundesvereinigung
KVT	Kognitiver Verhaltenstherapie
LMU	Ludwig-Maximilians-Universität München
MCAS	Mastzellaktivierungssyndrom
MCAS	Mastzellaktivierungssyndrom
MCI	„mild cognitive impairment“
ME	myalgische Enzephalomyelitis
MMSE	Mini-Mental Status Examination
MoCa	Montreal Cognitive Assessment
6 MWT	6 Minutes Walking Test
NETs	„neutrophil extracellular traps“
NK-Zellen	Natural-Killer-Zellen
NUM	Netzwerk Universitätsmedizin
ÖPNV	Öffentlicher Personennahverkehr
PCS	Post-COVID-Syndrom
PEM	Post-Exertionelle Malaise
PHQ	Patient Health Questionnaire
PICS	Post-Intensive-Care-Syndrom
PMR	Progressive Muskelrelaxation
POTS	posturales Tachykardiesyndrom
PTBS	posttraumatische Belastungsstörung
RCT	„randomised controlled trial“
RNA	„ribonucleic acid“ (Ribonukleinsäure)
SARS-CoV-2	Severe Acute Respiratory Syndrome-Coronavirus 2
SEID	„systemic exertion intolerance disease“
SEW-Modell	Situation – Emotion – Wunsch
SSRI	Serotonin-Reuptake-Hemmer
SSRI	Serotonin-Reuptake-Inhibitor
TAP-Test	Testbatterie zur Aufmerksamkeitsprüfung
TH	T-Helferzellen
TNF-α	Tumornekrosefaktor α
TP	Tiefenpsychologisch fundierte Psychotherapie
TSH	thyreoideastimulierendes Hormon
VT	Verhaltenstherapie
Z. n.	Zustand nach
ZNS	zentrales Nervensystem

Abbildungsverzeichnis

Der Verweis auf die jeweilige Abbildungsquelle befindet sich bei allen Abbildungen im Werk am Ende des Legendentextes in eckigen Klammern.

E1352	Kaluza, G. (2018). Gesundheitsförderung durch Stressbewältigung. In: Stressbewältigung. Psychotherapie: Praxis. Springer, Berlin, Heidelberg. https://doi.org/10.1007/978-3-662-55638-2_1
H109-003	Baum P, Bleckwenn M, Laufs U. Post-Covid-Syndrom: Wie diagnostizieren, wie behandeln? MMW, Fortschritte Der Medizin. 2022;164(1):36-39. doi:10.1007/s15006-021-0541-0
L231	Stefan Dangl, München
P1447	PD Dr. med. Eva Peters, Gießen
P1450	Alexa Kupferschmitt M.Sc., Teltow
P1451	Judit Kleinschmidt, Teltow
P1452	Dr. med. Stefan Kelm, Westerwaldklinik Waldbreitbach
W233	Bundeszentrale für gesundheitliche Aufklärung (BZgA), Köln
W266-002	BMG/Jan Pauls

Fehler gefunden?

An unsere Inhalte haben wir sehr hohe Ansprüche. Trotz aller Sorgfalt kann es jedoch passieren, dass sich ein Fehler einschleicht oder fachlich-inhaltliche Aktualisierungen notwendig geworden sind.
Sobald ein relevanter Fehler entdeckt wird, stellen wir eine Korrektur zur Verfügung. Mit diesem QR-Code gelingt der schnelle Zugriff.

https://else4.de/978-3-437-21144-7

Wir sind dankbar für jeden Hinweis, der uns hilft, dieses Werk zu verbessern. Bitte richten Sie Ihre Anregungen, Lob und Kritik an folgende E-Mail-Adresse: kundendienst@elsevier.com

Inhaltsverzeichnis

KAPITEL

1 Vorwort und Einleitung

Volker Köllner, Alexa Kupferschmitt

1.1 Einige Worte zur Gruppentherapie beim Post-COVID-Syndrom

„Ich habe eine Virusinfektion gehabt – ich hab' kein psychisches Problem…" Warum Psychotherapie oder gar Gruppenpsychotherapie bei Post-COVID Sinn machen kann, ist nicht für jeden Post-COVID-Patienten gleich offensichtlich. Auch hier ist die Situation derjenigen von Patienten mit chronischen Schmerzen vergleichbar. Häufig gibt es Berührungsängste, Vorurteile oder gar Negativerfahrungen, die Post-COVID-Patienten gegenüber Psychotherapie zurückhaltend werden lassen. Daher ist bedeutsam, von Beginn an zu vermitteln, dass es bei der Post-COVID-Psychotherapie (im Einzelsetting oder im Gruppenformat) darum geht, mit der Krankheit als einschneidende Lebensveränderung, die zu wesentlichen Einschränkungen führt, umzugehen, und dass wir nicht davon ausgehen, dass die Symptome rein psychisch verursacht sind.

Viele Psychotherapiepatienten bevorzugen zunächst eine Einzeltherapie, da sie dort auf Verständnis und exklusive Zuwendung des Therapeuten hoffen, der dann maßgeschneiderte Lösungen anbietet. Auch die Verschwiegenheit und Diskretion gegenüber der Problematik lässt das Einzelsetting attraktiver erscheinen. Demgegenüber ist Teilnahme an einer Gruppentherapie für viele eher mit Befürchtungen verbunden. Gefühle von Scham, sich mit der eigenen Problematik einer Gruppe anzuvertrauen und schlimmstenfalls abgelehnt zu werden, können hemmend wirken. Erschwerend wissen Patienten oftmals nicht, wie sie sich in einem Gruppentherapiesetting verhalten sollen. Über Transparenz kann dieser Unsicherheit entgegengewirkt werden.

Es stellt eine Erleichterung für Patienten dar, wenn sie von Anfang an wissen, wozu sie an der Gruppentherapie teilnehmen und was sie in den Therapiestunden erwartet. Hierbei kann der Einsatz eines strukturierten Manuals mit unterstützenden Therapiematerialen Transparenz und Sicherheit (auf beiden Seiten) schaffen. Nach unserer Erfahrung lernen die PCS-Patienten das Gruppensetting aber sehr schnell schätzen, wenn es als homogene Gruppe angeboten wird.

Viele Betroffene haben Probleme damit, über ihre Erkrankung zu sprechen, weil sie befürchten – oder die Erfahrung machen mussten –, dass ihnen nicht geglaubt wird oder ihre Symptome bagatellisiert werden. Die Begegnung und der Austausch mit einer größeren Zahl Mitbetroffener wird hier als sehr entlastend erlebt und kann schnell Selbsthilferessourcen wecken.

Die Strukturierung der Gruppensitzungen ermöglichen es dem Therapeuten, die Patienten immer wieder mit bestimmten Themen in Berührung zu bringen. Übungen und Arbeitsblätter vertiefen die Auseinandersetzung und ermöglichen es, die psychoedukativ erfahrenen Inhalte auf sich selbst zu übertragen. Hausaufgaben dienen der Stärkung von Selbstmanagement. Ziel ist, über die Arbeit außerhalb der Therapiezeit, immer mehr Selbstständigkeit und Eigenverantwortung für die Umsetzung der Therapieinhalte bzw. vereinbarten Veränderungszielen im Alltag zu übernehmen. Über die Dokumentation der dabei gemachten persönlichen Erfahrungen wird verdeutlicht, dass die eigentliche Veränderungsarbeit durch die Patienten zwischen den Gruppensitzungen geschieht und nicht durch passives Konsumieren von Informationen oder Lösungsvorschlägen durch den Therapeuten.

Die Durchführung einer Gruppentherapie bei einem neuen Krankheitsbild wie dem Post-COVID-Syndrom stellt auch für die Therapeuten eine besondere Herausforderung dar. In der Einzeltherapie ist es durchaus möglich, abzuwarten, „was der Patient mitbringt", in der Gruppensituation geht bei dieser Vorgehensweise allerdings viel Zeit für die Themenfindung verloren. Auch kommen bei der ausschließlichen Fokussierung auf von den Patienten mitgebrachte Themen für die Behandlung zentrale Themenbereiche möglicherweise nicht zur Sprache, da diese von den Patienten vermieden oder übersehen werden können. Stattdessen stehen eher für die Post-COVID-Behandlung irrelevante Themen, wie die Klage über das Klinikessen oder den zur Bewegung zu sehr aufmunternden Bewegungstherapeuten im Vordergrund. Wird die Gruppe jedoch sehr psychoedukativ geführt, ist also der Therapeut bemüht, sich minutiös an ein ausgefertigtes Manual zu halten, besteht die Gefahr darin, dass die Gruppensitzung die Gestalt einer Unterrichtstunde annimmt: Der Therapeut steht als Lehrer am Flipchart und versucht, den eher passiv konsumierenden Patienten konzeptuelles Wissen zu vermitteln.

Das hier vorliegende Manual ist konzeptuell zwar auf eine manualisierte und themenzentrierte Vorgehensweise ausgelegt, wir haben jedoch, um die Gefahr des „Frontalunterrichts" auszuschließen, zahlreiche Übungen und Kleingruppenarbeiten eingefügt, welche mehr Initiative und Verantwortungsübernahme von den Patienten erfordern. Zugleich soll an dieser Stelle betont werden, dass für jene Kollegen, die gern sehr frei Gruppen leiten, das Manual auch lediglich als Denkanstoß dienen kann und die hier aufbereiteten Themen inhaltlich übernommen und didaktisch frei vermittelt werden können. Im ambulanten Setting ist es natürlich auch möglich, die Inhalte auf mehr Sitzungen zu verteilen oder zusätzliche Sitzungen zur Behandlung der nach unserer Erfahrung bei etwa der Hälfte der Betroffenen zusätzlich vorhandenen Depression oder Angststörung einzuplanen.

Zugleich bietet das hier vorliegende Manual einen Überblick und Orientierung, welche Themen bei dem noch relativ neuen Krankheitsbild Post-COVID von Bedeutung sind. Dies entlastet die Behandler und kann Berührungsängste abbauen. Therapeut und Patienten können sich so gemeinsam mit bereits erprobten Inhalten und Arbeitsmaterialien auseinandersetzen.

Das „Was" (mache ich inhaltlich?) der Therapie ist so für den Therapeuten im Vorhinein geklärt, sodass er sich mehr mit dem „Wie" (gestalte ich den Therapieprozess ideal?) der Therapie konzentrieren kann. Ferner kann bei einer strukturierten Vorgehensweise mit Arbeitsmaterial einfach und kurzfristig im stationären Setting bei Krankheitsfall die Post-COVID-Gruppe von einem Kollegen vertreten werden. Darüber hinaus erleichtert das Manual die Kommunikation und den Informationsaustausch über Therapieinhalte zwischen den Mitgliedern eines therapeutischen Teams, da alle auf diese Weise eine grobe Vorstellung über die Inhalte der Psychotherapiegruppe haben.

Das Manual beinhaltet in den psychoedukativen Elementen als auch in den Arbeitsblättern Wiederholungen, welche lerntheoretisch gesehen die Verhaltensänderung begünstigen. So schleifen sich Begrifflichkeiten, Denk- und Verhaltensweisen ein und bedürfen weniger Erläuterungen oder Erinnerungen – „gute Gewohnheiten" etablieren sich.

1.2 Anwendungsmöglichkeiten

Das Manual richtet sich an psychologische und ärztliche Psychotherapeuten und kann sowohl im ambulante als auch im stationären Setting zum Einsatz kommen. Weitere Hinweise hierzu finden sich in Kap. 4. Ferner besteht die Möglichkeit, im hausärztlichen Bereich lediglich den Psychoedukationsteil zu nutzen, um Patienten gezielt und strukturiert über ihre Erkrankung zu informieren.

In medizinischen Fachbüchern findet sich im Vorspann der obligatorische Hinweis für den Benutzer: „Die Erkenntnis in der Medizin unterliegen laufendem Wandel durch Forschung und klinische Erfahrung…" Dieser Hinweis gilt für ein Buch zum Post-COVID-Syndrom in besonderem Maße. Zum jetzigen Zeitpunkt (Februar 2024) ist das COVID-Virus erst seit 4 Jahren und das PCS erst seit etwa 3½ Jahren bekannt. Auch wenn Virusfolgeerkrankungen, wie z. B. das chronische Fatigue-Syndrom, bereits früher erforscht wurden, handelt es sich beim SARS-CoV-2 und seinen Folgen doch um eine neue Qualität.

Weltweit laufen aktuell sowohl in der Grundlagenforschung als auch in der somatischen Medizin und der Psychosomatik zahlreiche Forschungsaktivitäten, um die Entstehung, Aufrechterhaltung und Behandlungsmöglichkeiten des PCS besser zu verstehen. Daher ist es nicht auszuschließen, dass einige Aussagen dieses Buches bereits bei der Drucklegung überholt sein werden. Wir sind jedoch der festen Überzeugung, dass das hier vorgestellte biopsychosoziale Verständnismodell und die darauf aufgebauten Behandlungsmöglichkeiten auch längerfristig Gültigkeit haben werden. Eine mögliche medikamentöse Behandlung sehen wir in diesem Zusammenhang nicht als Konkurrenz, sondern als wertvolle Ergänzung zu den hier dargestellten Behandlungsstrategien. Eine gute Übersicht über aktuelle Entwicklungen beim Post-COVID-Syndrom liefert z. B. die Online-Plattform des Bundesgesundheitsministeriums zu diesem Thema.

Für uns waren die letzten 3 Jahre des gemeinsamen Lernens zusammen mit unseren Patientinnen und Patienten ebenso spannend wie bereichernd. Wir empfinden es als wertvolle Erfahrung, die vertrauten Pfade der seit Langem bekannten und gut erforschten Krankheitsbilder zu verlassen und gemeinsam mit unseren Patientinnen und Patienten auf Entdeckungsreise nach neuen Bewältigungs- und Lösungsmöglichkeiten zu gehen.

Wir möchten Sie ausdrücklich ermutigen, sich im Bereich Post-COVID zu engagieren und entsprechende Behandlungsmöglichkeiten anzubieten. Verhaltenstherapie gehört aktuell zu den wirksamsten Behandlungsmöglichkeiten des PCS, und wir haben die Betroffenen in den letzten 3 Jahren zwar als hoch belastet und durch die noch unklaren Befunde oft verunsichert, aber immer als engagiert und therapiemotiviert erlebt. In diesem Sinne wünschen wir Ihnen viel Freude bei der therapeutischen Arbeit.

ANMERKUNG

Von Post-COVID sind Frauen und Männer betroffen, als Patienten und Patientinnen, als Behandler*innen, als Arbeitnehmer*innen und Arbeitgeber*innen etc. Zugunsten einer besseren Lesbarkeit haben wir uns dennoch gegen das fortlaufende Gendern im Text entschieden. Um den Lesefluss nicht zu unterbrechen, werden daher nicht an allen Stellen alle Geschlechter erwähnt, es sind jedoch immer alle Geschlechter gemeint.

Gebrauchsanweisung für dieses Buch

Dieses Buch enthält nach dieser Einleitung 4 Hauptteile, die unterschiedliche Ziele haben:

- ➢ **Kapitel 2** soll als **wissenschaftlicher Hintergrundtext** die relevanten Informationen zur Epidemiologie, Entstehung, Behandlung und Rehabilitation liefern. Es enthält auch medizinische Informationen aus den Gebieten Immunologie, Innere Medizin und Neurologie sowie die Darstellung psychologischer Modelle zur Aufrechterhaltung der Post-COVID-Symptomatik.
- ➢ **Kapitel 3** liefert Informationen und Materialien zur **Psychoedukation** beim PCS. Die Inhalte hierzu werden in ➢ Kap. 2 vermittelt, und es empfiehlt sich, diesen zu lesen, bevor man in die Durchführung der Psychoedukation einsteigt. ➢ Kap. 3 enthält Hinweise zur Durchführung der Pychoedukation und einem kompletten Vortragsfoliensatz, der zur Verfügung steht ➕ https://else4.de/Amelung_Anhang. Diese Folien decken die wesentlichen Inhalte der Psychoedukation beim PCS ab. Sie können diese für Ihre Seminare verwenden, aber natürlich auch Ihre eigenen Folien gestalten. Zur leichteren Orientierung findet sich im Downloadbereich ebenfalls eine gesprochene Version des Vortrags. Die Psychoedukation kann als eigenständiges Seminar in Arztpraxen, Psychotherapiepraxen, Rehakliniken oder Krankenhäusern durchgeführt werden. Hierbei hat sich das Gruppenformat bewährt – es ist zeitsparend und aktiviert Selbsthilferessourcen. Die Psychoedukation ist auch ein guter Einstieg in die in ➢ Kap. 3 beschriebene Psychotherapie. Hierfür sollten 2 zusätzliche Termine zu je 90 Minuten reserviert werden. Sollte eine Durchführung en bloc nicht möglich sein, können die Inhalte auch in die folgenden Sitzungen eingestreut werden.
- ➢ **Kapitel 4** enthält das eigentliche **Psychotherapiemanual.** Durchgeführt werden kann es von Ärztlichen und Psychologischen Psychotherapeuten. Ärzten und anderen Berufsgruppen, die mit PCS-Patienten arbeiten, kann es darüber hinaus Anregungen zur Kommunikation und zur Unterstützung im Rahmen der psychosomatischen Grundversorgung geben.
- ➢ **Kapitel 5** hat die **Bewegungs- und Atemtherapie** zum Inhalt. Wir empfehlen, die Psychotherapie (➢ Kap. 4) in Kombination mit einer bewegungstherapeutischen Gruppe anzubieten, für die hier Inhalte und Hinweise zur Durchführung beschrieben werden. Sollte dies aus organisatorischen Gründen nicht möglich sein, finden sich in ➢ Kap. 5 Übungen, die in die Psychotherapiegruppe integriert werden können.

Indikationen und Kontraindikationen Dieses Buch hat Patienten zum Thema, die ein Post-COVID-Syndrom in leichter bis mittlerer Ausprägung haben. Bei einer mittleren Ausprägung sind Betroffene entweder bereits längere Zeit (über 6 Wochen) arbeitsunfähig, oder sie schaffen es, noch zu arbeiten, haben aber hierfür fast alle anderen Aktivitäten deutlich heruntergefahren. Sie sind aber noch in der Lage, sich selbst zu versorgen und sind nicht oder nur wenige Stunden am Tag bettlägerig.

CAVE

Für Patienten mit einem schweren ME/CFS (myalgische Enzephalomyelitis/chronisches Fatigue-Syndrom), die sich nicht mehr selbst versorgen können und die die meiste Zeit des Tages bettlägerig sind, ist dieses Manual nicht geeignet.

Diese Patientengruppe wäre in der Regel bereits mit dem Weg zur Therapiegruppe überfordert und könnte von den hier vorgestellten Bewältigungsstrategien eher nicht profitieren. Für diese Patienten ist eine Behandlung in einer ME/CFS-Spezialambulanz oder einer spezialisierten Klinik indiziert.

Wenn eine schwere psychische Komorbidität vorliegt (z. B. schwere depressive Episode oder eine posttraumatische Belastungsstörung – PTBS), so sind die hier vorgestellten therapeutischen Strategien ebenfalls nicht ausreichend. In diesem Fall ist es sinnvoll, dieses Störungsbild vorrangig mit Richtlinienpsychotherapie, psychiatrischer Behandlung und/oder stationärer Therapie zu behandeln und die hier vorgestellte PCS-spezifische Gruppentherapie ggf. anzuschließen.

KAPITEL

2 Das Post-COVID-Syndrom: wissenschaftlicher Hintergrund

Alexa Kupferschmitt, Volker Köllner, Eva Peters, Christoph Kohl, Franziska Etzrodt

2.1 Definition

Alexa Kupferschmitt, Volker Köllner

Das Post-COVID-Syndrom ist ein Zustand, der bei einem Teil der an COVID-19 Erkrankten auftritt und bei dem länger als 12 Wochen anhaltende Symptome vorliegen. In Deutschland wird der Begriff „Long-COVID" oft synonym benutzt. Die S1- und die S2k-Leitlinie sprechen pragmatisch von Post-/Long-COVID. Klar definiert ist von der WHO das Post-COVID-Syndrom (PCS), weshalb wir diesen Begriff hier durchgehend verwenden. Long-COVID wird auch zur Bezeichnung von Symptomen eingesetzt, die länger als über die Akutphase von 4 Wochen anhalten, also für den Graubereich, bis die Post-COVID-Kriterien erfüllt sind.

Nach der im Oktober 2021 veröffentlichten Definition der WHO beschreibt Post-COVID einen **Zustand,** bei dem

- **Beschwerden nach** vermutlicher oder bestätigter **SARS-CoV-2-Infektion** mindestens **12 Wochen persistieren** oder neu auftreten,
- nicht durch eine andere Diagnose erklärt werden können **(Ausschlussdiagnose)**
- und das Symptombild die **tägliche Funktionsfähigkeit im Alltag** beeinflusst.

Die häufigsten Symptome sind **Fatigue, Luftnot** und **kognitive Einschränkungen,** wobei auch häufig wechselnde körperliche Beschwerden und psychische Symptome zusätzlich auftreten.

Wichtig bei dieser Definition ist das Kriterium der Einschränkung der Funktionsfähigkeit im Alltag. Die Anwendung dieses Kriteriums, das auch Bestandteil vieler Krankheitsdefinitionen in der ICD-11 sein wird, führt zu eher niedrigen PCS-Prävalenzraten im Vergleich zu Studien, die jede Art von persistierendem Symptom berücksichtigen. Zu beachten ist auch, dass nur Symptome berücksichtigt werden, die nicht durch eine andere Diagnose erklärt werden können. Bei Dyspnoe infolge einer Lungenfibrose nach schwerer COVID-19-Pneumonie handelt es sich also nicht um ein PCS.

DEFINITION

Long-COVID oder Post-COVID?

Long-COVID = Beschwerden, die **länger als 4 Wochen** nach der Infektion auftreten oder fortbestehen.
Post-COVID = Beschwerden, die **länger als 12 Wochen** anhalten oder neu aufgetreten sind und nicht anders erklärt werden können und die zu **Einschränkungen der Funktionsfähigkeit im Alltag** führen.
Oft werden beide Begriffe aber synonym gebraucht.

2.2 Epidemiologie

Alexa Kupferschmitt, Volker Köllner

Das Neuauftreten (Inzidenz) und die Verbreitung (Prävalenz) in der Bevölkerung von Post-COVID sind noch nicht vollständig geklärt, da es sich bei diesem Erkrankungsbild noch um eine relativ neue Erkrankung handelt und noch viel Forschung erforderlich ist, um ein umfassendes Verständnis zu erlangen. Prävalenzschätzungen zum PCS reichen von etwa 5 % bis 10 % der Infizierten (Augustin et al., 2021; Lund et al., 2021). Von diesen dürften wiederum ca. 10 % rehabilitationsbedürftig sein.

Die in Studien berichteten deutlichen Unterschiede in den Prävalenzzahlen erklären sich u. a. in den untersuchten Populationen (z. B. wegen Akutinfektion stationär Behandelte vs. repräsentative Stichprobe aller Infizierten) oder der verwendeten Definition des PCS (z. B. jede Form von persistierender Symptomatik vs. PCS mit relevanten Einschränkungen der Alltagsfunktion). Angesichts der Häufigkeit der Coronainfektion in der Bevölkerung würde bereits eine PCS-Prävalenz von 1 % der Infizierten 500.000 Erkrankte in Deutschland bedeuten.

Die Symptome können von Müdigkeit und Atembeschwerden bis hin zu schwerer Fatigue, neurologischen Symptomen wie Gedächtnis- und Konzentrationsstörungen reichen. Studien legen nahe, dass das Risiko, am PCS zu erkranken, bei Frauen, älteren Menschen und Menschen mit einem schweren Verlauf (z. B. intensivpflichtig) oder Vorerkrankungen wie Asthma und Diabetes erhöht ist (Yong, 2021). Auch wenn ein schwerer Akutverlauf mit ITS-Behandlung das PCS-Risiko deutlich erhöht, hatte die Mehrzahl der PCS-Betroffenen einen leichten Akutverlauf, weil dieser deutlich häufiger vorkam als schwere Verläufe. Hinzu kommen verhaltensbezogene sowie psychosoziale Risikofaktoren wie Bewegungsmangel, eine Depression oder eine Angststörung vor der SARS-CoV-2-Infektion (Engelmann et al., 2022; Selvakumar et al., 2023; Wang et al., 2022).

2.3 Symptomatik

Alexa Kupferschmitt, Volker Köllner

COVID-19 und das Post-COVID-Syndrom sind Multisystemerkrankungen, die mit mehr als 200 berichteten Symptomen sehr vielgestaltig sind und sehr unterschiedliche Verläufe haben können. Zu den häufigsten Symptomen des PCS gehören **Fatigue, kognitive Einschränkungen** und **Luftnot.** Ebenfalls häufig sind wechselnde körperliche Beschwerden und psychische Symptome, wie Angst oder depressive Verstimmungen (Soriano et al., 2022). Die Symptome können in unterschiedlichen Kombinationen auftreten. So gibt es z. B. Patienten, die körperlich stark durch Dyspnoe eingeschränkt sind, aber kaum kognitive oder emotionale Beeinträchtigungen haben. Psychische und kognitive Symptome zeigen zudem nur einen geringen Zusammenhang. Dies spricht dafür, dass es unterschiedliche Subgruppen des PCS gibt. Caspersen et al. (2022) konnten zwei Hauptsymptomcluster unterscheiden, die möglicherweise auf unterschiedliche Mechanismen zurückzuführen sind:

- Cluster 1: Fatigue, kognitive Störungen (Brain Fog, Gedächtnisstörungen), Schwindel, Palpitation,
- Cluster 2: Kurzatmigkeit, reduzierte Lungenfunktion, Husten.

➤ Tab. 2.1 bietet einen Überblick über die Prävalenzraten der häufigsten Symptome. In den folgenden Abschnitten werden diese häufigsten und in der Therapie relevanten Symptome genauer beschreiben.

2.3.1 Kognitive Einschränkungen

Kognitive Einschränkungen, wie z. B. Konzentrations- und Aufmerksamkeitsprobleme, Schwierigkeiten, Informationen zu verarbeiten, Schlüsse zu ziehen und komplexe Planungen vorzunehmen, kommen bei 27 % der PCS-Patienten vor (Ceban et al., 2022; Lopez-Leon et al., 2021), in klinischen Stichproben liegt die Prävalenz jedoch höher. Zudem lassen sich beim PCS Wortfindungsstörungen, Einschränkungen im Arbeitsgedächtnis, im Langzeitgedächtnis, in der mentalen Verarbeitungsgeschwindigkeit und in der kognitiven Flexibilität und Umstellungsfähigkeit beobachten (Becker et al., 2021; Ceban et al., 2022). Einige Patienten berichten auch von Veränderungen in ihrem Denken und stellen veränderte Verhaltensmuster fest. Kognitive Beeinträchtigungen und Verhaltensänderungen treten auch bei psychischen Erkrankungen, wie z. B. bei Angst oder Depression, auf. Daten zeigen jedoch, dass die kognitive Einschränkungen beim PCS sich zumeist unabhängig von psychischen Erkrankungen wie Angst und Depression manifestiert können (Crivelli et al., 2022).

Die Schwere und Dauer der kognitiven Störungen und der resultierenden Beeinträchtigungen variieren von Patient zu Patient.

Tab. 2.1 Überblick über die häufigsten Symptome des PCS (nach Angaben von Ceban et al., 2022; Lopez-Leon et al., 2021)

Symptom	Prävalenz
Fatigue	58 %
Kopfschmerzen/Schmerzen	44 %
Kognitive Störungen/Aufmerksamkeitsdefizite	27 %
Haarausfall	25 %
Dyspnoe	24 %
Geschmacks-/Geruchsstörungen	23 %/21 %

MERKE

Kognitive Störungen beim PCS sind leicht zu übersehen. Patienten in entsprechend anspruchsvollen Berufen können auch durch eher leichte Symptomausprägungen schwer beeinträchtigt sein. Kognitive Störungen treten unabhängig von psychischen Symptomen auf und sind wahrscheinlich auf (auto)immunologische und metabolische Prozesse sowie Mikrozirkulationsstörungen im Gehirn zurückzuführen. Psychotherapeutische Interventionen und kognitives Training können die Patienten aber dabei unterstützen, ihr Funktionsniveau zu verbessern.

2.3.2 Fatigue

Fatigue ist der medizinische Fachbegriff für eine krankhafte körperliche und/oder seelisch-geistige Erschöpfung/Ermüdung, die unverhältnismäßig zur vorangegangenen Aktivität steht. Die Symptomatik kann auch unabhängig von Belastung vorliegen und ist somit klar von normaler Müdigkeit oder Erschöpfung abzugrenzen, die anzeigt, dass Erholung und Ruhe zur Regeneration der Energiereserven gebraucht wird (AWMF, 2022).

Die subjektiv erlebte körperliche und kognitiv-geistige **Fatigue** führt sowohl zu Einschränkungen in der Alltagsgestaltung als auch im Arbeitsleben und hat einen negativen Einfluss auf die Lebensqualität. Der Ausprägungsgrad kann mit Fragebögen (z. B. Fatigue Skala für Motorik und Kognition – FSMC) erfasst werden. **Fatigability** meint hingegen die objektive Veränderung der Leistungsfähigkeit („change of performance"). Die motorische Fatigability ist objektivierbar über das Gangbild oder die (Hand-)Kraft, kognitive Fatigability wird mittels neuropsychologischer Testung objektiviert (z. B. TAP-Test).

Aus psychosomatischer Sicht ist Fatigue ein weitgefasster Begriff, der kognitive und emotionale Komponenten sowie körperliche und Verhaltensaspekte umfasst. Insbesondere bei Depression oder somatoformen Störungen, aber auch in Zusammenhang mit (chronischen) psychosozialen Belastungen (Burn-out) ist Fatigue ein häufig beobachtetes Symptom. Als Risikofaktoren gelten das weibliche Geschlecht, ein niedriger sozioökonomische Status und das Fehlen einer Partnerschaft.

Ferner kann Fatigue bei somatischen Erkrankungen, z. B. Krebs-, neurologischen und viralen Erkrankungen, beobachtet werden. Patienten, die schwer von PCS betroffen sind, stellen nun ein weiteres Beispiel dar.

MERKE

Fatigue oder Fatigability?

Fatigue = Symptom, das bei neurologischen Erkrankungen wie Multiple Sklerose, krebsassoziiert, bei psychischen Erkrankungen (z. B. bei Depression) oder postinfektiös (wie bei Post-COVID) auftreten kann.

Fatigability = Erschöpfbarkeit; gibt an, wie schnell ein bestimmter Grad an Erschöpfung/Ermüdung erreicht wird; kann mit entsprechender Methodik objektiviert werden.

2.3.3 Exkurs: Post-Exertionelle Malaise bei Post-COVID

Post-Exertionelle Malaise (PEM) ist ein häufiges Symptom der myalgischen Enzephalomyelitis (ME) bzw. des chronischen Erschöpfungssyndroms (CFS) und kann auch in schweren Fällen bei Patienten mit PCS auftreten (Yong und Liu, 2022). Der Begriff myalgische Enzephalomyelitis ist strittig, zumal er eine Ursache unterstellt, für die es keine ausreichende Datenlage gibt (Enzephalomyelitis = demyelinisierende Erkrankung des Zentralnervensystems/Entzündung des Gehirns); daher wäre der Begriff chronisches Erschöpfungs- oder Fatiguesyndrom zu bevorzugen (CFS).

PEM beschreibt eine schwere Belastungsintoleranz. Symptome treten in der Regel nach körperlicher oder geistiger Anstrengung auf und können Stunden, Tage oder in seltenen Fällen sogar Wochen anhalten (Cotler et al., 2018). Die Symptome umfassen schwerwiegende Erschöpfung, Schmerzen, kognitive Beeinträchtigungen, Schwindel, Übelkeit und Schlafstörungen. Obgleich gerade im Kontext des Post-COVID-Syndroms häufig diskutiert und bereits seit Jahren bekannt, ist die Definition und Erfassung von ME/CFS und von PEM aus unterschiedlichen Gründen schwierig (IQWiG, 2023; Jason et al., 2015), begründet durch eine vielschichtige Symptomatik, fehlende Biomarker und international uneinheitliche Kriterienkataloge. Für die Planung von therapeutischen Konzepten für PCS ist die systematische Erfassung von PEM dennoch wichtig, da eine ausgeprägte und wiederholt auftretende Belastungsintoleranz vor allem bei der Aktivitätsplanung und in der Bewegungstherapie eine entsprechende Anpassung erforderlich macht.

Post-Exertionelle Malaise (PEM) erkennen

Patienten, die an PEM leiden, beschreiben einen „Rückfall" oder eine erhebliche Symptomverschlechterung nach zuvor tolerierten mentalen oder körperlichen Belastungen. Die Symptomverschlechterung kann direkt nach der Belastung oder zeitverzögert auftreten und beinhaltet eine bleierne Erschöpfung sowie eine deutliche Symptomverschlechterung, die die Betroffenen erheblich in Aktivität und Teilhabe einschränkt.

Screening-Fragen PEM

- Was passiert, wenn Sie sich auf eine Art und Weise körperlich oder geistig anstrengen, die bei Ihnen bislang keine Schwierigkeiten oder Symptome verursacht haben?
- Wie viel Aktivität/Belastung löst bei Ihnen ein Krankheitsgefühl oder eine Symptomverschlechterung aus?
- Wie lange dauert es, bis Sie sich von dieser körperlichen oder geistigen Belastung erholt haben?
- Vermeiden oder ändern Sie bestimmte Aktivitäten aufgrund Ihres darauffolgenden Gesundheitszustandes?

Anmerkung Es kann sowohl den Betroffenen als auch den Behandlern helfen, PEM zu erkennen, wenn die Betroffenen (mindestens 2 Wochen lang) ein Symptomtagebuch zuzüglich der durchgeführten Aktivitäten führen (➤ Tab. 2.2). Zu beachten ist allerdings, dass es sich hier um einen Selbsteinschätzungsfragebogen handelt. Ebenso wie z. B. bei einem Fragebogen zur Erfassung depressiver Symptome suggeriert der Zahlenwert als Ergebnis eine Objektivität, die so nicht gegeben ist.

Bei Patienten, die sich längere Zeit körperlich geschont haben und bei denen es deshalb zu Trainingsmangel gekom-

Tab. 2.2 Screening-Fragebogen Post-Exertionelle Malaise (PEM) für Erwachsene (angelehnt an AG Prof. Dr. med. Uta Behrends, nach aktualisierter Version: https://www.leonardjason.com/wp-content/uploads/2021/06/DSQ-Short-Form-PEM-Questionnaire-1.pdf, Zugriff 08.07.2021, s. auch Cotler J, Holtzman C, Dudun C, Jason LA. A Brief Questionnaire to Assess Post-Exertional Malaise. Diagnostics (Basel). 2018;8(3):66. doi: 10.3390/diagnostics8030066)

Innerhalb der letzten 6 Monate ging es mir wie folgt:		Nicht zutreffend	Häufigkeit 1 = manchmal 2 = ca. 50 % der Zeit 3 = meistens 4 = immer	Schwere 1 = mild 2 = moderat 3 = schwer 4 = sehr schwer
1	Bereits wenn ich anfange, mich körperlich zu betätigen, fühle ich mich schwer und wie erschlagen.	○	1 2 3 4	1 2 3 4
2	Nach alltäglichen Aktivitäten fühle ich mich am nächsten Tag erschöpft oder habe Schmerzen.	○	1 2 3 4	1 2 3 4
3	Bereits nach geringster geistiger oder körperlicher Anstrengung fühle ich mich geistig ermüdet.	○	1 2 3 4	1 2 3 4
4	Bereits nach geringster körperlicher Anstrengung fühle ich mich körperlich ermüdet.	○	1 2 3 4	1 2 3 4
5	Nach alltäglichen Aktivitäten habe ich ein Krankheitsgefühl oder fühle ich mich körperlich ausgelaugt.	○	1 2 3 4	1 2 3 4
6	Ich habe einen schönen Ausflug mit Freunden gemacht oder Sport getrieben. Das war ziemlich anstrengend, ich bin jedoch anschließend nach 1–2 Stunden wieder erholt.		Ja	Nein

Tab. 2.2 Screening-Fragebogen Post-Exertionelle Malaise (PEM) für Erwachsene (angelehnt an AG Prof. Dr. med. Uta Behrends, nach aktualisierter Version: https://www.leonardjason.com/wp-content/uploads/2021/06/DSQ-Short-Form-PEM-Questionnaire-1.pdf, Zugriff 08.07.2021, s. auch Cotler J, Holtzman C, Dudun C, Jason LA. A Brief Questionnaire to Assess Post-Exertional Malaise. Diagnostics (Basel). 2018;8(3):66. doi: 10.3390/diagnostics8030066) *Forts.*

Innerhalb der letzten 6 Monate ging es mir wie folgt:		Nicht zutreffend	Häufigkeit 1 = manchmal 2 = ca. 50 % der Zeit 3 = meistens 4 = immer	Schwere 1 = mild 2 = moderat 3 = schwer 4 = sehr schwer
7	Nachdem ich mich auch nur leicht körperlich belastet habe, nehmen meine Erschöpfung oder mein Energiemangel zu.		Ja	Nein
8	Nachdem ich mich auch nur leicht geistig angestrengt habe, nehmen meine Erschöpfung oder mein Energiemangel zu.		Ja	Nein
9	Sollte ich mich nach Aktivitäten schlechter fühlen, dauert es wie lange, bis die Beschwerden wieder abgeklungen sind?		• < 1 h • 4–10 h • 14–23 h	• 2–3 h • 11–13 h • > 24 h
10	Ich vermeide Belastungen bzw. Anstrengungen, weil ich dadurch meine Symptome verschlechtere.		Ja	Nein

Auswertung:
PEM liegt vor, wenn mindestens bei einer der Aussagen 1–5 die Häufigkeit oder der Schweregrad mit ≥ 2 angegeben wurde.
Kein PEM liegt vor, wenn bei den Aussagen 1–5 maximal der Wert 1 angegeben wurde.
Folgende Antworten geben einen **Hinweis auf PEM:**
- Aussage 7 wurde mit Ja beantwortet,
- Aussage 8 wurde mit Ja beantwortet,
- bei Aussage 9 wurde als Dauer 14–23 Stunden oder ≥ 24 Stunden angegeben.

men ist, sind Müdigkeit und Erschöpfung häufige, aber harmlose Symptome. Wenn die Patienten aber von einem hohen Leistungsniveau vor der Infektion kommen, wird Erschöpfung nach vergleichsweise niedriger Belastung leicht als krankhaft oder gar bedrohlich erlebt und als pathologisch fehlinterpretiert. Letzteres tritt beim PCS eher selten auf, wobei jüngere Patienten ein höheres Risiko zu haben scheinen.

CAVE

Wichtig ist, diese Unterschiede gemeinsam mit den Patienten zu erarbeiten und gewöhnliche Erschöpfung zu entkatastrophisieren.

Für die große Mehrzahl der PCS-Patienten ist es hilfreich, ihre Belastungsgrenzen und Steigerungsmöglichkeiten selbst zu erproben. Eine Selbstattribution von gewöhnlichen Symptomen als PEM fördert hier dysfunktionales Vermeidungsverhalten.

Behandlung

MERKE

Die Behandlung der kleinen, schwer beeinträchtigten Subgruppe von Patienten mit PEM bei PCS zielt in erster Linie darauf ab, die Symptome zu lindern und die Lebensqualität zu erhalten oder zu verbessern.

Folgende **Strategien** haben sich für diese Patienten als hilfreich erwiesen:

- **Erholung/angemessene Schonung:** Wie beim ME/CFS ist es wichtig, dass Patienten ihre körperliche und geistige Aktivität an ihr momentanes Energielevel anpassen, um Überanstrengung zu vermeiden. Dies führt meist dazu, dass das gewohnte Aktivitätsniveau eingeschränkt werden muss und der Patient sich auf die neue Situation einstellen muss. Entscheidend ist jedoch, dass Patienten nicht in der Schonung und Aktivitätsvermeidung verbleiben, sondern ihre körperliche und geistige Aktivität im möglichen Rahmen langsam steigern, um Dekonditionierung und Chronifizierung zu vermeiden. Das sogenannte Pacing-Konzept (s. Kap. 4.5) kann hilfreich sein, eine ausreichende Evidenz bei der Behandlung von ME/CFS liegt bislang jedoch nur für Kognitive Verhaltenstherapie und Bewegungstherapie vor (IQWiG, 2023) – und hier auch nur für leichtere und mittelschwere Fälle.
- **Kognitive Verhaltenstherapie (CBT):** CBT kann PCS-Patienten in der Krankheitsverarbeitung unterstützen und dazu beitragen, die psychische Belastung und den dadurch resultierenden Stress zu reduzieren (Kuut et al., 2023). Die CBT ermöglicht unter Einbezug von Techniken der Achtsamkeits- und Commitment-Therapie (ACT) den Betroffenen, ihre kognitiven und emotionalen Reaktionen auf ihre Symptome zu verändern und ihre Aktivitäten besser zu managen.

- **Energieerhaltungstechniken/Energiemanagement (Pacing):** Durch eine gezielte Tagesstrukturierung mit dezidiertem Pausenmanagement, Planung und Priorisierung von Aufgaben und Aktivitäten können Patienten lernen, wie sie ihre Energie besser einteilen und verwalten können.

An dieser Stelle ist erneut zu betonen, dass es noch keine spezifischen Behandlungen für das PCS gibt, und dass die Behandlung von PEM bei jedem Patienten in Abhängigkeit seines Symptombildes und der Symptomschwere individuell geplant und erfolgen muss. Ein multidisziplinärer Ansatz mit einem Team von Ärzten, Psychologen und Physiotherapeuten gewährleistet, dass Patienten die bestmögliche Behandlung erhalten.

Evidenz zur Post-Exertionelle Malaise

Die Evidenzlage zu PEM ist begrenzt, es finden sich jedoch einzelne Studien, die darauf hinweisen, dass es ein von der Genese bisher noch unzureichend verstandenes, oft schwerwiegendes Symptom ist. PEM wird zwar in den aktuellen Kriterienkatalogen als signifikantes Leitsymptom von ME/CFS angesehen, allerdings ist PEM nicht ME/CFS-spezifisch und tritt auch bei anderen Erkrankungen (z. B. tumorassoziierter Fatigue) auf (IQWiG, 2023). Studien (Brown und Jason, 2020) konnten jedoch zeigen, dass PEM bei ME/CFS-Patienten stärker mit funktionellen Beeinträchtigungen und körperlichen Symptomen verbunden ist als bei gesunden Kontrollpersonen oder Patienten mit anderen Erkrankungen.

Beobachtungen legen nahe, dass PEM nicht selten bei schwer erkrankten, zuvor leistungsstarken, jüngeren Personen auftritt, die zuvor ein sehr aktives Leben geführt haben. Belastbare Daten, inwiefern das Alter als Einfluss-/Risikofaktor zu werten ist, gibt es nicht. Vielmehr gehen die Prävalenzschätzung innerhalb der unterschiedlichen Altersgruppen (z. B. Kinder, Erwachsene) weit auseinander, was auch auf unterschiedliche Diagnostikkriterien bzw. Messinstrumente zurückzuführen ist (IQWiG, 2023). Hinsichtlich der Altersverteilung und der Prävalenzrate bei ME/CFS legen Daten nahe, dass es 2 Altersgipfel gibt (Bakken et al., 2014):

- Jugendliche (11–19 Jahre) und
- junge Erwachsene (30–39 Jahre).

Bei Jugendlichen haben etwa 3–4× so viele Mädchen wie Jungen ein ME/CFS. Bisherige Daten und auch unsere klinische Erfahrung deuten darauf hin, dass es in schwerer Ausprägung im Rahmen des PCS ein eher seltenes Phänomen ist.

FAZIT

Zusammenfassend lässt sich Folgendes feststellen:

- PCS und ME/CFS dürfen nicht vorschnell gleichgesetzt werden. Nur ein kleiner Teil der PCS-Betroffenen erfüllt die Kriterien für ein schweres ME/CFS mit ausgeprägtem PEM.
- Die individuelle Reaktion auf Belastung sollte zu Behandlungsbeginn genau erfasst werden. Bei der Mehrzahl der PCS-Patienten ist bei Beachtung der individuellen Belastungsgrenzen ein vorsichtiges Auftrainieren möglich. Allerdings kann hierbei nicht immer das vorherige Leistungsniveau wiedererlangt werden. Entscheidend ist, die Behandlung individuell abzustimmen und flexibel zu planen.
- Vorübergehende Verschlechterungen sollten weder katastrophisiert noch bagatellisiert, sondern als Lernerfahrung (z. B. was könnten Frühwarnsymptome sein?) genutzt werden.
- Ist eine Verschlechterung länger anhaltend oder finden sich anamnestisch Hinweise auf eine Abwärtsspirale unter Belastung, sollten die Betroffenen in einem spezialisierten Zentrum für schwer ME/CFS-Betroffenen vorgestellt werden. In diesem Fall ist z. B. nicht davon auszugehen, dass Rehafähigkeit besteht.

2.3.4 Schmerzen

Persistierende, plötzlich auftretende oder stärker werdende Schmerzen sind ein häufiges Symptom beim PCS. Hierbei kann es sich um Schmerzen wie Kopfschmerzen, Myalgien (Muskelschmerzen), Arthralgien (Gelenkschmerzen) und Thoraxschmerzen handeln. Höchstwahrscheinlich ist auch bei den Schmerzsymptomen an eine systemische Reaktion auf die SARS-CoV-2-Infektion wie z. B. Bildung proinflammatorischer Zytokine, die Schmerzen hervorrufen, zu denken.

Die häufigste Lokalisation dieser nach der Infektion fortbestehenden Schmerzen ist der Kopfbereich (66 %); Migränepatienten erleben nach der Genesung von COVID-19 häufig eine Verschlechterung ihres Kopfschmerzes. Pathophysiologisch wird hierfür eine Aktivierung des trigeminovaskulären Systems im Rahmen der SARS-CoV-2-Infektion diskutiert. Weitere häufige Schmerzlokalisationen sind der Rücken (46,7 %), gefolgt von den unteren Extremitäten (Oberschenkel, Unterschenkel; 36,7 %). Daten zeigen, dass nach ca. 1 Jahr noch ca. 10 % der PCS-Patienten unter muskuloskelettalen Schmerzen litten, die teilweise auch fluktuierend vorlagen. Diese Art der Symptomatik erinnert teilweise an das Fibromyalgiesyndrom.

Persistierende Schmerzen sind auch nach anderen Virusinfektionen bekannt und somit nicht COVID-19 spezifisch.

MERKE

Schmerzen beim PCS können Kopfschmerzen (Migräne vs. Spannungskopfschmerz), Myalgien (Muskelschmerzen), Arthralgien (Gelenkschmerzen) und Thoraxschmerzen umfassen und nozizeptiv oder neuropathisch sein. Bei chronischen Schmerzen ist eine Behandlung analog zur multimodalen Schmerztherapie indiziert.

2.3.5 Atembeschwerden

Nach einer SARS-CoV-2-Infektion leidet ca. jeder Dritte unter länger andauernden Atembeschwerden wie Atemnot, Kurzatmigkeit oder unproduktivem Husten (eher trockener

Hustenreiz) (Koczulla et al., 2022). Dyspnoe kann sich im Alltag dadurch bemerkbar machen, das Betroffene z. B. beim Treppensteigen weniger Luft bekommen, generell schnell kurzatmig sind oder das Gefühl haben, nicht mehr tief einatmen zu können, da dies zu Beklemmungsgefühlen im Brustkorb führt.

Asthma wurde als ein Risikofaktor für anhaltende Atembeschwerden identifiziert, sodass respiratorische Symptome beim PCS möglicherweise auch eine Verschlechterung einer bestehenden Vorerkrankung anzeigen.

Schwere COVID-19-Akutverläufe gehen meist mit einer strukturellen Lungenschädigung einher; trotz der nachweislichen Lungenpathologie scheint diese Patientengruppe überraschend gut auf die pneumologische Rehabilitation anzusprechen (Yang und Yang, 2020).

Insbesondere bei milderen Krankheitsverläufen lassen sich keine ursächlichen strukturellen Lungenveränderungen finden, Lungenfunktionsprüfung und Bildgebung zeigen keine richtungweisenden Befunde. Dennoch leiden viele Betroffene unter deutlichen Atembeschwerden, die meist mit einem veränderten bzw. dysfunktionalen Atemmuster, einer kardiopulmonalen Dekonditionierung oder einer peripheren muskulären Einschränkung erklärt werden. Neben den in der Spiroergometrie nachweisbaren „unkoordinierten" Atemmustern ist Hyperventilation nicht selten eine Erklärung für die Dyspnoesymptomatik.

Darüber hinaus lassen sich auch isolierte Atemregulationsstörungen oder eine Schwäche der inspiratorischen Atemmuskulatur feststellen. Hier ist die Atemtherapie ein therapeutischer Ansatzpunkt. Atembeschwerden scheinen bei den neueren Virusvarianten seltener und schwächer ausgeprägt zu sein.

Hyperventilation ist nicht immer angst- oder stressinduziert. Die im Rahmen der PoCoRe-Studie (Kupferschmitt et al., 2022b) durchgeführte Spiroergometrie bei PCS-Betroffenen ergab, dass dies nur bei einem Teil der Untersuchten zutraf. Bei einer 2., etwa gleichgroßen Subgruppe lag eine diskrete Störung der Perfusion vor – hier ist die Hyperventilation eine physiologische Ausgleichsmaßnahme. Interessanterweise konnten beide Subgruppen am Ende der Rehabilitation von dem trainingsorientierten Therapieprogramm profitieren.

Diese Befunde zeigen, dass beim PCS nicht selten diskrete organische Veränderungen als (Mit-)Ursache der Symptomatik vorliegen, die in der Routinediagnostik nicht erkannt werden.

Husten scheint beim PCS weniger häufig als die Dyspnoe. Es wird vermutet, dass die Beschwerden – wie bei anderen postinfektiösen Hustensyndromen – auf eine Hypersensitivität der sensorischen Nerven, insbesondere vagaler Nerven, zurückgehen (Montani et al., 2022).

Eine individuelle Fallkonzeption ist deshalb von besonderer Bedeutung und weitere Forschung dringend notwendig, um das PCS in seiner Komplexität besser verstehen zu können.

FAZIT

Häufig liegt beim PCS ein dysfunktionales Atemmuster vor, welches ggf. mittels Spiroergometrie objektiviert werden kann. Ferner spielt Hyperventilation eine Rolle. Schwere Organschäden sind lediglich bei schweren Akutverläufen der SARS-CoV-2-Infektion zu erwarten. Therapeutisch sind Atem- und Bewegungstherapie sinnvoll.

2.3.6 Vegetative Symptome

Ein weiterer häufiger Symptomcluster sind Beschwerden, die auf eine Irritation oder Fehlfunktion des autonomen Nervensystems zurückzuführen sind. Hierzu gehören:

- plötzliche Anfälle von Herzrasen,
- generell beschleunigter Puls,
- Schwindel,
- Schwitzen,
- Diarrhöen und Verdauungsbeschwerden.

Als gemeinsame Ursache wird eine Irritation oder Schädigung des vegetativen Nervensystems (autonome Neuropathie) gesehen, wie sie z. B. auch bei Diabetes mellitus auftreten kann. Diese Symptome könnten sich durch eine emotionale Aktivierung des vegetativen Nervensystems (meist Angst) deutlich verschlechtern, während sich moderates Ausdauertraining positiv auswirkt.

Gerade Herz-Kreislauf-Symptome können für die Patienten sehr beängstigend sein. Hier ist es hilfreich, zunächst eine Herzbeteiligung im Rahmen der SARS-CoV-2-Infektion, die in wenigen Einzelfällen auch zu einer Herzmuskelentzündung mit bedrohlicher Herzschwäche oder Herzrhythmusstörungen führen kann, auszuschließen. Im zweiten Schritt sollten die Patienten dann darüber aufgeklärt werden, dass diese Art von Symptomen beim PCS häufig vorkommen und zwar belastend, aber nicht bedrohlich sind. So kann ein Teufelskreis aus vegetativen Symptomen und weiterer Aktivierung durch Angst vermieden werden. Ferner wurde in diversen Studien das posturale Tachykardiesyndrom bei PCS-Betroffenen festgestellt (Mallik et al. 2023).

DEFINITION

Posturales Tachykardiesyndrom (POTS)

POTS ist eine Form der Dysautonomie, die gehäuft nach viralen oder bakteriellen Infektionen auftritt (Blitshteyn und Whitelaw, 2021) und sich durch einen abnormen Anstieg der Herzfrequenz während des Aufstehens oder Aufsetzens äußert. Begleitende Symptome sind Schwindel, Müdigkeit und Ohnmachtsneigung. Im Alltag sind die POTS-Beschwerden sehr unangenehm; sie sind jedoch grundsätzlich ungefährlich.

2.3.7 Weitere Beschwerden

Riech- und Geschmacksstörungen gehörten besonders bei den ersten Virusvarianten 2020 und 2021 zu den typischen Symptomen einer SARS-CoV-2-Infektion. Sie bilden sich bei der Mehrzahl der Patienten binnen 1–2 Monaten wieder zurück, können jedoch bei bis zu 10 % der Betroffenen länger anhalten und die Lebensqualität negativ beeinflussen. Als Behandlungsoption steht ein regelmäßiges Geruchstraining zur Verfügung, das allerdings längerfristig durchgeführt werden muss.

Ein weitgehender Verlust des Geschmacksinnes oder die Wahrnehmung, dass Essen nur noch fad oder gar eklig schmeckt, kann einen schwerwiegenden Appetitverlust mit nachfolgendem **Gewichtsverlust** begünstigen. Auch Fatigue und Erschöpfung können dazu führen, dass Patienten nicht mehr genug Nahrung zu sich nehmen, in seltenen Fällen kann das eine bedrohliche **Kachexie** zur Folge haben. Erschöpfung und Mangelernährung können sich im Sinne eines Teufelskreises gegenseitig verstärken.

Wenig bekannt ist, dass es auch eine **Augenbeteiligung** bei COVID-19 und beim PCS geben kann. Mögliche Symptome sind Koordinationsstörungen der Augenmuskulatur (Doppelbilder) oder Verschwommensehen oder Wahrnehmung von Flecken im Gesichtsfeld als Folge von Durchblutungsstörungen der Netzhaut. Bei Augensymptomen im Zusammenhang mit dem PCS sollte ein Augenarzt aufgesucht werden, um Behandlungsoptionen zu nutzen.

2.4 Erklärungsansätze zum Post-COVID-Syndrom

Alexa Kupferschmitt, Volker Köllner

COVID-19 ist eine Multisystemerkrankung bzw. -infektion (Gautret et al., 2020). Obgleich es mittlerweile einige wissenschaftlich gestützte Hypothesen zur Genese des PCS gibt, sind die Ursachen und aufrechterhaltenden Mechanismen bei Weitem noch nicht vollständig verstanden. Wahrscheinlich gibt es verschiedene Untergruppen des PCS, bei denen die kausalen Faktoren jeweils unterschiedlich gewichtet sind. Problematisch ist, dass in der aktuellen Debatte nicht selten ein reduktionistisches Krankheitsverständnis des PCS propagiert wird, das somatische Erklärungsansätze in den Vordergrund stellt und psychosoziale Einflussfaktoren weitgehend negiert (Erbguth et al., 2023). Dies widerspricht aber unserem Wissen über Chronifizierungsprozesse insgesamt, die auf der Basis des biopsychosozialen Models umfassender verstanden werden können.

Die Datenlage stützt die multifaktorielle Genese des PCS und legt nahe, dass eine integrierte und personalisierte Versorgung der Patienten den höchsten Erfolg verspricht (Davis et al., 2023; Koczullla et al. S1 Leitlinie; Platz et al, S2 Leitlinie).

2.4.1 Somatische Erklärungsansätze des Post-COVID-Syndroms

Aufgrund der Beobachtung, dass auch bei sehr milden akuten COVID-19-Verläufen die nachfolgende Entwicklung eines PCS vorkommen kann, ist es ein dringliches Anliegen der Forschung zu klären, wie es dazu kommen kann, dass durch eine SARS-CoV-2-Infektion ohne vordergründig sichtbare Organschädigung eine PCS-Symptomatik ausgelöst werden kann. Im Folgenden werden unterschiedliche mögliche somatische Erklärungsansätze dargestellt. Eine Übersicht über einige der gängigen Hypothesen, für die wissenschaftliche Belege vorliegen, bietet ➤ Tab. 2.3.

Tab. 2.3 Somatische Erklärungsansätze des Post-COVID-Syndroms (mod. nach Kupferschmitt und Köllner, 2023a)

Schädigung von Körperzellen durch das Virus	• Lungenschädigung (vernarbtes Gewebe) → Luftnot • Gehirn und Nervensystem: Gerinnsel, Einblutungen, Abnahme der grauen Substanz, Mikrogliaaktivierung, reduzierter Gehirnstoffwechsel • Herz: Entzündungen und Gefäßverschlüsse → Abnahme der Schlagkraft	(Blazhenets et al., 2021; Douaud et al., 2022; Mokhtari et al., 2020; ; Wallukat et al., n.d.; Wenzel et al., 2021)
Viruslast, Viruspersistenz und „schlafende" Viren	• Der Körper schafft es nicht, den Erreger zu beseitigen • „Virusüberbleibsel" stimulieren das Immunsystem dauerhaft • „schlafende" Viren (z. B. EBV) werden reaktiviert → Anhaltende Alarmbereitschaft des Körpers	(Arnold et al., 2021; Gogoll et al., 2021)
Chronische Entzündung und Autoimmunität	• Übersteigerte Entzündungsprozesse verursachen metabolische Erschöpfung und Gewebeschäden • Autoantikörper richten sich gegen Strukturen in Gehirn, Blutgefäßen, Verdauung etc.	(Ehrenfeld et al., 2020; Hohberger et al., 2021; P. Wang et al., 2021; Zuniga et al., 2021)
Beeinträchtigung der Funktion von Endothelien (Endothel = Auskleidung der Blut- und Lymphgefäße) **und Neigung zu Blutgerinnseln**	• Schädigung der Gefäßinnenwände → Durchblutungsstörungen • von Minderversorgung mit Sauerstoff bis zu Gefäßverschlüssen durch Tromben	(Bonaventura et al., 2021; Charfeddine et al., 2021; Pretorius et al., 2021)

Tab. 2.3 Somatische Erklärungsansätze des Post-COVID-Syndroms (mod. nach Kupferschmitt und Köllner, 2023a) *Forts.*

Energiemangel durch gestörte Mitochondrienfunktion (Mitochondrien = „Kraftwerke der Zellen")	• Verminderte Energie durch Schädigung der Mitochondrienfunktion • „Stoffwechsel gerät ins Stocken" • oxidativer Stress wird erhöht	(Gröber, 2021; Wenzel et al., 2021)
Veränderungen im Darm	• Veränderte Zusammensetzung des Darmmikrobioms	Wechsler et al., 2022; Weinstock et al., 2021)
Überempfindliche Mastzellen	• Hohe Aktivität von Mastzellen (z. B. Freisetzung von Histamin und Zytokinen)	(Afrin et al., 2020; Wechsler et al., 2022; Weinstock et al., 2021)
Auswirkungen von SARS-CoV-2 auf das Nervensystem/Neurotransmitter	• Störungen im Neurotransmitterhaushalt können zu kognitiver Beeinträchtigung, Stimmungsveränderungen und Schlafstörungen führen	(Cysique et al., 2022, Mazza et al., 2022)

Schädigung von Körperzellen durch das Virus

Bei schweren COVID-19-Verläufen mit Hospitalisierung liegt eine Schädigung von Organen und Gewebe nahe, da es hier zu schwerwiegenden inflammatorischen und metabolischen sowie toxischen Schädigungen von Zellen im gesamten Organismus kommt. Auf der Basis einer Vorschädigung liegt dies besonders nahe. Es konnten auch bei Personen mit einem geringen Risiko, schwer zu erkranken (z. B. keine Vorerkrankungen, junges Alter) Schädigungen nachgewiesen werden (Dennis et al., 2021).

SARS-CoV-2 kann allerdings auch direkt in verschiedenen Organen des Körpers Schäden verursachen, insbesondere an Zellen der Lunge, des Herzens, des Gehirns sowie anderer Gewebe mit hohem metabolischem Bedarf und zahlreichen kleinen Blutgefäßen und dichter Innervation. Wenn diese Schäden nicht vollständig abheilen, können sie zu anhaltenden Symptomen führen. Dieser Mechanismus ist nach schweren Verläufen der primären COVID-19-Infektion besonders relevant und erklärt, warum in dieser eher kleinen Subgruppe der Anteil von Patienten mit anhaltenden Beschwerden besonders hoch ist, sie tritt jedoch offenbar auch nach leichteren Infektionen auf und ist routinediagnostisch durch apparative oder Laboruntersuchungen schwer nachzuweisen.

Viruslast, Viruspersistenz und „schlafende" Viren

Die Viruslast, also die Menge an infizierenden und an produzierten Viren, kann eine Rolle bei der Entwicklung des PCS spielen (Fajnzylber et al., 2020), da eine höhere SARS-CoV-2-Viruslast mit einem höheren Risiko einhergeht, ein PCS zu entwickeln. Es wird vermutet, dass eine höhere Viruslast dabei zu stärkeren Entzündungsreaktionen und Schädigung von Organen und Geweben führen kann.

Gleichzeitig konnten bei einem Teil der Betroffenen Bestandteile des SARS-CoV-2 auch noch Monate nach der COVID-19-Erkrankung im Körper nachgewiesen werden(Gogoll et al., 2021, 2023). Man bezeichnet dieses Phänomen als Viruspersistenz. Dass sich Viren über längere Zeit im Körper „verstecken" können, ist bereits von anderen virusbedingten Erkrankungen wie z. B. Masern, Dengue oder Ebola bekannt. SARS-CoV-2 ist ein RNA-Virus, bei denen dieses Phänomen besonders häufig auftritt.

Entscheidend für die persistierende PCS-Symptomatik könnte sein, dass das Virus bzw. Bestandteile des Virus als virale Partikel bei manchen Patienten vom Immunsystem nicht vollständig eliminiert werden können. Sie versetzen das Immunsystem in einen chronischen „Alarmzustand", der die Funktionalität der Immunantwort zunehmend aus dem Gleichgewicht bringt und zu einer wachsenden Erschöpfung der Immunantwort führt (Klein et al., 2023).

Chronische Entzündung und Autoimmunität

Eine weitere Theorie zur Erklärung der persistierenden Symptomatik beim PCS geht davon aus, dass eine anhaltende Entzündungsreaktion bei PCS im Körper (Maamar et al., 2022). zu Fehlleistungen der Immunantwort führen kann. Feuern Gewebeschäden und Viruspersistenz die Immunantwort ständig an, richtet sich die eigene Immunabwehr gelegentlich auch gegen körpereigene Zellen und Funktionsproteine (Autoimmunreaktion), die im Zusammenhang mit der Entzündung vom Immunsystem als Gefahrstoffe fehlidentifiziert werden. Das durch die SARS-CoV-2-Infektion hochgefahrene und destabilisierte Immunsystem ist demnach nicht mehr in der Lage, sich selbst in den „Leerlauf" zurückzuversetzen.

Ein zentraler Mechanismus ist hierbei der bei der schweren akuten COVID-19-Erkrankung auftretende Zytokinsturm, bei dem hohe Werte für Zytokine wie IL1 oder TNF-α erreicht werden und es zum Untergang einer großen Zahl von körpereigenen Zellen kommt.

Monozyten produzieren diese Botenstoffe des Immunsystems. Sie gehören zur angeborenen Immunantwort und haben die Funktion, durch die Blutgefäße des Körpers zu „patrouillieren", um Krankheitserreger zu isolieren oder zu eliminieren. Die Anzahl der Monozyten ist normalerweise streng reguliert, um sicherzustellen, dass die Immunabwehr nicht überreagiert. Diese Kontrolle scheint jedoch bei schweren COVID-19-Erkrankungen verloren zu gehen, was zu bleibenden Schäden (z. B. in der Lunge) führen kann.

Das immunologisch als Signalmolekül wirkende Peptidhormon Bradykinin scheint ebenfalls eine Rolle zu spielen. Bradykininstürme können die Blutgefäße stark erweitern und zu Herzrhythmusstörungen führen oder den Elektrolythaushalt stören.

Ein weiterer Mechanismus involviert Interferon, das bei chronischen Entzündungsprozesse eine besondere Rolle Spielt. Noch 8 Monate nach der Akutinfektion finden sich bei Betroffenen sehr hohe Interferonkonzentrationen (kurzkettige Proteine, die Entzündungsreaktionen zur Virusbekämpfung vermitteln). Gleichzeitig tritt ein Mangel an inaktiven T-Zellen und B-Zellen auf. T- und B-Zellen sind Zellen der adaptiven Immunantwort, also des lebenslang lernenden Arms der Immunität, und stehen normalerweise zur spezifischen Bekämpfung von Krankheitserregern bereit und fehlen in dieser Konstellation.

FAZIT

Zusammenfassend ist festzuhalten, dass der Zytokinsturm bei schweren und das ausbleibende bzw. unvollständige Abstellen der Entzündungsprozesse bei milden COVID-19-Verläufen entscheidend zu sein scheint, was erklären kann, warum weniger die Stärke der Immunreaktion insgesamt als vielmehr ihr schädigendes Potenzial für Folgeerscheinungen ausschlaggebend zu sein scheint. Die Immundysregulation bestünde darin, dass initial sehr hoch und im Verlauf dauerhaft hochregulierte Zytokine (Botenstoffe des Immunsystems) zu chronischen Entzündungen und Autoimmunität führen (Davis et al., 2023).

Beeinträchtigung der Funktion von Endothelien und Neigung zu Blutgerinnseln

Eine weitere zentrale Vermutung bezüglich der Pathomechanismen vom PCS ist, dass SARS-CoV-2 die Zellen schädigen kann, die die Blutgefäße auskleiden (Endothelien). Dies kann durch direkte Infektion, Entzündung oder durch Probleme in der Blutgerinnung mit der Folge der Thrombenbildung (Blutgerinnsel) geschehen. Die Schädigung von Zellen, die den Blutfluss mediieren, verstärkt dann die Gerinnungsneigung des Blutes (Pretorius et al., 2021). Folgen können sein, dass winzige Blutgerinnsel den Blutkreislauf auch längerfristig einschränken können, mit teilweise verheerenden Auswirkungen auf das Gehirn und andere Organe mit hoher hämodynamischer Aktivität, wie z. B. die Nieren. Die Kombination aus der Neigung zu Blutgerinnseln und chronischer Entzündungsreaktionen könnte auch Teile des autonomen Nervensystems schädigen, was die Symptome der Dysautonomie (z. B. POTS) erklären könnte.

Das Gehirn ist zudem ein sehr sensibles und energieintensives Organ (wiegt 2 % des Körpergewichts und verbraucht bis zu 20 % der täglichen Kalorienzufuhr). Es benötigt einen konstanten Zustrom an Energieversorgung, da es selbst keine Energievorräte speichert, sondern seinen Bedarf durch Verstoffwechselung von Sauerstoff und Glukose aus dem Blut deckt. Sinkt die Blutzufuhr oder -sättigung, reagiert das Gehirn sehr sensibel.

Perizyten sind Epithelzellen, die die kleinsten Blutgefäße auskleiden. „Verkleben" diese, ziehen sich die Kapillaren zusammen und schränken den Blutfluss noch weiter ein. Das Gehirn und andere hiervon betroffene Organe einschließlich der Muskulatur werden somit schlechter versorgt. Da das Gehirn von einer immensen Anzahl dieser kleinsten Blutgefäße durchzogen ist, ist dieses Organ besonders von kurzfristigen „Energieengpässen" in der Blutversorgung betroffen und kann solche Mangelsituationen nicht ohne Funktionseinschränkung/-verlust kompensieren (Boldrini et al., 2021; Mukerji und Solomon, 2021).

Energiemangel durch gestörte Mitochondrienfunktion

Mitochondrien sind die „Kraftwerke der Zellen" und sorgen dafür, dass den Zellen ausreichend Energie zur Verfügung steht. Kommt es zu einer Störung bei der Energieproduktion durch die Mitochondrien, können z. B. neurodegenerative Erkrankungen auftreten. Es wird davon ausgegangen, dass SARS-CoV-2 die Mitochondrienfunktion schädigen kann. Da Mitochondrien ca. 90 % der Energie produzieren, die den Körperzellen zur Verfügung steht, kann die Auswirkung einer gestörten Mitochondrienfunktion auf die Leistungsfähigkeit erheblich sein.

Darüber hinaus spielt die Energieversorgung durch Mitochondrien auch bei Immunprozessen eine zentrale Rolle, was sowohl den akuten Krankheitsverlauf als auch die Post-COVID-Symptomatik beeinflussen kann (Gröber, 2021). Viren können den mitochondrialen Stoffwechsel der Zellen, die sie befallen, so verändern, dass ihnen eine verbesserte virale Replikation ermöglicht wird und das Virus selbst besser gegen Angriffe des Immunsystems geschützt ist. Dieser Mechanismus ist auch für SARS-CoV-2 in Betracht zu ziehen.

Mit Blick auf ME/CFS gibt es Hinweise, die diese Mechanismen wahrscheinlich machen. Neben einem veränderten mitochondrialen Stoffwechsel konnte auch eine dadurch veränderte ATP-Homöostase festgestellt werden. ATP wird in den Mitochondrien gebildet und ist die „Energiemünze" – je weniger ATP gebildet wird, desto schneller sind die ATP benötigenden Zellen erschöpft. Es wird vermutet, dass eine „unsaubere" Verstoffwechselung von Sauersoff zudem zu mehr Sauerstoffradikalen führt, welche sich zellschädigend auswirken (Morris und Maes, 2014).

Das Symptom der Post-Exertionellen Malaise (PEM) könnte ebenfalls durch eine mitochondriale Dysfunktion erklärt werden. Allerdings fehlen bisher klare empirische Hinweise, die diese Hypothesen untermauern.

Insgesamt ist das Konzept der mitochondrialen Dysfunktion deutlich schlechter empirisch belegt als die weiter oben genannten Mechanismen.

Veränderungen im Darm

Eine Ursache der Magen-Darm-Beschwerden bei PCS kann auf eine ungünstige Veränderung des Mikrobioms im Darm durch die SARS-CoV-2-Infektion zurückgehen. Ob eine Substitution mit Darmbakterien hier hilfreich sein kann, ist noch nicht hinreichend geprüft.

Überempfindliche Mastzellen

Mastzellen gehören zu den Zellen der angeborenen also durch unspezifische Alarmsignale aktivierbaren Immunantwort. Mastzellen sind in vielen Geweben des Körpers vorhanden, die Grenzen zur Außenwelt bilden, wie z. B. den Atemwegen, dem Darm und der Haut, wo sie eine wichtige Rolle bei der Abwehr von Parasiten und anderen Pathogenen, der Neutralisation von Toxinen und in der Wundheilung spielen. Sie sind jedoch auch für ihre pathologische Rolle bei allergischen Reaktionen und Überempfindlichkeitssyndromen bekannt.

Mastzellen regulieren darüber hinaus die Funktion von Immunzellen der angeborenen Immunantwort, wie dendritische Zellen, Monozyten/Makrophagen, NK-Zellen und Granulozyten, sowie der erlernten Immunantwort, wie T-Zellen und B-Zellen (Afrin et al., 2020). Mastzellen werden durch eine Vielzahl von Alarmsignalen aktiviert, darunter Virusbestandteile und das Immunglobulin E das an IgE-Rezeptoren auf der Oberfläche der Zellen binden kann. Zahlreiche Mediatoren, wie z. B. Zytokine und Histamin, können so freigesetzt werden.

Der Zytokinsturm, der im Rahmen von schweren akuten COVID-19-Verläufen auftritt, ist gekennzeichnet durch eine rasche Verbreitung und Hyperaktivierung von T-Zellen, Makrophagen und natürlichen Killerzellen sowie durch die Überproduktion von mehr als 150 Entzündungszytokinen und Mediatoren, die freigesetzt werden (Mangalmurti und Hunter, 2020; Sun et al., 2020). Mastzellen spielen möglicherweise hier eine entscheidende Rolle, zumal sie bei Aktivierung durch z. B. virale Bestandteile eine große Menge bereits vorgefertigter Zytokine und Chemokine freisetzen können und rasch weitere zu synthetisieren beginnen. Mastzellen exprimieren im Übrigen selbst das Angiotensin Converting Enzyme 2 (ACE2), das als Hauptrezeptor für SARS-CoV-2 bekannt ist, sie können also auch direkt infiziert und hierrüber aktiviert werden.

Patienten mit vorbestehender Neigung zu Mastzellüberaktivierung stellen eine besondere Gruppe dar. Beim Mastzellaktivierungssyndrom (MCAS) sind die Mastzellen im Körper überaktivierbar, was zu vielfältigen Symptomen in den Geweben führt, in denen Mastzellen besonders häufig zu finden sind, wie z. B. Hautausschlägen, Gelenkschmerzen, Juckreiz, Atemnot, Verdauungsproblemen, Atembeschwerden, Müdigkeit, Kopfschmerzen und weiteren neurologischen Symptomen. Bei Akutreaktionen kann neben Übelkeit und Schwindel auch ein plötzlicher Blutdruckabfall auftreten.

Aufgrund der Vielzahl der möglichen Symptome des Mastzellaktivierungssyndroms, welche teilweise einer Allergie, einer chronisch-entzündlichen Erkrankung, einer Lebensmittelvergiftung oder einer Erkältung entsprechen, ist die Diagnose oft schwierig. Neben den beschriebenen Beschwerden können Blutwerte (Serum-Tryptase, Chromogranin), Urinprobe (N-Methylhistamin), Gewebeproben (Stufenbiopsien aus Magen-Darm-Trakt, Antikörper gegen CD25) sowie die Besserung der Symptome unter Einhaltung einer histaminarmen Diät oder der Anwendung von Antihistaminika und weiteren Medikamenten, die die Freisetzung von Mastzellmediatoren hemmen oder ihren Abbau fördern, diagnostisch hilfreich sein (Castells und Butterfield, 2019).

Das Mastzellaktivierungssyndrom ist bisher jedoch nicht heilbar, es stehen allerdings Möglichkeiten zur Symptomlinderung zur Verfügung. In der Regel wird Betroffenen geraten, Auslöser der Mastzellaktivierung, z. B. histaminreiche Nahrungsmittel, Zusatzstoffe, Duftstoffe, psychischen Stress oder starke körperliche Belastung, zu reduzieren. Auch können Antihistaminika oder Leukotrienantagonisten gegeben werden.

Auswirkungen von SARS-CoV-2 auf das Nervensystem/Neurotransmitter

Eine SARS-CoV-2-Infektion kann mit Veränderungen im Nervensystem, dem Hirnstoffwechsel und den Neurotransmittern einhergehen. Ist der Neurotransmitterhaushalt gestört, kann es zu verschiedenen Symptomen, einschließlich kognitiver Beeinträchtigungen, Stimmungsveränderungen und Schlafstörungen kommen, welche auch im Kontext des PCS immer wieder berichtet werden (Cysique et al., 2022). Einige Studien konnten zeigen, dass COVID-19 das Nervensystem direkt beeinflussen kann, z. B. durch Neuroinflammation, Mikrogliaaktivierung, Schädigung der Mikroblutgefäße im Gehirn durch Gerinnungsstörungen und endotheliale Dysfunktion sowie Schädigung der Neuronen (Spudich und Nath, 2022). Eine weitere Rolle können niedrigere Cortisolspiegel im Vergleich zu Kontrollprobanden spielen, wie sie bereits früher schon bei Betroffenen von ME/CFS dokumentiert wurden.

Mögliche Auswirkungen können zudem eine Dysregulation des Serotoninsystems und Auswirkungen auf den Dopaminhaushalt sein. Serotonin ist ein wichtiger Neurotransmitter, der an der Regulation von Stimmung, Schlaf und Appetit beteiligt ist. Dopamin ist ein wichtiger Neurotransmitter in der Regulation von Motivation und dem Belohnungssystem.

Bei Patienten mit PCS und depressiven Symptomen konnten niedrigere Serotoninspiegel nachgewiesen werden.

In ➤ Kap. 2.5 finden sich Vertiefungen zu Erkenntnissen aus den Disziplinen der Immunologie und der Neurologie.

Psychische und soziale Faktoren

Ein weiterer Faktor, der zum PCS beitragen kann, ist der psychische Stress, der mit der COVID-19-Infektion und mit der Pandemie verbunden ist. Die Pandemie hat weltweit den Alltag und die gewohnte Lebensführung von Millionen von Menschen disruptiv verändert, was zu einem deutlichen Anstieg von psychischem Stress und psychischen Störungen wie z. B. Angsterkrankungen und Depressionen geführt hat (Bäuerle et al., n. d.; Santomauro et al., 2021). Diese psychologischen Faktoren können zu einer erhöhten Vulnerabilität für negative Krankheitsverläufe beitragen, die körperliche Genesung beeinträchtigen und ebenfalls zu anhaltenden Symptomen beitragen. Die beiden folgenden Abschnitte beschäftigen sich mit den psychosozialen Äthiologiefaktoren des PCS.

FAZIT

Insgesamt sind die Ursachen des PCS komplex und noch nicht vollständig verstanden. Es bestehen jedoch intensive Forschungsbemühungen, die verschiedenen Pathomechanismen umfänglich zu verstehen, um darauf aufbauend neben der aktuell primär symptomatischen Therapie auch kurative Behandlungsoptionen zur entwickeln.

2.4.2 Psychologische Modelle zur Symptomausprägung und Chronifizierung beim PCS

Schon bald nach den ersten Beschreibungen des Post-COVID-Syndroms begann eine leidenschaftliche Debatte darüber, welche Rolle psychische und psychosoziale Faktoren bei der Entstehung und Aufrechterhaltung der Symptomatik spielen. Hierbei ergab sich schnell ein Bezug zur ebenso leidenschaftlichen Debatte über die Natur des ME/CFS. Für das PCS lassen sich die Extrempositionen in der Debatte etwa so beschreiben:

- **Beim PCS handelt es sich in den meisten Fällen um eine somatoforme Störung,** somatische Faktoren spielen eine eher untergeordnete Rolle. Als Argument hierfür werden häufig die Befunde der frühen Kohortenstudien angeführt, nach denen ein Teil der subjektiv vom PCS Betroffenen nachweislich keinen Kontakt zum Virus hatte und auch nicht geimpft war.
- **Beim PCS handelte es sich um eine reine Virusfolgeerkrankung,** psychische Faktoren spielen für den Verlauf keine Rolle, und die Patienten dürfen nicht durch eine falsche „Psychologisierung" stigmatisiert werden.

Hierbei wurden lange überwunden geglaubte dualistische Denkmuster reaktiviert und prägten zeitweise die Debatte. Jedoch zeigen sowohl die klinische Erfahrung als auch zunehmend die Datenlage, dass der Dualismus Psyche oder Soma zu kurz gegriffen ist. Vielmehr scheint das biopsychosoziale Krankheitsmodell zum Verständnis des PCS angemessen zu sein. Im Folgenden werden psychologische Mechanismen dargestellt, die sich bei der Erklärung von Chronifizierungsprozessen und Symptomausprägung bei anderen körperlichen Erkrankungen gut bewährt haben und für deren Relevanz beim PCS zunehmend empirische Belege gewonnen werden. Vergleicht man das PCS mit anderen körperlichen Erkrankungen, wie z. B. Herzinsuffizienz oder tumorbedingter Fatigue, so scheint es nicht plausibel anzunehmen, dass psychologische Mechanismen, die die Lebensqualität dieser Patienten beeinflussen, bei einer PCS-Erkrankung nicht ebenfalls zum Tragen kommen.

Trotz des bedeutsamen Einflusses psychischer Faktoren auf das PCS erscheint es essenziell, vor einer „Vereinnahmung" des PCS von psychosomatischer Seite zu warnen. Die Debatte, welchem ICD-10-Kapitel das PCS nun zugeordnet werden sollte (ob F oder einem anderen Kapitel), scheint wenig hilfreich. Rein formal wäre eine Einordnung als funktionelle Störung, somatisches Syndrom oder somatische Belastungsstörung wahrscheinlich korrekt, da aktuell kaum somatische Ursachen der Symptomatik eindeutig belegt sind. Allerdings war es für die Psychosomatik noch nie ein Erfolgsmodell, frühzeitig eine Psychogenese zu postulieren und dann lange Rückzugsgefechte führen zu müssen.

Auch wenn Prognosen immer schwierig sind, vor allem, wenn sie die Zukunft betreffen, gehen wir angesichts der intensiven Forschungsanstrengungen und der bis jetzt vorliegenden Indizien davon aus, dass sich diese Situation bald ändern wird. Vor allem die kognitiven Beeinträchtigungen sind nur schwer mit rein psychologischen Mechanismen zu erklären (Kupferschmitt et al., 2023). Im Interesse der Betroffenen ist zu wünschen, dass hier schon bald somatische Erklärungsansätze und Behandlungsmöglichkeiten gefunden werden. Dies würde allerdings psychosomatisch-psychotherapeutische Erklärungsansätze und Behandlungsmöglichkeiten keineswegs entwerten, da diese sowohl der Krankheitsbewältigung dienen als auch den Krankheitsverlauf positiv beeinflussen können und sich somit mit einer eventuell möglichen medikamentösen Behandlung sinnvoll ergänzen.

MERKE

Wichtig ist in der gegenwärtigen Debatte darauf hinzuweisen, dass Medikamente nicht die einzige Möglichkeit sind, auf immunologische und andere körperliche Prozesse einzuwirken: durch Bewegungstherapie, Psychotherapie, verhaltensmedizinische Interventionen, Entspannungsverfahren, Physiotherapie oder Atemtherapie ist dies ebenso möglich.

Wahrscheinlich ist es kein Zufall, dass dieses Buch aus einer Abteilung stammt, die sich in den vergangenen Jahren intensiv mit der Psychokardiologie beschäftigt hat. Auch hier geht es darum, Patientinnen und Patienten bei der Bewältigung einer primär körperlich ausgelösten Erkrankung zu unterstützen. Dabei ist inzwischen empirisch eindeutig belegt, dass psychosoziale Belastungsfaktoren sowie eine psychische Komorbidität sowohl eigenständige Risikofaktoren für die Entstehung einer Herzerkrankung sind als auch ihren Verlauf negativ beeinflussen können – bis hin zu einer erhöhten Mortalität (Albus et al., 2028). Wir würden uns wünschen, dass psychische und somatische Erklärungsansätze beim PCS zu einem ähnlich entspannten und evidenzbasierten Miteinander zum Wohle der Betroffenen finden, wie es in der Psychokardiologie funktioniert.

Im Folgenden werden zunächst psychologische Erklärungsansätze zur Symptomausprägung und -chronifizierung beim PCS beschrieben und darauf aufbauend mögliche psychotherapeutische Strategien dargestellt. Der Schwerpunkt liegt hierbei auf den Konzepten, auf denen das in Kap. 4 dargestellte Therapiekonzept beruht.

Psychologische Konzepte zur Entstehung und Aufrechterhaltung der Symptomatik

Anhaltende Symptome bzw. chronische Erkrankungen zu denen auch das PCS zählt, stellen eine Herausforderung für die Adaptionsfähigkeit und nicht selten auch eine Bedrohung für die psychische Gesundheit der Betroffenen dar. Die Erkrankung kann die Alltagsplanung, z. B. Wochenendgestaltung, Urlaub, Familienfeiern oder Freizeitgestaltung, bestimmten, die berufliche Leistungsfähigkeit gefährden und eine altersangemessene Aktivität und Teilhabe an der Gesellschaft einschränken. Neben den somatischen Symptomen, die zumeist zu Beginn der Erkrankung dominieren, treten über den Krankheitsverlauf – insbesondere, wenn realisiert wird, dass die Erkrankung das bisherige Lebenskonzept in Frage stellt – häufig auch psychische Beschwerden auf.

Aus der Erfahrung mit anderen chronischen körperlichen Erkrankungen gilt die Wechselwirkung von medizinisch-pathogenetischen Faktoren (z. B. Infektionsschwere, Disposition, Veränderungen im Immunsystem, auf Stoffwechselebene) und Verhaltens- bzw. Umweltvariablen (z. B. Lebensweise, Energiemanagement, Selbstfürsorge, Ernährung) sowie die psychische Verarbeitung hinsichtlich der Krankheitsentstehung und -aufrechterhaltung im Sinne des biopsychosozialen Modells als gesichert (Köhle et al., 2016).

Die eigene Erwartungshaltung und Grundstruktur der Persönlichkeit spielen bei der Krankheitsbewältigung ebenso eine Rolle wie der soziale Kontext, der wiederum auf das Individuum einwirkt und reagiert.

Eine häufige psychische Reaktion auf unliebsame Veränderungen, wie Krankheit oder Verluste, ist die Verleugnung der Realität durch ein entweder bewusstes oder unbewusstes Zurückweisen der Bedeutung eines Ereignisses, um Ängste oder andere unangenehme Gefühle zu lindern (Hackett und Cassem, 1974). Diesem Gedanken folgend, würde die Krankheitsverarbeitung in der Dichotomie von Akzeptieren vs. Verleugnung der Realität münden. Das Konzept des Copings hingegen kann sinngemäß mit Bewältigung übersetzt werden und blickt weniger dichotom auf den Umgang mit Krankheit.

Coping

Coping oder Krankheitsbewältigung ist die mentale/psychische oder physische Antwort auf einen anhaltenden Stressor oder eine persistierende Erkrankung (Petrie und Jones, 2019). Hierbei ist der Coping-Prozess eine kontinuierliche Auseinandersetzung mit der Erkrankung und deren Implikationen, was durch Bewältigungsversuche zu Veränderungen der Situation führt und wiederum neue Anpassungsprozesse notwendig macht.

MERKE

Coping ist die Bemühung, auf kognitiver und auf Verhaltensebene die äußeren und inneren Anforderungen (z. B. hohe Arbeitslast, hohes Leistungsideal bei zugleich eingeschränktem Energielevel) durch zielgerichtetes Handeln so zu handhaben, dass sie mit den vorhandenen Ressourcen gemeistert werden können.

Die Bewältigung von Problemen oder Lebensveränderungen, welche chronische Krankheiten mit sich bringen, erfolgt nicht auf einmal, sondern ist ein prozessuales Geschehen, dass sehr individuell sein kann und sich in drei Ebenen unterteilen lässt (Compas et al., 2012; Pearlin und Schooler, 1978; Petrie und Jones, 2019):

- kognitive Ebene,
- emotionale Ebene,
- handlungsbezogene Ebene.

Auf der **kognitiven Ebene** erfolgt der Versuch der Krankheitsbewältigung durch Gedanken, Attributionen (Zuschreibungen von Ursachen) und Informationsgewinn. **Attributionen** sind der Versuch, eine Erklärung für das zu finden, was passiert. Insbesondere bei Misserfolg oder Krankheit ist das menschliche Verlangen nach der Antwort auf das „Warum" (…habe ich Post-COVID? …erhole ich mich nicht? …werden die Konzentrationsprobleme nicht besser?) besonders drängend.

Der Attributionsstil beschreibt die habituelle Voreinstellung eines Menschen, wie dieser Ursachen zuschreibt. Hierbei können mehrere Dimensionen berücksichtigt werden:

- *Verantwortlichkeit:* Die Ursache liegt bei mir (internal) vs. die Ursache liegt in den äußeren Umständen (external).
- *Stabilität:* Die Ursache bleibt über die Zeit hinweg stabil (stabil) vs. die Ursache verändert sich mit der Zeit (veränderbar).
- *Globalität:* Die Ursache wirkt sich nur auf eine spezifische Situation aus (spezifisch) vs. die Ursache wirkt sich auf mehrere Situationen aus (global).

Je nachdem, welcher Attributionsstil vorliegt, resultieren unterschiedliche Gefühle und Verhaltensweisen. Sieht ein Betroffener sich z. B. als Opfer seiner Erkrankung (externale Attribution auf die SARS-CoV-2-Infektion), fühlt sich den gesellschaftlichen Bedingungen (z. B. hoher Leistungsdruck bei kurzen „Schonzeiten" der beruflichen Wiedereingliederung; negative externale Attribution) „ausgeliefert", können leicht Gefühle von Hilflosigkeit und Ärger aufkommen. Geht die Person davon aus, dass sich daran nichts ändern lässt (stabil), so verstärkt sich die Ohnmacht weiter. Auf der Ebene der Globalität ließe sich zusätzlich noch beschreiben, ob die Post-COVID-Einschränkungen nur Auswirkungen auf einen Lebensbereich haben (z. B. Geschmacksstörung hat Auswirkung auf den Beruf als Koch) oder auf mehrere Lebensbereiche (z. B. Fatigue hat Auswirkungen auf die gesamte Alltagsgestaltung).

Meistens liegt die Tendenz zu einem bestimmten Attributionsstil vor (z. B. Neigung zur Externalisierung), egal, um welche Problemsituation es sich handelt. Je nachdem, welcher Attributionsstil vorliegt, gehen Problemsituationen und der Versuch, diese zu bewältigen, mit unterschiedlichen emotionalen Reaktionen einher.

Neben dem Attributionsstil hängt die emotionale Reaktion auch davon ab, wie der Betroffene seine zur Verfügung stehenden Ressourcen/Bewältigungsmechanismen einschätzt. Eine Situation kann als Bedrohung, Verlust oder als Herausforderung und Wachstumschance eingeschätzt werden und unterschiedliche Bewältigungsformen hervorrufen: konfrontatives Coping („Flucht nach vorn"), Verantwortungsübernahme, Suche nach sozialer Unterstützung, Selbstkontrolle, Distanzierung, Vermeidung/Flucht, planloses Problemlösen und positive Neubewertung (Folkman et al., 1986).

Auf der **emotionalen Ebene** können vermehrt Gefühle von Angst, Trauer, Niedergeschlagenheit, Depression, aber auch von Wut und Aggression auftreten. Im positiven Fall werden durch die Erkrankung aber auch emotionale Ressourcen aktiviert, die zur Genesung beitragen können.

Auf der **handlungsbezogenen Ebene** wird das Krankheitsverhalten sichtbar (z. B. Vermeidung vs. Überkompensation).

Unabhängig von der individuellen Situation des Betroffenen haben sich 4 **Maßnahmen** der Krankheitsbewältigung als hilfreiche erwiesen:

- *Sich informieren:* Suchen Sie sachliche Informationen über die Erkrankung (im Gespräch mit behandelnden Ärzten, Therapeuten; solide Fachliteratur; Teilnahme an Patientenschulungen; Teilnahme an Selbsthilfegruppen/Austausch mit anderen Betroffenen).
- *Organisieren:* Sich mit der Erkrankung vertraut machen und den Alltag neu organisieren, alltägliche Aktivitäten besser einteilen, Alltag und Freizeit entschleunigen und genussvoller gestalten, Hobbys bewusster ausüben, sich nicht von der Erkrankung „beherrschen" lassen.
- *Selbstständig bleiben:* Das Leben weitgehend selbstständig gestalten und Lebensinhalte weiterhin selbstständig bestimmten, Prioritäten setzen, um Hilfe bitten/Hilfe ablehnen, Nein sagen.
- *Aktiv bleiben:* Ressourcen mobilisieren, am Leben aktiv teilnehmen und geistig/körperlich aktiv bleiben, mit den Energien besser haushalten, auf sich selbst achten, persönliche Stärken besser einsetzen, Lebensqualität erhalten.

Eine frühe Beschreibung des Coping-Prozesses stammt von Kübler-Ross (1972/2018). Ihr ursprünglich für die Beschreibung des Umgangs sterbenskranker Menschen mit dem bevorstehen Tod entwickeltes Modell wurde später auch auf die Auseinandersetzung mit schweren Erkrankungen übertragen, die die Lebensqualität beeinträchtigen und eine Anpassung des Lebenskonzeptes erfordern. Sie beschrieb hierbei 5 Phasen:

- *Hoffnung auf Irrtum/Nicht wahrhaben wollen:* Dem Betroffenen ist der Gedanke an die Erkrankung/den Tod zuwider, und er weigert sich, sich damit auseinanderzusetzen, oder leugnet die Realität. Bei PCS-Betroffenen wird dies häufig sichtbar in dem Versuch, „weiterzumachen wie bisher", die „Zähne zusammenzubeißen" und „über Krankheitssymptome hinwegzugehen".
- *Frage nach dem Warum und Aggression:* Die Betroffenen stoßen wiederholt an Grenzen, können ihren Alltag nicht mehr bewältigen und werden dadurch mit der unliebsamen Realität konfrontiert. In dieser Phase reagieren die meisten Patienten aggressiv und wütend (…dass es nicht besser wird, …dass es niemanden zu kümmern scheint, …dass keine Rücksicht genommen wird, …dass die medizinische Versorgung nicht ausreichend ist). Vor allem die Behandler, aber auch das nahe Umfeld werden oft mit diesen Emotionen konfrontiert. Nach unserer Erfahrung kommt diese Wut in den Therapiegruppen häufig zum Ausdruck und richtet sich nicht selten auch gegen die Therapeuten oder das Sozialsystem.
- *Verhandeln/Wunsch nach Aufschub:* In dieser Phase beginnt der Betroffene, seine psychische Abwehr abzubauen und sich mit seiner Erkrankung und deren Bedeutung zu beschäftigen. Er glaubt aber immer noch, dass er absehbar „geheilt" und „wieder der Alte" werden kann. PCS-Betroffene treten in dieser Phase meist eine Odyssee an Diagnostikmaßnahmen und Behandlungsversuchen an, die oftmals nicht wissenschaftlich fundiert sind (z. B. Homöopathie, Nahrungsergänzungsmittel) und als Selbstzahlerleistung von den Betroffenen getragen werden müssen.
- *Trauer um vergebene Chancen/Depression:* Da die Betroffenen in der Folgezeit ihre Symptome immer stärker zu spüren bekommen und die Therapieversuche nicht den gewünschten Erfolg bringen, werden sie immer hoffnungsloser und können depressiv oder apathisch werden. In dieser Phase scheinen die Betroffenen zu resignieren und an einem „Tiefpunkt" angelangt zu sein; weitere Behandlungen werden erstmal nicht mehr aktiv verfolgt.
- *Akzeptanz:* Häufig schließt sich die Phase der Akzeptanz bei PCS-Betroffenen an den depressiven Tiefpunkt an. Die

Betroffenen beginnen, die neue Lebensrealität anzunehmen und sich gedanklich damit auseinanderzusetzen, wie diese aktiv gestaltet werden kann. Hier kann eine Ressourcen- und Coping-orientierte psychotherapeutische Begleitung besonders wirksam werden und bei der Adaption und Krankheitsbewältigung helfen.

Diese Phasen dürfen allerdings nicht als Stationen verstanden werden, die wie bei einem Zugfahrplan nacheinander durchlaufen werden. Vielmehr ist ein Springen zwischen den Phasen oder das parallele Auftreten von Verhaltensweisen aus mehreren Phasen die Regel. Die Kenntnis dieser Phasen ist aber hilfreich, um sich das Verhalten der Betroffenen besser erklären zu können. So kann z. B. die Bereitschaft, sehr viel Geld für alternative Heilmethoden auszugeben, um das alte Leben zurückzubekommen, der Phase des Verhandelns zugeordnet werden.

Häufig sind bei PCS-Patienten Wut und Zorn zu beobachten. Diese richten sich nicht selten auch gegen die betreuenden, psychologischen Psychotherapeuten. So wird ihnen z. B. vorgeworfen, das Krankheitsbild psychologisieren zu wollen oder im Grunde auch keine wirkungsvolle Hilfe anbieten zu können. Teilweise können diese Vorwürfe sehr heftig vorgetragen werden und auch verletzend sein. In diesem Fall ist es hilfreich, sich klarzumachen, dass es sich um eine häufige Reaktion handelt bzw. dass die PCS-Betroffenen mit der Wut eigentlich auf die mit der Krankheit einhergehenden Verluste reagieren und es sich nicht um einen persönlichen Angriff handelt.

PRAXISTIPP

Der Grundgedanke des Phasenmodells nach Kübler-Ross ist, dass es sich bei den verschiedenen heftigen emotionalen Reaktionen im Grunde um natürliche Reaktion handelt, die nach einer bestimmten Zeit wieder abklingen und im günstigen Fall in eine positive Entwicklung in Richtung Akzeptanz münden.
Dieser Gedanke kann hilfreich für den behandelnden Psychotherapeuten sein, um so vor allem seine Aufgabe darin zu sehen, diese Entwicklung zu begleiten.

Locus of Control – Kontrollüberzeugung

Wenn sich die Umstände verändern, neigen Menschen dazu, Erfolg oder Misserfolg entweder auf Faktoren zurückzuführen, auf die sie Einfluss haben (interne Kontrollüberzeugung) oder auf Kräfte, die außerhalb ihres Einflusses liegen (externe Kontrollüberzeugung). Je nachdem, in welchem Ausmaß ein Individuum wahrnimmt, dass Ereignisse aus dem eigenen Verhalten resultieren oder auf externe Kräfte zurückzuführen sind, hat dies Auswirkungen auf das weitere Verhalten und somit auf den langfristigen Erfolg bzw. Misserfolg (Senf et al., 2020).

Es ergibt sich ein Kontinuum, an dessen gegensätzlichen Enden die externe Kontrolle und die interne Kontrolle stehen. Personen, die eine interne Kontrollüberzeugung entwickeln, glauben, dass sie für ihren Erfolg selbst verantwortlich sind. Personen mit einer externen Kontrollüberzeug glauben hingegen, dass äußere Kräfte wie z. B. Glück ihre Geschicke bestimmten (Lefcourt, 1991). Bei der externalen Kontrollüberzeugung lassen sich wiederum zwei Subtypen unterscheiden:

- Chance (Schicksal),
- „powefull others" (im Positiven z. B. Ärzte, die ein heilendes Medikament entwickeln, oder im negativen Sinn auch Verschwörungsmythen wie z. B. Chemtrails).

Übertragen auf die Behandlung von PCS ergeben sich 2 Typen der Krankheitsverarbeitung. PCS-Betroffene mit einem vordergründig internen Locus of Control werden eher aktiv einen Umgang mit ihren Beschwerden suchen und über Symptom-, Energie- und Pausenmanagement sowie über ein behutsames, wohldosiertes körperliches Training versuchen, ihre Beschwerden zu lindern. Diese Personen werden eher Angebote wie Bewegungstherapie, Physiotherapie, Atemtherapie, Konzentrationstraining und eine ambulante psychotherapeutische Begleitung in Anspruch nehmen, um so aktiv ihren Gesundheitszustand zu verbessern. Psychisch geht ein hoher innerer Locus of Control mit einer gewissen Gelassenheit im Umgang mit den Beschwerden und Selbstsicherheit/ Selbstwirksamkeit einher, da die Überzeugung besteht, dass „man selbst etwas bewirken kann", ähnlich wie eine hohe Selbstwirksamkeitserwartung insgesamt mit einer besseren psychischen Gesundheit einhergeht.

Ein sehr ausgeprägter innerer Locus of Control kann jedoch auch negative Konsequenzen haben: Wenn die oben genannten aktiven Bewältigungsstrategien ausgereizt sind und die Symptomatik für längere Zeit oder sogar dauerhaft auf einem konstanten Niveau bleibt, besteht bei Betroffenen mit sehr hoher interner Kontrollüberzeugung die Gefahr, dass sie sich selbst Vorwürfe machen („Ich habe nicht genug getan."), oder dass sie zu viel Energie in frustrane oder zur Selbstüberforderung führende Bewältigungsversuche investieren. In diesem Fall kann es eine therapeutisch sinnvolle Intervention sein, „kreative Hoffnungslosigkeit" im Sinne von ACT zu fördern und die Betroffenen bei einer Akzeptanz des Status quo zu unterstützen.

Erleben Personen ihr Leben als eher von außen bestimmt, so kommen bei Misserfolg leicht Gefühle von Rat- und Hilflosigkeit auf. „Die Lösung" wird im Außen gesucht, und der Mensch erlebt sich abhängig von äußeren Geschicken. Bezogen auf PCS würde ein solcher externer Locus of Control mit der Neigung einhergehen, auf Hilfe durch medikamentöse oder interventionelle Behandlungen zu setzen, welche „durch den Arzt am Patienten durchgeführt werden". Dieser Glaube wird teilweise bis zur Hoffnung auf eine „Wunderpille", die die PCS-Symptome quasi abschaltet, überhöht. Dem Betroffenen bleibt hier nur, darauf zu warten, dass eine kurative Therapie entwickelt wird – in Anbetracht der Komplexität des Krankheitsbildes und der Erfahrung mit anderen chronischen Erkrankungen wie Aids oder Fibromyalgiesyndrom ein hohes Wagnis.

Liegt ein hoher externer Locus of Control vor, so wird leicht verständlich, warum Patienten sich als von der Medizin, der Politik und der Gesellschaft verlassen fühlen und verärgert auf „mehr Geld für Medikamente“ bestehen, da dies der einzige Weg scheint, der Krankheit Herr zu werden. Da medizinische Entwicklungen jedoch Zeit brauchen, geht auf diese Weise viel Energie verloren, die die Betroffenen anderweitig zu einer aktiven Krankheitsbewältigung mit den bisher zur Verfügung stehenden Maßnahmen nutzen könnten.

Kontrollüberzeugungen und Selbstwirksamkeit hängen insofern zusammen, als dass eine Person, die überzeugt ist, ein bestimmtes Ereignis sei nicht irgendwie beeinflussbar, da ausschließlich von äußeren Parametern abhängig, nicht annehmen wird, selbst etwas bewirken zu können und somit keine ausreichende Selbstwirksamkeitserwartung hat. Hat eine Person in ihrem Leben häufig die Erfahrung gemacht, selbst Einfluss nehmen zu können, wird sich ein interner Locus of Control und eine entsprechend zur Lebensgestaltung führende Selbstwirksamkeitserfahrung verstärken.

Das Thema „Locus of Control" ist beim PCS in besonderem Maße relevant und auch emotional aufgeladen. Ein Grund hierfür ist, dass die objektiven Kontrollmöglichkeiten noch nicht hinreichend erforscht sind. Wir wissen noch nicht genau, in welchem Maße und bei welchen Subgruppen die Erkrankung schicksalhaft, z. B. als Folge einer genetischen Disposition oder nur schwer beeinflussbarer Autoimmunprozesse, abläuft, oder ob sie sich gut durch adaptives Krankheitsverhalten beeinflussen lässt. Ebenso wenig wissen wir, ob es demnächst eine Kotrollmöglichkeit durch „powerfull others“, z. B. durch eine Pharmakotherapie, geben wird.

MERKE
Bisher gibt es noch keine empirischen Daten dazu, wie sich die einzelnen Modi des Locus of Control auf Krankheitsverarbeitung und Lebensqualität der Betroffenen auswirken.

Avoidance-Endurance-Modell im Kontext von Post-COVID

Ein in der psychotherapeutischen Begleitung von PCS-Patienten hilfreiches Konzept ist das Avoidance-Endurance-Modell, das der Schmerztherapie entliehen ist und eine plastische Arbeitshypothese bildet, für ein Krankheitsverhalten, das bei PCS modulierend wirken könnte.

Die praktische Erfahrung aus der Behandlung von Patienten mit PCS hat gezeigt, dass einem Großteil der Betroffenen sowohl eine geringe Krankheitsakzeptanz als auch eine Tendenz zur Selbstüberforderung mit dysfunktionalen Durchhaltestrategien zu eigen sind („dysfunktionale Durchhalter“); dieses Krankheitsverhalten kann als ein moderierender und aufrechterhaltender Faktor gesehen werden. Im Gegensatz zum „Durchhalteverhalten“ können PCS-Patienten auch von ausgeprägten krankheitsbezogenen Ängsten mit Sorge vor Überlastung, einer Symptomverschlechterung und resultierendem Vermeidungsverhalten betroffen sein (Kupferschmitt et al., 2022c). Einige diese Patienten gehörten primär zu den „dysfunktionalen Durchhaltern“. Infolge wiederholter symptomintensivierender Selbstüberlastung sind diese Patienten immer wieder an ihre Grenzen gestoßen, was sie verunsichernd verarbeitet haben, sodass sie sekundär zu „ängstlichen Vermeidern“ wurden. Die Adaption des aus der Schmerztherapie bekannten Avoidance-Endurance-Modells (➤ Hasenbring und Verbunt, 2010) an die Fatigue-Symptomatik stellt jene zur Chronifizierung führenden Verhaltensmuster des „dysfunktionalen Durchhaltens“ und des „ängstlichen Vermeidens“ dar.

„Dysfunktionales Durchhalten“ kennzeichnet sich dadurch, dass auf Erschöpfung oder andere Symptome mit „durchhalten“ und „Zähne zusammenbeißen“ reagiert wird – dies entweder überkompensatorisch in einem positiven Affekt („fröhlicher Durchhalter“) oder aber in einer „verbissenen“ Haltung. Nehmen die Patienten, die ein dysfunktionales Durchhalteverhaltend kennzeichnet, Symptome wahr, so versuchen sie, sich gedanklich abzulenken, um weiterhin die volle Leistung erbringen zu können, was langfristig zu Überlastung und Symptomzunahme führt.

Die „ängstlichen Vermeider“ hingegen verhalten sich gemäß der Überzeugung, dass Aktivität oder Belastung sich immer symptomintensivierend bzw. potenziell schädigend auswirkt: Sie vermeiden zunehmend Aktivität, aus Angst vor Überlastungserscheinungen. Langfristig führt die resultierende Inaktivität durch Vermeidung von Bewegung zu Dekonditionierung und einer Chronifizierung der Symptomatik.

So führen beide Verhaltensweisen auf unterschiedlichen Wegen zur Chronifizierung.

Es hat sich als hilfreich erwiesen, diese Mechanismen mittels Alltagsbeispielen zu verdeutlichen, um die Betroffenen in die Lage zu versetzt, ihr eigenes Verhalten zu reflektieren und aufbauend daraufhin zu moderater Aktivität mit ausreichenden Pausen zu flexibilisieren. Inzwischen gibt es erste empirische Belege dafür, dass die „Durchhalter“ unter den PCS-Betroffenen die größere Subgruppe ausmachen, dass aber Vermeidungsverhalten (v. a. von körperlicher Aktivität) in stärkerem Maße Fatigue vorhersagt (Determeyer et al., 2024).

Konzept der somatischen Belastungsstörung

Wissenschaftlich fundierte Beobachtungen legen nahe, dass das Krankheitsbild PCS deutlich komplexer ist, als die simple Hypothese, dass die Infektion mit SARS-CoV-2 zu körperlichen Veränderungen führt, die direkt längerfristige körperliche Einschränkungen auslösen und durch rein somatische Behandlung auch wieder reduziert werden können. Hierfür sprechen Studiendaten, die zeigen, dass sowohl 30 % der wissentlich infizierten, aber auch 22 % der unwissentlich infizierten Personen und jener, die kein COVID-19 hatten, über eine

Verschlechterung ihres Gesundheitszustandes während der Pandemie berichteten. Als Erklärung für diese Verschlechterung ihres Gesundheitszustandes gaben sie COVID-19 und dessen Folgen an, obgleich dies nachweislich nur in Teilen belegbar ist (Matta et al., 2022; Universitätsmedizin Mainz, 2021); es gaben also auch Patienten an, unter PCS zu leiden, die nicht infiziert waren. Zumal die PCS-Symptomatik sehr diffus und allgemein ist, könnten auch andere Faktoren diesen Umstand erklären bzw. eine Rolle spielen.

Das in der ICD-11 eingeführte Konzept der somatischen Belastungsstörung beschreibt das Vorliegen von einem oder mehreren körperlichen Symptomen, die ohne klare Organpathologie bleiben, jedoch zu erheblichen Einschränkungen des Alltags führen und mit psychischem Leid einhergehen. Das psychische Leid ist durch übermäßige anhaltende Gedanken über die Ernsthaftigkeit und Ursache der vorliegenden Symptome (kognitive Ebene), durch Gesundheitssorgen oder Ängste hinsichtlich der Symptome (emotionale Ebene) und auf Verhaltensebene durch einen exzessiven Aufwand an Zeit und Energie hinsichtlich der Symptome gekennzeichnet. Keines der einzelnen somatischen Symptome muss durchgängig vorhanden sein, allerdings ist der Zustand der Symptombelastung persistierend (typischerweise länger als 6 Monate) (Dinse et al., 2022). Die somatische Belastungsstörung ist also ätiologiefrei definiert und unterstellt nicht eine primäre psychische Genese der Symptomatik.

Eine Erklärung, auf welche Weise „Alltagsphänomene", wie Erschöpfung, Konzentrationsprobleme, Nackenverspannungen oder Kopfdruck, zu leidvollen Beschwerden werden können, ist die Annahme, dass sich die eher alltäglichen Symptome aufgrund einer zentralen Hypersensitivität ausweiten. So scheinen Personen mit früheren schweren Belastungen (z. B. Gewalt, Vernachlässigung, sexuelle Traumatisierung in Kindheit und Jugend) vulnerabler zu sein, chronische und belastende Symptome zu entwickeln (Khasar et al. 2008; Egle et al., 2016.; Henningsen et al., 2018). Es ist noch unklar, welcher Zusammenhang hier mit der Ausprägung und dem Verlauf von Fatigue und anderen PCS-Symptomen besteht.

Für zahlreiche körperliche Krankheitsbilder und auch für eine vorzeitige Mortalität ist aber ein Zusammenhang mit Kindheitsbelastungsfaktoren gut belegt (Felitti et al., 1998). Daher ergeben sich hier relevante Forschungsfragen auch für das PCS. Darüber hinaus werden Lernprozesse bisheriger Krankheitserfahrungen diskutiert sowie kulturelle und soziale Normen, die u. a. psychisches Leiden stigmatisieren und physisches Leiden besser akzeptieren.

Auf die psychische Gesundheit während und nach einer COVID-19-Erkrankung können unterschiedliche Einflussfaktoren wirken. Während der Akutinfektion kann es zu einer erhöhten Belastung durch das Krankheitsausmaß kommen. Bei schweren Verläufen können Todesängste auftreten, doch auch bei nicht-hospitalisierten Personen sind Sorgen um die eigene Gesundheit, Quarantäne und die Sorge, andere anzustecken, relevante Belastungen. Diese verschiedenen Faktoren können die Vulnerabilität steigern.

Ist die akute Erkrankung vorbei und bestehen Symptome weiter fort (PCS), so können Unsicherheiten und Sorgen bezüglich des weiteren Genesungsprozesses und der Implikationen für die Zukunft auftreten (Dinse et al., 2022). PCS-Betroffene leiden unter diesen fortbestehenden Beschwerden, die unerklärlich scheinen und die zu Alltagseinschränkungen führen. Die PCS-Betroffenen nehmen sich selbst und ihr Umfeld, das häufig durch Ratlosigkeit und medizinischen Versorgungslücken gekennzeichnet ist, zunehmend negativ wahr, was wiederum zu Distress und einer Aufmerksamkeitsfokussierung auf die bestehenden Beschwerden und Einschränkungen führen kann. Die mediale Präsenz von COVID-19, teils auch durch Fehlinformationen gekennzeichnet, kann wiederum verunsichern und die Neigung begünstigen, nahezu jedes Symptom mit COVID-19 bzw. Post-COVID in Verbindung zu bringen. Die Symptomattribution auf das PCS wird begünstigt durch das sehr allgemeine und breite Symptombild; die PCS-Einzelsymptome können auch bei diversen anderen Erkrankungen auftreten (Mowbray et al., 2021). Daher ist an dieser Stelle eine umfangreiche Differenzialdiagnostik entscheidend.

Die Rolle der Erwartungsverletzung

Bei unterschiedlichen psychischen und psychosomatischen Störungsbildern (u. a. Depression, somatoforme Störungen) wird zur Erklärung der Symptomatik zunehmend eine neurophysiologische Theorie diskutiert, die auf die ursprüngliche Annahmen von Helmholtz (Gehirn als Energiespar- und Vorhersagemaschine) zurückgeht und die vom englischen Psychiater Karl Friston zu Beginn dieses Jahrhunderts als Free-Energy-Prinzip ausformuliert und unter dem Begriff Predictive Coding oder Predictive Processing bekannt wurde (Henningsen et al., 2018; Schauenburg 2023).

Hintergrundinfo

Im Kern stellt das Modell unsere traditionelle Annahme auf den Kopf, dass wir unser Erleben aus sensorischen oder kognitiven („bottom up") Basiserfahrungen generieren. Vielmehr ist es so, dass das menschliche Gehirn ständig unbewusst eigene sensorische Wahrnehmungen mit inneren Vorannahmen (sog. Priors) abgleicht. Entsprechen diese einander, kommt es eher zu automatisierten Verhaltens- und Erlebensabläufen. In diesem Sinn dienen die Vorannahmen der Energieersparnis.

Priors greifen auf allen hierarchischen Ebenen des Gehirns, beginnend mit basalen sensorischen Wahrnehmungen bis hin zu komplexen generischen kortikalen Modellen. In der Wirklichkeit entsprechen die Wahrnehmungen meist in entscheidenden Bereichen nicht den A-priori-Erwartungen. Hieraus resultieren Vorhersagefehler („prediction errors"), die

insofern für unser Verhalten wichtig sind, als unser Gehirn immer danach strebt, diese Vorhersagefehler durch Anpassung unseres Handelns zu verkleinern, um Energie zu sparen. Ein Weg zur Reduzierung von Vorhersagefehlern wird aktive Schlussbildung („active inference") genannt: Wir versuchen, über eine (hier unbewusste) Modifizierung unserer Wahrnehmungssensorik, also z. B. eine Anpassung unseres Vegetativums (vgl. Konzept des „allostatic load"), aber auch über eine Veränderung unserer generischen Modelle (z. B. dem Konzept Müdigkeit, s. u.) die erlebten Vorhersagefehler zu reduzieren, um so Energie zu sparen bzw. „Überraschung zu mindern". Ein populäres Beispiel ist, dass wir in Tests unvollständig abgebildete Buchstaben oder Worte automatisch innerlich vervollständigen.
Eine gefundene Gesetzmäßigkeit ist dabei, dass, je diffuser und unsicherer sensorische Signale sind, umso näher rückt ihre Wahrnehmung im Sinne der Active Inference an die hierarchisch höher liegende A-priori-Modellbildung heran (wir sehen, was wir sehen möchten). Je bedrohlicher Signale wahrgenommen werden, desto stärker wird auf diese fokussiert (sensorische Amplifikation) und desto schwerer können sie ausgeblendet werden.
Diese neurophysiologisch konzeptualisierten Abläufe, deren letztendlicher experimenteller Beweis erst langsam möglich wird, zeigt eine Nähe zur psychologischen Feldtheorie von Kurt Lewin, aber auch zum Konstruktivismus, der Kybernetik und der allgemeinen Systemtheorie sowie nicht zuletzt zu v. Weizsäckers Gestaltkreis.
Beim Phänomen der psychophysischen Erschöpfung handelt es sich auch um ein generisches Modell. Im Grunde kann man Erschöpfung als eine komplexe Emotion sehen, die im Angesicht von Impulsen mit antizipiert zu geringer Erfolgswahrscheinlichkeit auftritt (also ein zusätzlicher Energiesparmechanismus).
(aus Schauenburg, 2023) ▮

Übertragen auf die Fatigue-Symptomatik beim PCS wäre deren Ausgangspunkt die bei der akuten COVID-19-Infektion häufig intensiv und protrahiert verlaufende und immunologisch determinierte sinnvolle postinfektiöse Erschöpfungssymptomatik. Ausgeprägte Symptome gehören in den ersten 4 Wochen noch zum Akutverlauf und sind auch in den ersten 12 Wochen nach der Akutinfektion nicht ungewöhnlich. Gerade Betroffene mit einer hohen Leistungsanforderung an sich selbst, die zuvor eine hohe Funktionalität und/oder körperliche Fitness hatten, stehen nun vor der Aufgabe, diese Erfahrung in ihr Selbstbild zu integrieren. Vergleiche mit vorhergehenden Infektionen („sowas habe ich immer locker weggesteckt") und mit Personen in ihrem Umfeld, die einen schnelleren Genesungsverlauf hatten, führen hier zu Vorhersagefehlern im Sinne der oben dargestellten Theorie. Zur Reduktion dieser Vorhersagefehler muss nun das Selbstbild modifiziert werden, wobei es sich hierbei um einen unbewussten, willentlich nicht steuerbaren Prozess handelt. Erschöpfung und andere Symptome werden nun als Anzeichen einer schweren somatischen Schädigung durch das Virus interpretiert und somit zur neuen Normalität. Schonung wird als einzige wirkliche Handlungsoption angesehen und gibt ein Minimum an Kontrollgefühl zurück. Gleichzeitig verhindert prophylaktische Schonung die Konfrontation mit den die Vorhersagefehler auslösenden Hinweisreizen. Problematisch ist, dass Ruhe und Schonung hier nur kurzfristig Entlastung bringen, langfristig aber korrigierende Erfahrungen und ein langsames Auftrainieren verhindern.

Hierbei ist zu beachten, dass das subjektive Erschöpfungserleben stark vom Verhältnis zwischen durch Laktatmessung objektivierbarer muskulärer Schwäche und dem Selbstwirksamkeitserleben in der jeweiligen Situation abhängt. Ein ausgeprägtes Gefühl der Erschöpfung kann auch schon bei objektiv niedriger muskulärer Ermüdung auftreten, wenn das subjektive Wirksamkeitserleben entsprechend niedrig ist (Greenhouse-Tucknott et al., 2022). Mit diesem Konzept ließen sich klinische Beobachtungen erklären, warum berufliche „high performance", Selbstüberforderung und dysfunktionale Durchhaltemuster bei PCS-Betroffenen z. B. häufiger anzutreffen sind als bei Patienten mit chronischen Schmerzen.

MERKE

Für die Therapie bedeutet dies, dass es zunächst wichtig ist, die Therapeut-Patient-Beziehung zu stärken und die Betroffenen auf eine akzeptierende Weise bei ihrem subjektiven Erleben und ihrer Krankheitstheorie abzuholen.

Psychoedukation und das Pacing-Konzept (s. u.) sind hierbei hilfreich – ebenso wie eine professionelle und mit dem PCS erfahrene Begleitung eines langsamen und behutsamen Auftrainierens. Nicht selten neigen die Betroffenen dazu, sich entsprechend ihres ursprünglichen Selbstkonzepts selbst zu überfordern und kleine Fortschritte abzuwerten, anstatt sie zu würdigen. Daher ist es in der Bewegungstherapie erforderlich, eher bremsend und in Richtung Selbstwahrnehmung und -akzeptanz einzuwirken. Auch kleine Fortschritte sollten unterstützt und jeder Rückfall (v. a. bei Post-Exertioneller Malaise) verhaltensanalytisch aufbereitet und als Lernerfahrung genutzt werden.

Psychotherapeutische Konzepte, die in der Behandlung hilfreich sein können

Achtsamkeits- und Commitment-Therapie (ACT)

Herausfordernde oder schwierige Gefühle und Ereignisse sind ein unvermeidbarer Teil des Lebens. Beispielsweise geht ein hohes berufliches Engagement häufig mit Erschöpfung, Anspannung und auch Zweifeln einher. Im Krankheitsfall und folgender Leistungsminderung (z. B. durch PCS) können sich dieser Druck und die Belastung noch weiter verschärfen. Viele Patienten mit chronischen Leiden kommen mit dem Wunsch nach Symptomlinderung oder sogar Symptomfreiheit in die Behandlung, was meist ein nachvollziehbares, aber leider nicht immer erreichbares Behandlungsziel ist. Nicht selten werden sehr viel Energie und manchmal auch Geld in den Kampf gegen die Symptome gesteckt, ohne dass dies zu einem Erfolg führt.

Die Achtsamkeits- und Commitment-Therapie (ACT) zielt auf eine bessere Anpassung an die Situation der chronischen Krankheit ab und fokussiert darüber eine Verbesserung der Lebensqualität und eine Erweiterung von Handlungsspielräumen (Eifert und Forsyth, 2005; Hayes, 2019). Erst die Bereitschaft, z. B. das Erleben von beruflicher Überforderung im Zuge der Leistungsminderung wahrzunehmen (= die Realität so zu akzeptieren, wie sie ist), ermöglicht die Freiheit zu wählen: Ist es in dieser Situation wichtig, das Arbeitsengagement unverändert aufrechtzuerhalten, um z. B. eine als wichtig erachtete Aufgabe zu beenden? Oder ist es vielleicht auch wichtig bzw. wichtiger, zugunsten der eigenen Gesundheit oder enger Beziehungen die Fixierung auf den Beruf zu lösen und etwas zurückzutreten?

Akzeptanz, so wie in der ACT verstanden, bedeutet nicht, Probleme zu erdulden oder eine passive Opferhaltung einzunehmen. Patienten missverstehen Akzeptanz zunächst häufig als „Aufgeben“, „sich abfinden“ oder „resignieren“. Stattdessen meint Akzeptanz, ein urteilsfreies Wahrnehmen der Realität, wie sie ist. Patienten sollen lernen, sich selbst und ihre Gefühle anzunehmen und sich dabei mit bestehenden Problemen aktiv auseinanderzusetzen, statt sie zu vermeiden, zu verdrängen oder sich in Abwehrhaltung zu verteidigen.

Dies setzt die Breitschaft voraus, inneres Erleben (also Gefühle, Gedanken, Erinnerungen, Körpersensationen) wahrzunehmen, ohne direkt und automatisch auf sie zu reagieren.

MERKE

Bei ACT geht es um ein aktives Wahrnehmen auch von unangenehmen Gedanken und Gefühlen, mit dem Ziel, im Anschluss an die bewusste Erfahrung wertorientiert zu handeln.

Besteht nicht mehr die Notwendigkeit, unangenehme Gefühle oder Gedanken aus Angst davor zu vermeiden, werden Ressourcen frei, die sonst im Kampf gegen unerwünschte Gedanken und Gefühle aufgebraucht werden würden (Hayes, 2019). Wird weiterhin versucht, schwierige, meist schmerzhafte oder bedrohlich anmutende Erlebnisse zu vermeiden (Erlebensvermeidung), können neue Sicht- und Verhaltensweisen nicht ausprobiert werden, was die Situation/Symptomatik aufrechterhält (Hayes et al., 2014).

ACT kombiniert klassische verhaltenstherapeutische Techniken mit achtsamkeits- und akzeptanzbasierten Methoden und Interventionen zur Werteklärung. Durch das Üben einer achtsamen, nicht wertenden inneren Haltung bzw. Akzeptanz des Erlebens und eigener negativer Gedanken wird eine neutrale Distanzierung möglich.

Die Wertklärung/-orientierung („Was ist mir wichtig?“ „Wofür lohnt es sich für mich?“ „Was ist mir wertvoll?“) ist ein weiteres wichtiges Ziel von ACT. Die Identifikation von individuellen Werten soll es den Patienten ermöglichen, ihr Leben künftig an jenen Aspekten auszurichten, die ihnen wichtig sind. In der Konsequenz bedeutet das auch, loszulassen und innerhalb gesellschaftlicher Normen und Werte einen Weg zu finden (wertorientierte, zielgerichtete Handlungen; „commitment“), der ein sinnerfülltes und würdiges Leben zulässt.

FAZIT

ACT ist ein Verfahren, welches sich bei der Behandlung unterschiedlicher chronischer Erkrankungen als hilfreich erwiesen hat (Bai et al., 2020; Gloster et al., 2020; Schroth und Köllner, 2020; Veehof et al., 2016). Da es sich bei PCS ebenfalls um eine chronische Erkrankung handelt, scheint ACT ein vielversprechender Ansatz zu sein, um eine wertebasierte Lebensführung trotz Krankheitseinschränkungen zu ermöglichen (Sheykhangafshe et al., 2023).

Operante Verhaltenstherapie

Beim Management anderer körperlicher Symptome (v. a. chronischer Schmerzen) haben sich operante Ansätze bewährt und sind empirisch gut belegt. Gerade im Umgang mit der Fatigue ist zu beachten und verhaltensanalytisch abzuklären, ob Betroffene sich nicht für chronisches Krankheitsverhalten selbst verstärken oder Verstärkung durch ihr Umfeld erfahren. Besonders problematisch ist hier die negative Verstärkung des Krankheitsverhaltens durch Selbstüberforderung bei leichten Symptombesserungen und an Tagen mit weniger Erschöpfung. Beispiele für ein entsprechendes verhaltensanalytisches Vorgehen finden sich in Kap. 4.

Behandlung von Komorbidität

Über den Verlauf der COVID-19-Pandemie war eine deutliche Zunahme an psychischer Belastung und klinisch relevanten Störungsbildern, wie z. B. Angst und Depression, in der Allgemeinbevölkerung zu verzeichnen (Peters et al., 2020; Santomauro et al., 2021). Auch zeigten sich Hinweise auf Zusammenhänge zwischen SARS-CoV-2-Infektionen und psychischen Störungen; hier sind bidirektionale Zusammenhänge zu beschreiben (Taquet et al., 2021). Besonders Personen mit schweren psychischen Erkrankungen scheinen sich häufiger mit SARS-CoV-2 zu infizieren und auch ein höheres Risiko für einen schweren Verlauf und ein höheres Sterberisiko zu haben (Li et al., 2020; Wang et al., 2021).

Die häufigsten psychischen Störungen in Zusammenhang mit PCS sind

- Depression (12–35 %; Mazza et al., 2022; Renaud-Charest et al., 2021) und Angsterkrankungen (6–63 %, Shanbehzadeh et al., 2021).

Angst und Depression sind wiederum Risikofaktoren für die Entwicklung eines PCS (Taquet et al., 2021).

Persistieren Beschwerden über einen langen Zeitraum trotz therapeutischer Versuche hartnäckig, so kann dies zu einem erheblichen Vertrauensverlust in den eigenen Körper und zu Ängsten aufgrund der ungewissen Prognose führen. Häufig ist die PCS-Erkrankung die erste Erfahrung mit chronischer Krankheit und dem Misslingen der bisher erfolgreichen Kompensationsstrategien (z. B. kurze Erholungsphasen, „Zähne zusammenbeißen", Symptome ignorieren). Da „vieles nicht mehr so geht wie gewohnt", kann dies zu einer Bedrohung des Selbstwertgefühls und zur depressiven Dekompensation, u. a. auch aufgrund des Verstärkerverlustes, führen (z. B. Wegfall aktiver Freizeitgestaltung, Wegfall sozialer Kontakte, Wegfall selbstwertsteigernder beruflicher Erfolge).

Viele Patienten schilden, dass sie sich nicht darauf verlassen können, ob sie den bevorstehenden Aufgaben des Tages konditionell und körperlich gewachsen sind; der Alltag ist schwer planbar, und Erlebnisse von plötzlicher, unvorhersehbarer Überlastung/Leistungseinbrüchen rufen negative Gefühle von Hilflosigkeit, Ohnmacht, Frust, Unzufriedenheit und Ärger hervor. Die Angst davor, nicht mehr verlässlich in die Zukunft planen zu können und dadurch meist auch finanziellen (Existenz-)Ängsten ausgesetzt zu sein, belastet Betroffene zusätzlich zu ihren körperlichen Beschwerden.

MERKE

Psychische Komorbidität (v. a. Anpassungsstörungen, Angststörungen und Depression) ist bei PCS-Betroffenen häufig, fördert die Chronifizierung und verschlechtert ihre Lebensqualität. Die Behandlung der Komorbidität ist daher ein elementarer Bestandteil der Behandlung des PCS, für den wirkungsvolle therapeutische Techniken zur Verfügung stehen.

Der Großteil der Post-COVID-Betroffenen musste sich vor ihrer Erkrankung wenig Gedanken um die Zuverlässigkeit ihres Körpers oder ihrer Leistungsfähigkeit (per willentlichem Abruf) machen – viele waren vorher körperlich und mental weitgehend gesund und konnten „Stressphasen" gut kompensieren oder durch kurze Phasen der Schonung, der Einnahme von Medikamenten oder andere Maßnahmen (z. B. Entspannungskurse, Sport) auskurieren. „Der Körper erholte sich wieder vollständig"; beim PCS ist dies meist anders.

Post-COVID-Betroffene erleben unverhofft einen körperbezogenen Kontrollverlust, der unerklärlich scheint („Nach einer Grippe war ich doch auch immer wieder fit.") und dem mit den bewährten Methoden (z. B. den Körper nach einer Erkrankung durch gezieltes „Auftrainieren" wieder fit zu machen) nicht entgegenzutreten ist. Das Symptom der Belastungsintoleranz (PEM; siehe ➤ Kap. 2.3.3) „bestraft" die bisher funktionierenden Strategien von forciertem Ausweiten der Belastbarkeit durch Training oder dem „Sich zusammenreißen-und-durchziehen". Der Körper reagiert auf das Überschreiten der individuellen (teils tagesformabhängigen) Belastungsgrenzen mit Symptomzunahme und langanhaltender, teils bleierner Erschöpfung. Kommt dies häufiger und auch nach „nicht nennenswerten" Anstrengungen vor, erleben Patienten eine belastende Hilflosigkeit, da ihre Handlungsfähigkeit in einem bisher nie erlebten Maß eingeschränkt ist (Ellert, 2022).

Zumal das PCS sich durch einen langwierigen Krankheitsverlauf auszeichnet, haben viele Betroffene das Gefühl, dass sich an ihrer körperlichen Verfassung nichts oder nur sehr wenig ändert. Dies führt zu einem Vertrauensverlust in den eigenen Körper und zu einer Aufgabe von gesteckten Zielen. Fallen wichtige Lebensinhalte und -ziele weg, so tritt ein Verstärkerverlust auf, der zusätzlichen Leidensdruck erzeugt. Die Kombination aus körperlichen Kontrollverlust, Vertrauensverlust in die eigene Leistungsfähigkeit und dem Gefühl von Hoffnungslosigkeit angesichts des häufig ebenfalls ratlosen Umfelds (auch der Ärzteschaft) schränkt das Gefühl der eigenen Handlungsfähigkeit weiter ein. Das fördert psychische Beschwerden wie Depression, Angst oder Bitterkeit (Shanbehzadeh et al., 2021).

Bei Patienten mit einem schweren, intensivpflichtigen COVID-19-Verlauf können sich Symptome einer posttraumatischen Belastungsstörung (PTBS) manifestieren (Yuan et al., 2021). Weitere psychische Diagnosen beim PCS können eine Anpassungsstörung sowie psychosomatische Beschwerden sein.

FAZIT

Differenzialdiagnostisch sollten Komorbiditäten wie z. B. depressive Störungen penibel abgeklärt und entsprechend behandelt werden. Psychische Diagnosen, wie Anpassungsstörung, depressive Störungen, Angststörungen, PTBS, psychosomatische Beschwerden etc. sind psychotherapeutisch behandlungsbedürftig und berechtigen die Betroffenen zur Aufnahme einer ambulanten Psychotherapie.

Anpassungsstörung Tritt die psychische Störung als Reaktion auf die körperliche Erkrankung (z. B. PCS) und die damit verbundenen erheblichen Einschränkungen der bisherigen Lebensführung auf (eindeutig identifizierbarer Stressor), kann von einem Stress-Response-Syndrom oder einer Anpassungsstörung gesprochen werden. Die Anpassungsstörung zeichnet sich aus durch die Kernsymptome Präokkupation (gedankliches Verhaftetsein mit dem Auslöser und dessen Implikationen für die Zukunft) und Fehlanpassung.

- Präokkupation: z. B. warum gerade man selbst von Post-COVID betroffen ist, wo es im Umfeld niemand getroffen hat; was das für die berufliche Zukunft, Lebensziele etc. zu bedeuten hat.
- Fehlanpassung meint Symptome wie den Interessenverlust an der Arbeit oder dem Sozialleben, Schlafstörungen und Konzentrationsschwierigkeiten (Maercker et al., 2007).

Einige dieser Symptome überschneiden sich stark mit Depression oder Angststörungen. Sind die Symptome ausreichend schwer, um die Diagnosekriterien einer depressiven Störung oder einer Angststörung zu erfüllen, so schließt dies die Diagnose einer Anpassungsstörung aus (Ausschlusskriterium).

Eine Anpassungsstörung hält i. d. R. nicht länger als 6 Monate nach erstmaligem Auftreten des Stressors und der darauf reaktiven Symptome an (Zeitkriterium). Liegt der Stressor weiterhin vor (z. B. im Fall einer chronischen Erkrankung), kann eine Anpassungsstörung mit verlängerter depressiver Reaktion oder Störung anderer Gefühle vergeben werden. Differenzialdiagnostisch ist hierbei an eine Zustandsverschlechterung zu einer depressiven Störung zu denken.

Depression Depressive Störungen gelten als Risikofaktor für diverse körperliche Erkrankungen (z. B. Herzerkrankungen) und können bereits vor einem PCS als Risikofaktor bestehen, rezidivierend und durch Post-COVID ausgelöst auftreten oder sich aufgrund des Verstärkerverlusts durch PCS erst entwickeln (Renaud-Charest et al., 2021). Das Symptombild der Depression zeichnet sich durch eine gedrückte Stimmung, Freudlosigkeit, Interessenverlust und einen verminderten Antrieb oder erhöhte Ermüdbarkeit aus. Ferner können Symptome wie verminderte Konzentration und Aufmerksamkeit, vermindertes Selbstwertgefühl und Selbstvertrauen, Schuldgefühle und Gefühle von Wertlosigkeit, negative und pessimistische Zukunftsperspektiven, Schlafstörungen und Appetitveränderungen auftreten. Ein Großteil der Symptome (v. a. Ermüdbarkeit, Antriebsarmut, Konzentrationsstörungen, Schlafstörungen) sind auch beim PCS zu verzeichnen, was eine Differenzialdiagnostik notwendig macht.

Angststörungen Im Zuge einer lebensverändernden Krankheit können diverse Angstgefühle auftreten, die von der Angst, niemals wieder gesund zu werden, sich erneut zu infizieren und dadurch noch kränker zu werden, Angst vor negativen Folgen einer COVID-19-Schutzimpfung bis hin zu Existenzängsten, z. B. aufgrund von Erwerbsminderung in Verbindung mit Altersarmut, reichen können. Treten „Sorgenketten" auf, die die Betroffenen nicht mehr zur Ruhe kommen lassen, zu permanenter Anspannung führen und stets in einem „Horrorszenario" enden (z. B. „Ich schaffe es aufgrund der Erschöpfung nicht mal, den Geburtstag meines Kindes auszurichten…", „Ich werde bestimmt nicht wieder arbeiten gehen können…", „Dann werde ich gekündigt und kann meine Miete nicht mehr bezahlen…", „Was soll denn nur aus mir werden? Ich werde bestimmt in Altersarmut auf der Straße sterben…"), so ist an die Diagnose einer generalisierten Angststörung zu denken, die möglicherweise bereits prämorbid vorlag („Ich habe mir schon immer viele Gedanken gemacht – so bin ich wenigsten auf alles vorbereitet.") und durch die Unsicherheit aufgrund von PCS exazerbiert ist.

Speziell bei PCS-Patienten mit einer kardialen Mitbeteiligung (z. B. Herzrhythmusstörungen – HRST, Myokarditis während der akuten COVID-19-Erkrankung) können herzbezogene Ängste auftreten, welche mit einer erhöhten Aufmerksamkeit auf körperliche Prozesse (z. B. Herzklopfen, Ziehen in der Brust), aufkommenden Angstgefühlen und Vermeidungsverhalten (z. B. Vermeidung körperlicher Belastung aus Angst, HRST auszulösen) verbunden sind. Diese Herzängste können sich bis hin zum Krankheitsbild der Panikstörung (plötzlich auftretende Panikattacken ohne ersichtlichen Auslöser) steigern, was sich wiederum agoraphobisch ausweiten kann (Angst vor Situationen, aus denen die Betroffenen im Notfall nur schwer entkommen oder nur schwer Hilfe erhalten können; meist Angst, das Haus oder die „sichere Umgebung" allein zu verlassen).

Posttraumatische Belastungsstörung War der Verlauf der COVID-19-Erkrankung sehr schwerwiegend, ging mit einem Erleben von Lebensbedrohung (z. B. durch Beatmung) einher und war der Betroffene mit erschütternden Erlebnissen (z. B. im Rahmen einer intensivmedizinischen Behandlung) konfrontiert, so können sich Symptome einer posttraumatischen Belastungsstörung (PTBS) entwickeln:

- Flash-backs: plötzlich auftretende oder anhaltende Erinnerungen oder Wiedererleben der Belastung durch aufdringliche Nachhallerinnerungen, die „Hier-und-Jetzt"-Qualität haben,
- sich wiederholende Albträume,
- Hypervigilanz: andauerndes Gefühl der Bedrohung, Schreckhaftigkeit,
- innere Bedrängnis in Situationen, die an die Belastung erinnern/ähneln,
- Vermeidung von Situationen/Reizen, die mit der Belastung in Zusammenhang stehen oder daran erinnern können.

Vor allem Patienten nach Langzeitbeatmung haben ein hohes PTBS-Risiko (Köllner, 2019).

Von der somatischen Belastungsstörung ausgehende Ansätze

Eine strikte Trennung zwischen psychischen und körperlichen Beschwerden ist nicht möglich, sodass häufig im Rahmen eines PCS geschilderte Symptome psychosomatisch eingeordnet werden. Da psychosomatisch häufig mit Psychogenese (Symptome, die ihren Ursprung in der Psyche haben) verwechselt wird, steigert die psychosomatische Einordnung der PCS-Beschwerden häufig die Hilflosigkeit der Betroffenen, da sie das Gefühl haben, keine Akzeptanz zu finden, und sich selbst in Frage stellen.

Werden Symptome nicht ausreichend differenzialdiagnostisch auf eine somatische Ursache/Anteil untersucht, so kann dies zu schweren Fehlbehandlungen und zur Chronifizierung von Symptomen führen. Beim PCS scheinen häufig viele Symptome sowohl eine körperliche als auch eine psychische Ursache hinsichtlich der Aufrechterhaltung zu haben.

Körperliche Beschwerden, die als Reaktion auf eine psychische Belastung auftreten können

- Antriebsstörung (z. B. Lustlosigkeit, Morgentief)
- Erschöpfung, Konzentrationsstörungen, Ein- und Durchschlafstörungen, Appetitlosigkeit/Appetitzunahme („Frustessen“)
- Blutdruckschwankungen (z. B. Blutdruckspitzen bei Angst/starker Anspannung)
- Herzrhythmusstörungen
- Herzrasen (Tachykardie)
- Magen-Darm-Beschwerden
- Schmerzen (Kopf, Nacken, Rücken, Muskeln, Gelenke)
- Schwindel
- Tinnitus
- Zittern
- Juckreiz

Liegt keine ausreichende organische Begründung für die Beschwerden vor, so kann als Erklärungsmodell an eine somatische Belastungsstörung gedacht werden (Dinse et al., 2022).

Beispielsweise kann ein Patient im Rahmen von COVID-19 unter starken Schlafstörungen leiden, die „durch nichts zu beeinflussen“ zu sein scheinen. Aufgrund diverser gescheiterter Versuche, wieder besser schlafen zu können, treten Hilflosigkeitsgefühle auf. Ferner führt dies zu Gedankenkreisen über die Schlafstörung, die Implikationen der Schlaflosigkeit für die Leistungsfähigkeit am kommenden Tag sowie Sorge und Angst vor der darauffolgenden Nacht. Weitere Versuche, durch Willenskraft und stundenlanges Im-Bett-Liegen, Sich-müde-Lesen oder Fernsehen einzuschlafen, scheitern, sodass ein Teufelskreis aus belastenden Gedanken, negativen Gefühlen und erfolglosen Selbsthilfeversuchen entsteht.

Die Schlafstörungen werden immer schlimmer und machen sich in weiteren Symptomen wie Kopfschmerzen und Nackenverspannungen bemerkbar. Aus den ursprünglich im Rahmen einer Infektion häufig auftretenden Schlafproblemen ist eine psychosomatische Schlafstörung, zuzüglich eines psychosomatischen Spannungskopfschmerzes und Nackenschmerz entstanden.

Diese körperlich spürbaren Symptome können als psychosomatisch betrachtet werden, da sie erst im Zuge der psychischen Belastung durch die ursprünglichen Schlafstörungen im Rahmen der akuten COVID-19-Erkrankung aufgetreten sind. Die psychische Belastung verstärkt sich wiederum, da die Schlafstörungen und auch die Schmerzen unbeeinflussbar erlebt werden, was zu weiterer Anspannung und dem Gefühl führt, nicht handlungswirksam zu sein. In der Folge verliert der Patient immer weiter das Vertrauen in den eigenen Körper, und es etablieren sich negative Gedanken, die negative Gefühle nach sich ziehen und sich wiederum in Anspannung und Schmerzen als somatisches Korrelat wiederfinden.

MERKE

Die Aufgabe einer psychotherapeutischen Begleitung bei PCS liegt grundsätzlich darin, den seelischen Leidensdruck durch die körperlichen Symptome zu lindern und dabei zu unterstützen, Handlungsfähigkeit im eigenen Leben wiederzugewinnen.

Ein besonderer Schwerpunkt liegt auf dem Wahrnehmen und Akzeptieren von Grenzen der eigenen Leistungsfähigkeit, die durch das PCS deutlich enger geworden sind und unerbittlich aufgezeigt werden. Diese Grenzen der eigenen Leistungsfähigkeit als gegeben anzunehmen und Wege zu finden, sich innerhalb der engeren Grenzen neu zu erfinden, erfordert Coping-Strategien, die entscheidender Teil des Selbstmanagements im Umgang mit einer chronischen Erkrankung sind. Liegen komorbide psychische Störungen vor, so sind diese auch gezielt psychotherapeutisch zu behandeln. Hier kann insbesondere die Verhaltenstherapie mit gezielten Interventionen helfen (z. B. Schlafhygiene bei Schlafstörungen, KVT bei Depression, Exposition bei Angst und Panik, EMDR bei PTBS).

2.4.3 Multifaktorielles Erklärungsmodell

Weltweit bemüht man sich stark darum, wissenschaftlich fundierte Erkenntnis zur Pathogenese vom PCS zu gewinnen. Hierbei wurde deutlich, dass somatische Hypothesen nicht ausreichend sind, um die Chronifizierung und das individuelle Ausmaß der Beeinträchtigung befriedigend zu erklären und produktive Behandlungskonzepte zu entwickeln. Das in ➤ Abb. 2.1 dargestellte Post-COVID-Rahmenmodell der Symptomgenese und -aufrechterhaltung bietet eine Annäherung an die Komplexität des PCS.

Von den in Kap. 2.4 näher ausgeführten somatischen Hypothesen werden in diesem multifaktoriellen Rahmenmodell stellvertretend folgende somatische Hypothesen („black box“) stellvertretend für die möglichen übrigen somatischen Pathomechanismen diskutiert (Hallek et al., 2023):

- Hyperinflammation,
- Viruspartikel und andauernde Stimulation des Immunsystems,
- chronische Entzündung und Autoimmunität,
- Endothelveränderungen.

Trotz der erheblichen Forschungsbemühungen im Bereich der Pathogenese vom PCS reicht die Datenlage bisher nicht aus, um sinnvolle therapeutische Strategien ableiten zu können. Langjährige Erfahrungen mit anderen, ähnlich gelagerten Krankheitsbildern (z. B. Fibromyalgiesyndrom) werfen jedoch Zweifel auf, dass es eine ausschließlich somatische Erklärung oder medikamentöse Heilung geben wird. Folglich stellt sich die Frage, welche psychosozialen Einflussfaktoren auf die Aufrechterhaltung der Symptome sowie die Lebensqualität und den Funktionsstatus der Betroffenen wirken und welche Behandlungsmöglichkeiten sich hieraus ableiten lassen.

Sowohl die klinische Praxis als auch Forschungsergebnisse zeigen, dass neben den somatischen Mechanismen

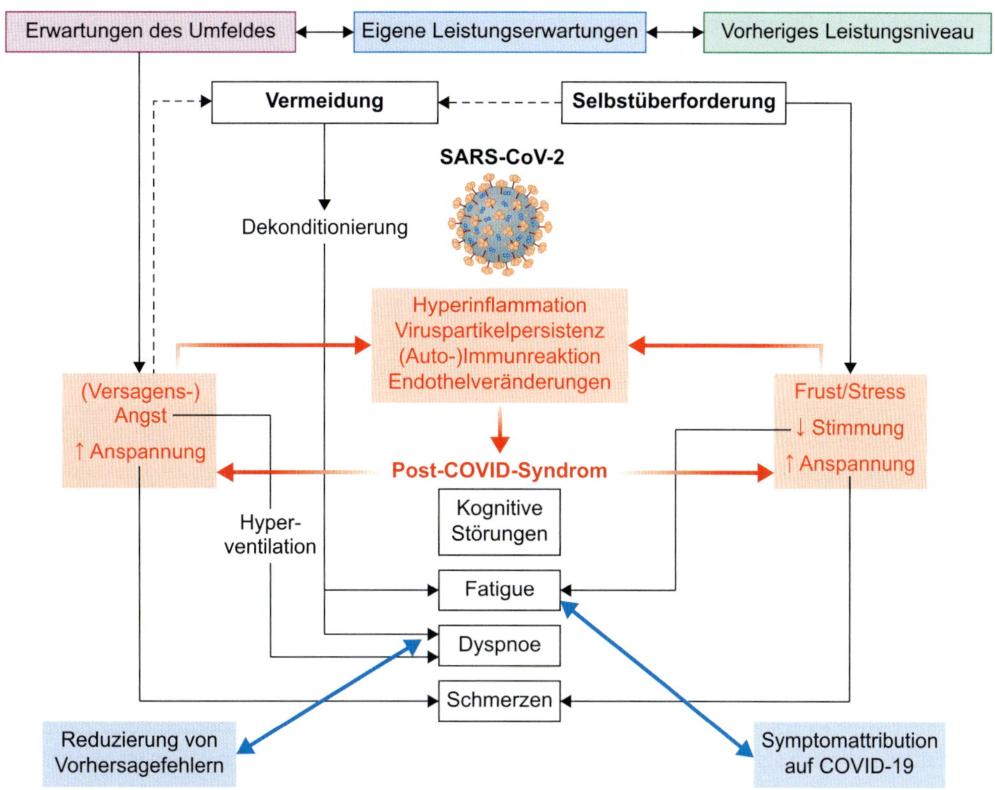

Abb. 2.1 Post-COVID Rahmenmodell der Symptomgenese und -aufrechterhaltung (Quelle: Kupferschmitt und Köllner, 2023b)

psychische und Kontextfaktoren, wie die eigene Leistungserwartung, das vorherige Leistungsniveau, der soziokulturelle Status und die Erwartungen des Umfeldes, von großer Bedeutung sind. Bestand prämorbid ein hohes Leistungsniveau mit entsprechender Verausgabungsbereitschaft, so kann die PCS-assoziierte Leistungsminderung aufgrund der eigenen Erwartungshaltung zu Selbstüberforderung/-überlastung mit wiederholten Frustrationserfahrungen führen. Soziokulturelle Faktoren haben hier einen moderierenden Einfluss. Resultierend treten Frustration, Stress, depressive Verstimmung und ein erhöhtes Anspannungsniveau auf. Diese psychischen Parameter wirken wiederum verändern auf das Immunsystem, was die PCS-Symptomatik aufrechterhalten und verstärken kann.

Bei wiederholter Selbstüberforderung kann auch Vermeidungsverhalten zu Dekonditionierung führen, was die körperliche Fatigue und Dyspnoe verstärken. Ist die Erwartungshaltung des Umfeldes hoch bzw. wird diese als fordernd und nicht zu bewältigen wahrgenommen, kann dies wiederum (Versagens-)Ängste auslösen. Stress und Ängste gehen meist mit einer für Angsterkrankungen typische Hyperventilationsneigung einher; diese Hyperventilationsneigung wurde bei PCS-Patienten wiederholt nachgewiesen. Dies kann Dyspnoe verstärken und über ein erhöhtes Arousal Schmerzen mitbedingen.

Zu den weiteren relevanten (und immunmodulierenden) psychischen Faktoren gehören vorbestehende psychische Erkrankungen (z. B. Depression, Angst) (Bahmer et al., 2022. Ebenfalls krankheitsmodulierend wirken individuelle Krankheitstheorien sowie die Neigung, jedwedes Symptom auf COVID-19 zu attribuieren. Als modulierende und situationsverschärfende Einflüsse sind soziale bzw. Kontextfaktoren wie eine sozioökonomische Unsicherheit sowie unzureichende soziale Unterstützung zu benennen (beides stressverstärkend).

FAZIT

Das PCS ist eine Multisystemerkrankung und multifaktoriell bedingt. Die somatischen Aspekte werden durch psychosoziale Mechanismen, das Krankheitsverhalten sowie externe Faktoren moderiert. Für die Behandlung bedeutet dies, dass sich somatische und psychische Behandlungsansätze nicht ausschließen, sondern wirkungsvoll ergänzen können – wobei der jeweilige Schwerpunkt von der individuellen Problemkonstellation abhängt.

2.5 Erkenntnisse aus den Disziplinen Immunologie und Neurologie

Das PCS ist eine Erkrankung, die die Zusammenarbeit unterschiedlicher Fachdisziplinen erfordert. Zumal dieses Manual aus der Perspektive der Psychosomatik geschrieben ist, war es uns besonders wichtig, die Expertise von Kollegen anderer relevanter Indikationen wie der Immunologie und der Neurologie hinzuzuziehen, um dem Anspruch eines möglichst ganzheitlichen Ansatzes gerecht zu werden.

2.5.1 Immunologische Erkenntnisse beim Post-COVID-Syndrom

Eva Peters

Die Liste der Symptome, die bei Patienten mit PCS bislang beobachtet wurden, ist, wie oben dargestellt, lang (Koczulla et al. 2022) und schließt neben hochspezifischen Symptomen wie Störungen des Riechsinnes zahlreiche unspezifische Symptome ein, die bei einer Vielzahl chronischer Erkrankungen beobachtet werden können. Dabei treten vor allem vegetative Symptome wie Schlafstörungen, Tachykardie, allgemeine Schmerzen, Störungen des Appetits oder Schwindel sowohl bei inflammatorischen als auch bei psychischen Erkrankungen auf. Vom Symptombild ausgehend, ist eine spezifische Charakterisierung von PCS also häufig nicht möglich, lediglich die Abgrenzung von Patienten, bei denen die Kriterien für das Vollbild eines ME/CFS erfüllt werden, kann z. B. mithilfe des Handkrafttests klinisch ggf. gelingen. Die besonders schwer beeinträchtigte CFS-Population stellt jedoch nur kleineren Teil der Patienten mit PCS dar.

Diese Symptomvielfalt weist auf einige zentrale Punkte für die Diagnostik und die pathogenetische Einordnung immunologisch/somatischer Prozesse bei PCS hin:

- PCS ist kein einheitliches Krankheitsbild.
- PCS kann nicht über Biomarker identifiziert werden.
- Betroffene können sich in einem fließenden Kontinuum von somatisch bis psychosomatisch befinden (➤ Abb. 2.2).
- Transdiagnostisch vorliegende Symptome sind ein Hinweis auf geteilte, gleichsinnige pathogenetische Mechanismen. Diese Mechanismen verbinden die psychische und somatische Dimension und können nach aktuellem Stand des Wissens am ehesten biopsychosozial bzw. psychoneuroimmunologisch erklärt werden.

Einordnung: Wie läuft eine gelingende Virusabwehr ab?

Um die Rolle biopsychosozialer Prozesse für den Verlauf von Virusinfektionen verstehen zu können, ist es zunächst wichtig zu wissen, wie eine Virusabwehr immunologisch gelingt. In einem gesunden, zu adaptiver Immunregulation fähigen Körper findet bei Keimkontakt zunächst die Aktivierung der eingangs erwähnten angeborenen Infektabwehrmechanismen statt. Hierzu zählt eine stabile Barrierefunktion, d.h. schon an der Außengrenze von Haut und Schleimhaut findet mechanisch (Schuppen, Feuchtigkeit), durch engen Zellzusammenhalt (u. a. „tight junction“ bildende Adhäsionsmoleküle) und biochemisch (Säureschutzmantel, Mikrobiom, konstitutiv produzierte, Schadstoffmuster erkennende Moleküle wie die „danger-associated molecular patterns“ [DAMPs]) eine Abwehr von Mikroben statt.

Gewissermaßen in der zweiten Reihe der Abwehrreaktion werden von eindringenden Mikroben Alarmsignalkaskaden der angeborenen Immunantwort mobilisiert (z. B. „toll-like“ Rezeptoren), und es kommt zu einer Aktivierung von Zellen wie Makrophagen, natürlichen Killerzellen, Granulozyten und Mastzellen (Pflieger et al. 2018). Diese Reaktion läuft in den ersten Stunden eines Infektes ab und sorgt dafür, dass relativ grob (z. B. H_2O_2-Freisetzung, Blutplättchenaktivierung, „neutrophil extracellular traps“ [NETs], Gewebeschwellung u. v. m.) der Schaden lokal begrenzt werden kann (Morris et al. 2021), allerdings mit einigem Kollateralschaden (z. B. Beschädigung von umliegenden gesunden Zellen, Erhöhung der oxidativen Stressbelastung).

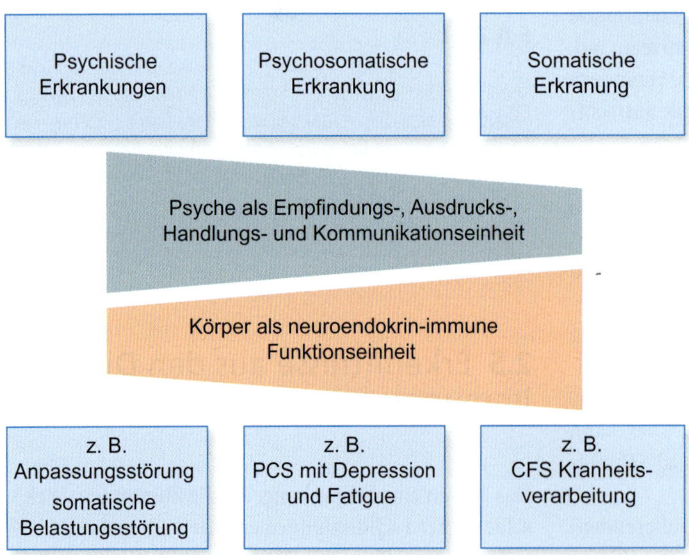

Abb. 2.2 Fließendes Kontinuum zwischen psychosozialen und biologischen Faktoren bei PCS

Für ein schadensarmes Gelingen einer Abwehrreaktion ist daher der zeitnahe Übergang zur erlernten Immunität zentral. Je nach immunologischer Herausforderung koordinieren dabei aufgrund ihrer Morphe als dendritische Zellen bezeichnete sogenannten Antigen-präsentierende Zellen die Aktivierung von spezifisch agierenden T-Helferzell-Typen (TH). TH1, TH17, TH2 und zytotoxische T-Lymphozyten übernehmen gezielte Eliminationsaufgaben für intra- und extrazelluläre Mikroben und Parasiten. In der Folge werden zudem B-Zellen aktiviert und immer spezifischere Antikörper-produzierende B-Zellen selektiert.

MERKE

Kennzeichnend für diesen Arm der Immunantwort ist, dass sie lernfähig ist, auf neue Herausforderungen punktgenau zugeschnitten werden kann, wenig Kollateralschäden produziert und ein Gedächtnis ausbilden kann. Die adaptive Immunabwehr braucht hierfür allerdings einiges an Zeit und energetischen Ressourcen.

Fast zeitgleich mit der Aktivierung der spezifischen Infektabwehr werden auch T-regulatorische Zellen, B- und T-Gedächtniszellen sowie Gewebereparaturprozesse auf den Weg gebracht. So kann die Immunreaktion nach Gelingen der Abwehr auch wieder terminiert werden. Die Schäden werden repariert, wenn auch im erwachsenen Organismus, wie von der Narbenbildung bekannt, nie ganz bis zur vollständigen Wiederherstellung. Energieeffizient bleibt das Immunsystem zudem vorbereitet auf eine neue Begegnung mit dem nun bekannten Keim, ohne den vollen Abwehrapparat ständig bereithalten zu müssen.

Einbindung der Immunantwort in die Stressreaktion

Der erfolgreiche Ablauf einer Immunantwort wird durch neuroendokrine Signale gesteuert. Initial kommt es bei einem Infekt genauso wie bei einer akuten Stressreaktion zu einer Aktivierung des autonomen Nervensystems mit einer Freisetzung von Adrenalin aus der Nebennierenrinde und Noradrenalin aus peripheren Nervenfasern. Minuten darauf ist ein deutlicher Cortisolanstieg zu verzeichnen. Dieses Signalmuster mobilisiert Zellen der angeborenen Immunität, in befallenes Gewebe zu wandern, und aktiviert sie dort. In den Grenzorganen zwischen Körper und Umwelt (Schleimhaut, Darmwand, Haut, Atemwege) werden Zellen des angeborenen Immunsystems wie die Mastzellen außerdem durch Neuropeptide und Neurotrophine aktiviert, die über periphere Nervenfasern in das Gewebe gelangen, überwiegend aus sensorischen Nervenfasern, und auch vor Ort von Funktionszellen der Zielorgane wie Endothelzellen, Fibroblasten oder Keratinozyten gebildet werden können. Im Verlauf der Reaktion fallen (Nor-)Adrenalin und Cortisolwerten ab, lokal steigen Neuropeptid und Acetylcholinwerte an. Der Wechsel steuert den Umschwung zur erlernten Immunität.

Was gelingt *nicht* bei PCS: Störung der immunologischen Homöostase

Wie es nach einem SARS-CoV-2 Infekt zu anhaltender oder zeitversetzt auftretender Symptomatik kommen kann, ist durch eine Reihe von Störungen im Gelingen dieses Ablaufs erklärbar (➤ Abb. 2.3). Die Hinweise hierfür stammen überwiegend aus Analogieschlüssen und von tier- oder zellexperimentellen Arbeiten. Die Evidenzbasierung der klinischen Relevanz steht noch weitgehend aus. Gemäß der oben eingehend dargestellten aktuellen Konzeptualisierung wird die Inflammation nicht vollständig aufgelöst, wobei Viruspersistenz, verbleibende Virusbestandteile und Reaktivierung vorbestehender Virusinfektionen (z. B. Epstein Barr) als Triggerfaktoren für eine fortgesetzte entzündliche Reaktion diskutiert und bei PCS gehäuft nachgewiesen werden (Altmann et al. 2023).

Fortgesetzte Entzündung führt zu Organschäden. Sie kommen wie oben erwähnt durch Endotheldysfunktion, Mikrotromben und fibrosierenden Umbau bei der Schadensreparatur zustande. Dies führt z. B. zu pulmonaler Fibrose, Beta-Zell-Dysfunktion und weiteren Schäden an Organen mit zahlreichen kleinen Blutgefäßen.

Bei andauernder Aktivierung der adaptiven Immunität kommt es zudem gehäuft zu Fehlleistungen der Immunantwort. Hierzu zählt die Produktion von Autoantikörpern, die vor allem dann, wenn sie sich gegen Rezeptoren richten, die für die Stressreaktion sowie metabolische und immunologische Prozesse zentral sind, mit PCS-Symptomen korrelieren (Sotzny et al. 2022). So kommt es bei PCS z. B. gehäuft zum Nachweis von Antikörpern, die sich gegen G-Protein-gekoppelte Rezeptoren wie den Beta-Adrenorezeptor 2 richten (Malkova and Shoenfeld 2023).

Insbesondere diese Antikörper stehen im Verdacht, für die autonome Dysregulation mitverantwortlich zu sein, da sie die Funktion von wichtigen Rezeptoren für die Gefäßkontraktion beeinträchtigen. Unklar ist allerdings, ob die Autoantikörper, die meist mithilfe der Nachweismethode ELISA nachgewiesenen werden, funktional sind, da diese Methode nicht zwischen Antikörpern unterscheidet, die die Proteine, die sie binden, außer Betrieb setzen, oder die keine Relevanz für die Funktion ihrer Ziele haben. Autoantikörper spielen nur dann eine funktionale Rolle, wenn sie eine Funktionsänderung des Zielrezeptors bewirken können, und auch wenn sie die Funktion ändern können, bleibt unklar, in welche Richtung sie am Zielrezeptor wirken. Autoantikörper können also entweder ohne Funktion sein, und sind dann nicht relevant, oder sie blockieren ein Signal, oder sie aktiveren ein Signal.

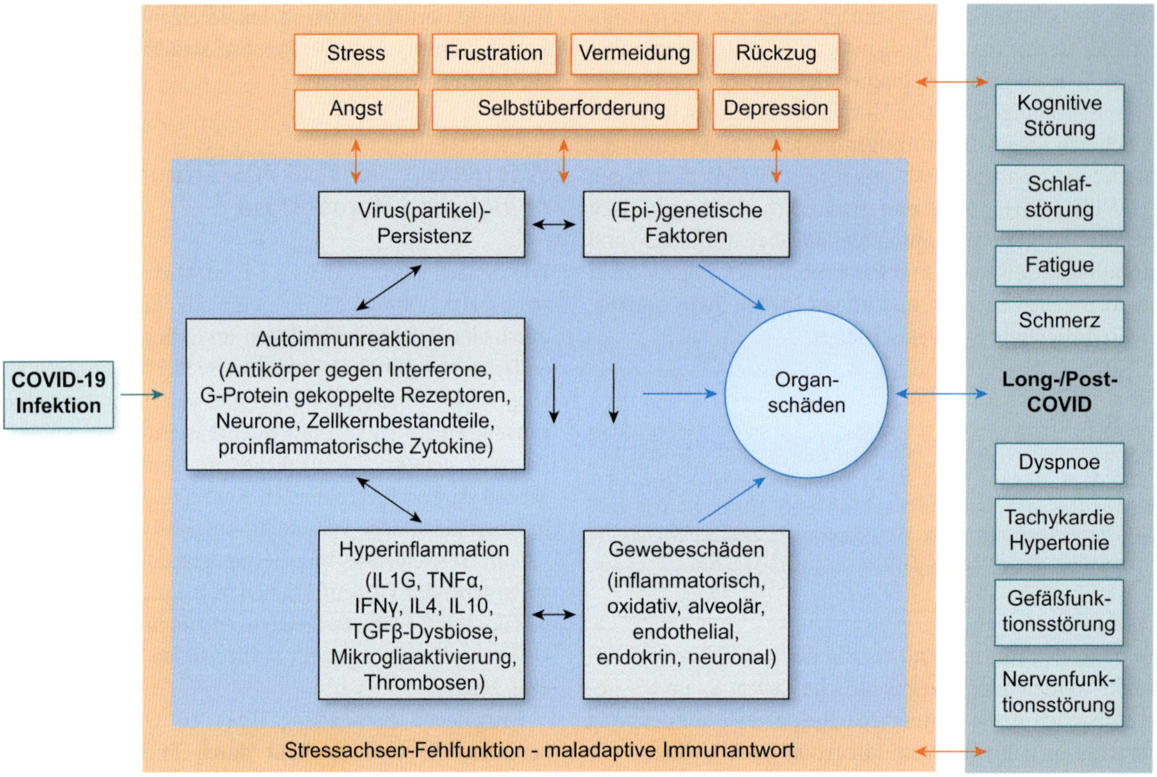

Abb. 2.3 Psychoneuroimmunologische Konzeptualisierung von PCS

Schließlich wird bei PCS eine Lymphopenie beobachtet, die als T-Zell-Erschöpfung interpretiert wird (Islam et al. 2023). Gleichzeitig wird der Energiemetabolismus im Rahmen des Entzündungsgeschehens in Richtung anaerobe Hyperglykämie verschoben, was neben dem hohen Energieverbrauch für den Aufbau und die Durchführung einer Immunantwort zu einer schnellen Erschöpfbarkeit beiträgt. Dabei ist bislang unklar, was diese Verschiebung, die unter akuten Entzündungsbedingungen nützlich ist, dauerhaft aufrechterhält. Zu weiterem Energieverlust trägt eine Deformierung von Erythrozyten bei, die auf eine reduzierte Flexibilität von Zellmembranen zurückgeführt wird (Haunhorst et al. 2022). Schon früh wurde auch eine Beeinträchtigung der Energiebilanz durch eine Schädigung/Dysfunktion der Mitochondrien gerade in den Immunzellen diskutiert (Stefano et al. 2021).

MERKE

Aktuell gibt es keine Laborwerte oder apparative Diagnostik, die die Diagnose eines PCS erhärten oder stützen kann. Auffällig sind jedoch bei vielen Betroffenen labornachweisliche Verschiebungen in der Immunantwort, dem Energiestoffwechsel und der neuroendokrinen Stressreaktion, die eine Entgleisung ursprünglich adaptiver Prozesse an Umweltreize, körperliche und geistige Anstrengung nahelegen. Diese transdiagnostischen Krankheitszeichen können mithilfe des biopsychosozialen Konzeptes und der Psychoneuroimmunologie erklärt werden.

Die psychoneuroimmunologische Perspektive: Stress beeinträchtigt die immunologische Homöostase

Vor dem Hintergrund des psychoneuroimmunologischen Verständnisses von Entzündungsfehlregulation kann Stress an verschiedenen Stellen in einen adaptiven Ablauf der Abwehrreaktion eingreifen und so zu Immundysbalance und negativer Energiebilanz bei PCS beitragen. Insbesondere chronische Stressoren stören die neuroendokrin-immunologische Homöostase und provozieren maladaptive Prozesse. Stress begünstigt zum einen ein Durchdringen der Barriere, da unter hoher psychosozialer Belastung unter dem Einfluss von Stressbotenstoffen wie Cortisol, Noradrenalin und Substanz P z. B. der Zusammenhalt von Barrieremolekülen, die Mikrobiomvielfahlt und die Produktion von Abwehrstoffen herabgesetzt ist. Bei neurogener Mitaktivierung, insbesondere durch Noradrenalin und Neuropeptide, läuft zudem die Aktivierung von Zellen der angeborenen Immunantwort verstärkt ab (Ertle et al. 2021; Peters et al. 2021b). Es kommt in diesem Zusammenhang z. B. zu einer Hyperaktivierung von Mastzellen und damit zu ausgeprägter neurogener Entzündung und dem Anstieg von Zytokinen wie IL1 oder TNF-α.

Stressmediatoren wirken außerdem auf den erlernten Arm der Immunantwort ein und können die zeitgerechte Terminierung einer adaptiven Immunantwort verzögern. Gerade chronische Stressoren sorgen dabei für eine Verschiebung im

Muster der Ausschüttung von Stressbotenstoffen. Es kommt zu einer Reduktion von Morgencortisol, häufig begleitet von einer Basissekretionserhöhung. Die adrenerge Schiene ist bei chronischer Belastung häufig hyperreaktiv, während eine Gegensteuerung durch cholinerge Signale ausbleibt. Damit verschiebt sich systemisch die Immunantwort in Richtung TH2. Dies begünstigt die Identifizierung von Antigenen für die Antikörperproduktion, aber auch die Fehleinschätzung von neutralen Substanzen als Antigene und damit die Entwicklung von Allergien und Autoimmunität (Dhabhar 2014; Strahler et al. 2016). Gerade langfristig niedrige Cortisolwerte werden im Kontext von chronischen Belastungen häufig berichtet und zeigen in einer Untersuchung mit einer breiten Palette von immunologischen und neuroendokrinen Parametern die höchste prädiktive Kapazität für ein PCS (Klein et al. 2022).

Zeitgleich mit dieser systemischen Verschiebung der Immunantwort wird lokal, d. h. in den Geweben an der Grenze zur Umwelt, gewissermaßen die Alarmanlage scharf geschaltet. Es kommt zu einer Vermehrung von Zellen der angeborenen Immunität, allen voran den Mastzellen, die unter Stress auch vermehrt in Kontakt mit ebenfalls vermehrt zu findenden peptidergen Nervenfasern stehen. Proinflammatorisch wirksame Neuropeptide wie die Substanz P können so verstärkt bei Reizung neurogene Entzündung auslösen, was die bei PCS häufig zu beobachtenden Hauterscheinungen wie Haarausfall und Hautausschläge erklären kann (O'Sullivan et al. 2022; Passeron et al. 2021).

MERKE

Die besonderen immunologischen Eigenschaften von SARS-CoV-2 begünstigen pathogenetisch wirksame psychoneuroimmunologische Abläufe.

Bei COVID-19 scheint zudem der besondere Mechanismus, über den das Virus in körpereigene Zellen eindringt, möglicherweise einen Zusammenhang zwischen psychosozialer Belastung und Verlauf der Erkrankung herzustellen. Angiotensin-Converting Enzyme 2, das zellmembranständige Enzym, über den SARS-CoV-2 in Zellen eindringen kann, spaltet aus Angiotensin 2 das Angiotensin 1–7 ab. Während Angiotensin 2 pro-inflammatorisch und profibrotisch wirkt, ist Angiotensin 1–7 ein kurzes Peptid, das im Sinne eines negativen Feedbacks antiinflammatorisch wirksam ist und vor Vasodilatation, Ödembildung und Gewebeschäden schützt. Bindet das Virus an das Enzym, wird der Komplex in die Zelle aufgenommen, und das Enzym steht für die Abspaltung von Angiotensin 1–7 nicht zur Verfügung. Im Tiermodel konnte die proinflammatorische Wirkung von Stress an der Darmbarriere und bei mikrovaskulärer Fibrose in Gehirn und Herzmuskel sowie für Herzfrequenzerhöhung durch die protektive Wirkung von Angiotensin 1–7 neutralisiert werden (Yisireyili et al. 2018; Zhu et al. 2014), was auch zu einer Reduktion von Angstsymptomatik und Cortisolwerten führt (Wang et al. 2018). Dieser Effekt könnte begründen, warum nach COVID-19 mehr Betroffene eine neu auftretende psychische Erkrankung entwickeln als nach einer Influenza (Taquet et al. 2021), wobei diese Studie an Patienten der ersten Welle durchgeführt wurde, einer Zeit, in der auch psychosoziale Belastungen besonders hoch waren.

Analogie zwischen Impfreaktion und PCS

Analog zu den psychoneuroimmunologischen Prozessen bei Virusinfektion finden natürlich auch Impfreaktionen im Kontext von Stressreaktion und ihrem Einfluss auf die Immunantwort statt.

MERKE

Zunächst ist hierzu zu sagen, dass nach aktuellem Wissensstand eine Impfung vor der Entwicklung eines PCS schützt (Tsampasian et al. 2023) und die Reaktion auf eine Impfung zu höheren SARS-CoV-2-IgM-Antikörper führt, wenn Stresslevel – gemessen mit dem Patient Health Questionnaire (PHQ-Stress-Modul) – niedrig sind (Sami et al. 2023).

Gleichzeitig stellt jede Entzündungsreaktion auch immer ein Risiko für die Entwicklung fehlgeleiteter Immunantworten dar. Es kommt bei jeder Entzündung u. a. zu einer Gewebeschädigung, die zur Freisetzung von körpereigenen Stoffen führt, mit denen das Immunsystem unter gesunden Bedingungen keinen Kontakt hat. Im Kontext der entzündungsbedingten Begegnung mit z. B. Zellkernmaterialien im Kontext von immunologisch wirksamen Gefahrensignalen kann es zur Fehleinordnung solcher Stoffe als Fremdstoffe und damit zur Autoantikörperbildung kommen.

Pro und kontra: Einiges spricht für psychoneuroimmunologische Prozesse bei PCS

Für eine von psychosozialen Faktoren unabhängige fortgesetzte Immunaktivierung bei PCS spricht z. B., dass etwa gleichviele Patienten mit wissentlicher wie mit unwissentlich erfolgter SARS-CoV-2-Infektion von entsprechenden Symptomen berichteten (https://www.unimedizin-mainz.de/GCS/dashboard/#/app/pages/AktuelleErgebnisse/ergebnisselc) und dass zahlreiche Patienten betroffen sind, bei denen keine hohen psychosozialen Belastungen oder Vorerkrankungen in der Vorgeschichte der PCS-Entwicklung zu finden sind. Warum in verschiedenen Studien weltweit jedoch sehr ungleich hohe Fallzahlen berichtet werden, bleibt zu klären (Groff et al. 2021) und ergibt sich unter Umständen aus sehr ungleichen psychosozialen und Umweltbedingungen in den entsprechenden Studien. Gerade der prädiktive Einfluss des sozioökonomischen Status und von stressreichen Lebensbedingungen ist im Verlauf der COVID-19-Pandemie ja analog zu den Pittsburgh Common Cold Studies schon früh und später umfassend bestätigt worden (Cohen et al. 2008; Gelaye et al. 2020).

Für einige Verwirrung haben Berichte gesorgt, die die Symptomlast bei Betroffenen verglichen haben, die seropositiv versus seronegativ waren. In einer Studie an über 25.000 Teilnehmenden berichteten z. B. Betroffene, die davon überzeugt waren einen SARS-CoV-2-Infekt durchgemacht zu haben, deutlich höhere Fatigue, Konzentrationsstörungen und Atembeschwerden, unabhängig davon, ob sie seropositiv waren oder nicht (Matta et al. 2022). Ebenfalls erhöht, wenn auch nicht so deutlich, waren Symptome wie Herzrasen, Brustschmerzen, Rückenschmerzen, Muskelschmerzen, Kopfschmerzen, Schwindel, Störungen der Verdauung und Husten. Dieses Symptombild zeigt sich wie oben bereits erwähnt, bei einer Vielzahl chronischer Erkrankungen, sowohl somatischer als auch psychischer Natur. Lediglich Geruchsstörungen, Schlafstörungen und Gelenkschmerzen waren nur bei Personen erhöht, die sowohl seropositiv waren als auch davon überzeugt, COVID-19 gehabt zu haben.

In diesem Zusammenhang interessant ist eine erste Datenauswertung der deutschen COVID-Datensammlung NAPKON-POP im Netzwerk Universitätsmedizin (NUM) (Bahmer et al. 2022). In dieser Studie wurde ein Post-COVID-Syndrom-Score (PCS-Score) ermittelt, mit dessen Hilfe in 2 Kohorten gezeigt werden konnte, dass schwere Erkrankungssymptome in der Akutphase das Risiko für ein Post-COVID-Syndrom erhöhen (Odds Ratio für schwere Erkrankung 0,289 bzw. 0,290). In der gleichen Studie erwiesen sich auch eine geringe psychosoziale Belastbarkeit und eine geringe Widerstandsfähigkeit gegenüber Krisen als prädiktiv, objektiviert über die Erfassung vorbestehender neurologischer oder psychiatrischer Erkrankungen (Odds Ratio 4,003), generelle Ängstlichkeit in 9 beispielhaften Gesundheitsereignissen oder Katastrophen (Odds Ratio 0,448 bzw. 0,493) sowie Resilienz gemessen mit Brief Resilient Scale (BRS) (Odds Ratio 0,546). Dabei fällt auf, dass der psychosozialen Dimension deutlich höhere prädiktive Werte zufallen. Eine Metaanalyse kommt zu einem ähnlichen Schluss und bestätigt, dass psychische Vorerkrankungen zu den Risikofaktoren für PCS zählen (Tsampasian et al. 2023).

Stress vor der Erkrankung ist in einer weiteren Metaanalyse ebenfalls mit höherem PCS-Risiko bei Infizierten assoziiert (Wang et al. 2022), wobei die höchsten Werte für wahrgenommenen Stress und Angst, gefolgt von COVID-19-bezogenen Sorgen und Depression erzielt wurden und diese Werte höher lagen als die für bekannte Risikofaktoren wie Bluthochdruck, Asthma, Diabetes oder Body Mass Index.

FAZIT

PCS ist ein exemplarisches psychoneuroimmunologisches Krankheitsbild.

Diese Beobachtungen legen insgesamt nahe, dass neuroendokrin-immune Prozesse bei PCS biopsychosozial zu betrachten sind. Belege für einen komplizierteren Verlauf von Virusinfektionen und anderen immunologisch getriebenen Erkrankungen bei Stress liegen vor allem in Form von klinischen Beobachtungen, Querschnittstudien und epidemiologischen Daten vor. Seit den ersten Experimenten im letzten Drittel des vergangenen Jahrhunderts konnte ein Zusammenhang zwischen hoher psychosozialer Belastung bzw. Stress und körperlicher Erkrankung immer deutlicher nachgewiesen werden. Die Untersuchungen zeigten, dass Stress die Entwicklung und den Verlauf von viralen Atemwegsinfektionen verschärft. Unter hoher bzw. dauerhafter psychosozialer Belastung kommt es dabei zu einer Fehlsteuerung sympathischer Funktionen wie Blutdruck, Herzfrequenz, peripherer Durchblutung und Orthostase.

Gleichzeitig ist die Fähigkeit der Hypothalamus-Hypophysen-Nebennierenrinden-Achse (HHNA), adäquat auf Stressreize reagieren zu können, herabgesetzt, was sich in den beschriebenen niedrigen Cortisol-Leveln in Reaktion auf Reize äußert, häufig begleitet von einer erhöhten Basissekretion (Janicki-Deverts et al. 2016). Dieses neuroendokrine Sekretionsmuster begünstigt eine dauerhafte Verschiebung der Immunantwort in Richtung erlernte Immunantwort, wodurch die unmittelbare Virusabwehr geschwächt wird (Dhabhar 2014). Entlang der psychoneuroimmunologischen Theoriebildung, wobei auf diesem Gebiet nur sehr wenige Studien zu PCS bislang vorliegen, kann die Erkrankung also als Ausdruck eines fehlgeleiteten neuroendokrin-immunologischen Anpassungsprozesses verstanden werden (Peters et al. 2021a, 2021b).

Aktuell gibt es keine spezifische und evidenzbasierte somatische Behandlung für das PCS (Scheibenbogen et al. 2023). Die genaue Erfassung aller Symptome ist essenziell für die Wahl von Therapeutika und nicht-pharmakologischen Therapien und ihrer Kombination vor dem Hintergrund der Erfahrungen, die mit anderen chronischen Krankheitszuständen nach Virusinfektionen, Autoimmunerkrankungen und psychischen Erkrankungen gemacht wurden.

PRAXISTIPP

Am Symptom orientierte multiperspektivisch zu entwickelnde Behandlungsansätze sind vor dem Hintergrund der klinischen Erfahrung und der Datenlage zu analogen chronischen Entzündungserkrankungen erfolgversprechend.

FAZIT

- Stress kann die Viruslast mit SARS-CoV-2 erhöhen.
- Stress kann zu negativen Krankheitsverläufen nach COVID-19-Infekt über eine komplexe immunmodulatorische Wirkung beitragen.
- Die zellulären und molekularen Abläufe bei Stresseinwirkung auf COVID-19 und seine Folgen sind bislang nur experimentell belegt und stehen für die Routinediagnostik noch nicht zur Verfügung.

- Berichtete Symptome sind auch im Hinblick auf ihre mögliche Verursachung durch psychoneuroimmunologische Prozesse immer ernst zu nehmen und einer geeigneten Behandlung zuzuführen.

2.5.2 Neurologische Erkenntnisse/kognitive Störungen bei Post-COVID

Christoph Kohl

Einleitung

Während zu Beginn der Coronapandemie in März 2020 noch davon ausgegangen wurde, dass SARS-CoV-2 in erster Linie den Respirationstrakt betrifft und pulmonale Symptome hervorruft, so zeigte sich im weiteren Verlauf, dass COVID-19 als eine Multiorganerkrankung verstanden werden muss. Sie kann eine Vielzahl an unspezifischen Symptomen hervorrufen (Lopez-Leon et al., 2021), die bei ca. 5–15 % der von COVID-19 Betroffenen (Hallek et al., 2023) länger als 12 Wochen nach der akuten Erkrankung bestehen und mindestens 2 Monate im Sinne eines PCS gemäß der WHO-Definition andauern (World Health Organization, 2021).

Besonders häufig sind neuropsychiatrische Symptome mit mindestens 25–56 % (Laub, 2023): Bei ca. 1/3 der Betroffenen bestehen eine vorzeitige körperliche und geistige Erschöpfung im Sinne einer Fatigue-Symptomatik mit Belastungsintoleranz, bei mehr als 1/5 eine Beeinträchtigung der kognitiven Funktionen (Ceban et al., 2022). Zusätzlich können Schlafstörungen (11 %), eine Depression (12 %) oder eine Angststörung (13 %) auftreten (Lopez-Leon et al., 2021). Diese Beeinträchtigungen haben hinsichtlich der beruflichen und gesellschaftlichen Teilhabe eine erhebliche Relevanz. Bislang ist kein einheitliches phänotypisches Muster beeinträchtigter Domänen der Kognition bei PCS-Betroffenen auszumachen (Franke et al., 2023; Hampshire et al., 2021; Hasting et al., 2023; Koczulla et al., 2021). Die Betroffenen klagen häufig über eine „Vernebelung" („brain fog") mit Aufmerksamkeits-, Konzentrations-, Gedächtnis- und Wortfindungsstörungen. Kognitive Störungen können sowohl bei initial in der Akutphase aufgrund der Schwere der Erkrankung hospitalisierten als auch bei nicht hospitalisierten Betroffenen mit einem milden Verlauf auftreten (Ceban et al., 2022; Hampshire et al., 2021; Sudre et al., 2021).

Pathophysiologische Grundlagen

Die einem PCS zugrunde liegenden pathophysiologischen Mechanismen sind noch unklar und unvollständig verstanden. Da kognitive Störungen im Rahmen eines PCS sowohl bei initial schwer betroffenen Patienten mit z. B. einer Enzephalitis, Enzephalopathie oder ischämischen Schlaganfällen mit klar bildmorphologisch identifizierbaren strukturellen Hirnveränderungen im Sinne eines „Neuro-COVID" auftreten (Berlit, 2022), aber sich auch bei Betroffenen mit leichten oder milden Krankheitsverläufen ohne ein Neuro-COVID entwickeln können, liegt die Vermutung unterschiedlicher Mechanismen nahe.

Bei initial schwer betroffenen, intensivmedizinisch behandlungspflichtigen Betroffenen mit COVID-19 ist das PCS vom sogenannten „Post-Intensive-Care-Syndrom"(PICS) abzugrenzen, das ebenfalls u. a. kognitive und psychische Beeinträchtigungen zur Folge haben kann, die die eigentliche Akuterkrankung und Behandlung auf der Intensivstation überdauern (Renner et al., 2022).

Während als Risikofaktoren für die Entwicklung kognitiver Störungen das weibliche Geschlecht, mittleres Lebensalter, Übergewicht, Nikotinkonsum, Krankheitsschwere in der Akutphase und Komorbidität (Ceban et al., 2022; Sudre et al., 2021; Tsampasian et al., 2023) gefunden werden konnten, zeigen andere Untersuchungen (Evans et al., 2021; Woo et al., 2020), dass die kognitiven Beeinträchtigungen auch unabhängig von der Schwere der initialen Erkrankungsschwere auftreten können. Hartung et al. fanden eine Assoziation kognitiver Beeinträchtigungen beim PCS mit dem Alter, männlichem Geschlecht, schlechter Ausbildung und neuropsychiatrischer Vorgeschichte. In verschiedenen Studien konnte gezeigt werden, dass persistierende kognitive Defizite bei einem PCS auch unabhängig von einer Fatigue-Symptomatik und psychiatrischen Symptomen auftreten können (Hartung et al., 2022; Schild et al., 2023; Woo et al., 2020), was darauf hindeutet, dass diesen Symptomen unterschiedliche pathophysiologische Prozesse zugrunde liegen könnten.

Befunde in Bildgebungsstudien

In zerebralen Bildgebungsstudien bei Patienten mit PCS und kognitiven Beeinträchtigungen konnte eine mit den kognitiven Defiziten korrelierende Volumenabnahme in den Basalganglien und im Thalamus (Heine et al., 2023) und im sekundär olfaktorischen System und limbischen System (Douaud et al., 2022) nachgewiesen werden. In einer funktionellen Bildgebungsstudie konnte ein mit den kognitiven Defiziten korrelierender Hypometabolismus im frontoparietalen und temporalen Kortex nachgewiesen werden, der bei einer Kontrolluntersuchung nach 6 Monaten einhergehend mit einer kognitiven Verbesserung rückläufig war (Blazhenets et al., 2021).

Die zugrunde liegende Pathophysiologie ist bislang unklar. Als mögliche Mechanismen im zentralen Nervensystem werden eine durch die pulmonale Infektion getriggerte Neuroinflammation durch eine autoimmune Reaktion, eine Viruspersistenz des SARS-CoV-2, eine Reaktivierung latenter Herpesviren (wie z. B. EBV), mikrovaskuläre Veränderungen und Thrombosen mit Schädigung der Blut-Hirn-Schranke

(Endothelschädigung) und eine metabolische Störung mit Hypoxie diskutiert (Monje und Iwasaki, 2022). Eine Viruspersistenz im ZNS wird aufgrund von Post-mortem-Studien (Matschke et al., 2020) und neuroimmunologischer Untersuchungen (Schweitzer et al., 2022) für eher unwahrscheinlich gehalten. Andere Untersuchungen geben eher Hinweise auf eine mögliche autoimmunologische, neuroinflammatorische Genese (Franke et al., 2023).

Auch psychosoziale Faktoren scheinen eine Rolle zu spielen, da auch Betroffene ohne SARS-CoV-2-Infektion unspezifische Symptome wie bei PCS entwickeln können (Matta et al., 2022).

Ein weiterer zusätzlicher interessanter Ansatz ist die Netzwerk-Hypothese (Scharfenberg et al., 2022), die postuliert, dass die kognitiven und neuropsychiatrischen Symptome beim PCS weniger als eine Fortsetzung der Erkrankung selbst angesehen werden müssen, sondern dass durch die Erkrankung einzelne Knotenpunkte in einem neuropsychiatrischen Netzwerk aktiviert werden können und diese Aktivierung sich in der Folge in sich einem selbstunterhaltenden Prozess in diesem Netzwerk ausbreitet und somit die bekannten klinischen Symptome eines PCS hervorruft.

Subjektive Wahrnehmung und objektive Untersuchungsbefunde des Leistungsvermögens beim PCS

Subjektive Schilderungen kognitiver Veränderungen und objektive Leistungen kovariieren nur mäßig (Schild et al., 2023). Solche Beobachtungen sind aber nicht auf das PCS beschränkt. Es entspricht der klinischen Erfahrung bei nahezu allen Erkrankungen mit Beteiligung des Gehirns, die in der neurologischen Rehabilitation betreut werden. Eine Gruppe Betroffener nimmt stärkere kognitive Einbußen wahr, als in einer neuropsychologischen Untersuchung objektiviert werden. Dies ist nicht notwendigerweise Ausdruck von Aggravationstendenzen, dysfunktionaler Krankheitsverarbeitung oder komorbiden psychischen Störungen. Personen mit einem eher hohen prämorbiden kognitiven Leistungsvermögen können z. B. glaubhaft kognitive Veränderungen feststellen und trotzdem noch im Normbereich liegende und somit klinisch unauffällige Testleistungen erzielen. Ferner ist es möglich, dass noch unauffällige Testleistungen mit erheblich erhöhter Anstrengung erbracht werden, z. B. im Rahmen von Ermüdung, was subjektiv als kognitive Funktionsstörung interpretiert werden kann. Wurde die objektive Leistungsbeurteilung mit nicht hinreichend sensitiven Testverfahren erfasst, können bestehende Funktionseinbußen in der Untersuchung auch nicht erfasst werden.

Seltener sind die objektiven kognitiven Leistungen geringer als die subjektive Wahrnehmung der kognitiven Beschwerden. Nicht nur bei PCS kann es z. B. dazu kommen, dass aufgrund von Schonung im Alltag vorhandene Minderleistungen nicht wahrgenommen werden oder auf andere Faktoren (z. B. Alter, Wetter etc.) attribuiert werden. Vereinzelt kommen auch dissimulative Tendenzen zur Stabilisierung des psychischen Gleichgewichts vor. Zudem ist sozialpsychologisch gut belegt, dass Menschen generell dazu neigen, ihr geistiges Leistungsvermögen zu überschätzen.

Es gibt kein spezifisches Cluster an objektivierten kognitiven Funktionsstörungen bei PCS. Die Daten sind uneinheitlich, hängen vom Zeitpunkt der Erhebung, insbesondere von Stichprobenmerkmalen (z. B. hospitalisiert versus nicht-hospitalisiert, Alter, unterschiedlichen Virusvarianten etc.) ab. Zudem sind die neuropsychologischen Testverfahren der in Metaanalysen ausgewerteten Originalarbeiten kaum vergleichbar. Zum Beispiel zeigten in einer umfangreichen Metaanalyse (Ceban et al., 2022) 22 % der vom PCS Betroffenen mindestens 12 Wochen nach der Infektion kognitive Störungen und 32 % Ermüdung. Becker et al. (2021) berichteten von 740 PCS-Betroffenen ca. 7 Monate nach der Infektion im Alter von 38–59 Jahren: 24 % zeigten Beeinträchtigungen der Gedächtnisfunktionen, 15–20 % der Wortflüssigkeit, 18 % des Verarbeitungstempos und 16 % der exekutiven Funktionen.

Maße objektiver kognitiver Ermüdung fehlen bislang in den wissenschaftlichen Studien. Visuokonstruktive Störungen – das sind räumliche Handlungsstörungen, bei denen die räumliche Form des Werkstücks oder der Zeichnung misslingt – werden sehr selten berichtet. In der Praxis der neurologischen Rehabilitation haben wir bisher kaum Klienten mit visuokonstruktiven Störungen und keine mit Störungen der Sprachfunktionen vom Schweregrad einer Aphasie angetroffen.

Der Schweregrad der kognitiven Beeinträchtigungen bei PCS ist zumeist leicht bis moderat und entspricht den Kriterien der „Leichten kognitiven Störung“ (ICD 10 F06.7) bzw. der „Leichten neurokognitiven Störung“ (DSM-5). Die Zusammenhänge zwischen subjektivem Erleben des geistigen Leistungsvermögens und objektiven Leistungsdaten bei PCS sind noch nicht hinreichend aufgeklärt.

Diagnostik kognitiver Veränderungen beim PCS

Neben der Erfassung der subjektiven Beschwerden, möglicher psychischer und organischer Symptome (insbesondere Depressivität, Angst, Schlaf, Tagesmüdigkeit, Schmerz und Fatigue) ist eine objektive Untersuchung kognitiver Leistungen notwendig. Häufig werden dabei Screening-Tests, die üblicherweise der Früherkennung und Verlaufsdiagnostik demenzieller Erkrankungen dienen – vor allem MoCA (Nasreddine et al., 2005) und MMSE – eingesetzt. Normdaten liegen allenfalls für höhere Altersgruppen vor. Wegen einer hohen Wahrscheinlichkeit falsch-negativer Vorhersagen wird der Einsatz als Screening kognitiver Störungen bei PCS problematisiert (s. Koczulla et al., 2022; Peper und Schott, 2021).

PRAXISTIPP

Bei Hinweisen auf kognitive Beeinträchtigungen von Relevanz sollte eine differenzierte neuropsychologische Leistungsuntersuchung erfolgen (Koczulla et al., 2022). Neben der Untersuchung der Domänen Aufmerksamkeit, Gedächtnis, exekutive Funktionen und Sprache ist es sinnvoll, eine objektive Messung der kognitiven Ermüdung, z. B. durch wiederholte Reaktionszeitbestimmung vor und nach definierter kognitiver Belastung, durchzuführen (Peper und Schott, 2021; Widmann et al., 2023).

Ein solches Vorgehen ist in der neuropsychologischen Diagnostik von Daueraufmerksamkeit und Ermüdung schon seit Längerem etabliert (Sturm et al., 2009).

Messwertunterschiede werden als bedeutsam angesehen, wenn die Differenzen nicht mit den Messfehlern der Untersuchungen erklärt werden können. Solche reliablen, zufallskritischen Veränderungen werden nach der klassischen Testtheorie über kritische Differenzen berechnet (Lienert und Raatz, 1998). Häufig können diese Werte den Testhandbüchern entnommen werden. Sind die neuropsychologischen Befunde Bestandteil einer sozialmedizinischen Beurteilung, ist auch eine Validierung der geklagten Beschwerden und erbrachten kognitiven Leistungen notwendig (Koczulla et al., 2022).

Grundsätzlich steht eine größere Auswahl an verschiedenen Testverfahren zur neuropsychologischen Diagnostik zur Verfügung; ausführliche Beschreibungen geben Schelling et al. (2018). Neben den Testgütekriterien und der Güte der Normierung ist auch die Belastbarkeit der Untersuchten bei der konkreten Testplanung zu beachten. ➤ Tab. 2.4 gibt Beispiele für etablierte Testverfahren, ohne Anspruch auf Vollständigkeit oder Bewertung der Verfahren.

Tab. 2.4 Beispiele neuropsychologischer Testverfahren für die Untersuchung bei PCS

Domäne	Leistungsbereich	Test	Variable
Aufmerksamkeit	Alertness (Aktivierung)	Testbatterie zur Aufmerksamkeitsprüfung (TAP): Alertness	RZ Median o.W.
		Testbatterie zur Aufmerksamkeitsprüfung Mobilität (TAP-M): Alertness	RZ Median
	Aufmerksamkeitsteilung	TAP/TAP-M: geteilte Aufmerksamkeit	Auslasser gesamt
	Daueraufmerksamkeit/ Ermüdung	Wiederholte Alertness Testung (TAP/TAP-M) nach kognitiver Beanspruchung	Differenz der RZ-Mediane bzw. T-Werte
Gedächtnis	Unmittelbares Behalten, verbal	Wechsler Adult Intelligence Scale (WAIS-IV): UT Zahlen Nachsprechen vorwärts	RW
	Lernen, verbal	Verbaler Lern- und Merkfähigkeitstest (VLMT) California Verbal Learning Test (CVLT)	Durchgang 1–5 Lernsumme
	mittelfristiges Erinnern, verbal	Verbaler Lern- und Merkfähigkeitstest (VLMT) California Verbal Learning Test (CVLT)	Durchgang 7 VFW II: RW
Exekutive Funktionen	Arbeitsgedächtnis, verbal	Wechsler Adult Intelligence Scale (WAIS-IV); Untertest Zahlen Nachsprechen rückwärts	RW
	Arbeitsgedächtnis, nonverbal	Wechsler Memory Scale (WMS-IV); Untertest Symbolfolgen	RW
	Semantische Wortflüssigkeit	Regenburger Wortschatztest (RWT) z. B. Berufe	RW
	Formallexikalische Wortflüssigkeit	Regenburger Wortschatztest (RWT) z. B. K	RW
	Logisches Denken, nonverbal	Leitungsprüfsystem 50+, UT 3 Wechsler Adult Intelligence Scale (WAIS-IV); Untertest Matrizen	RW
	Logisches Denken, verbal	Wechsler Adult Intelligence Scale (WAIS-IV); Untertest Gemeinsamkeiten finden	RW

Abkürzungen:

CVLT=California Verbal Learning Test
o.W.=ohne Warnton
RW=Rohwert
RWT=Regenburger Wortschatztest
RZ=Reaktionszeit
TAP=Testbatterie zur Aufmerksamkeitsprüfung
TAP-M=Testbatterie zur Aufmerksamkeitsprüfung Mobilität
VFW II=verzögerte freie Wiedergabe
VLMT=Verbaler Lern- und Merkfähigkeitstest
WAIS-IV=Wechsler Adult Intelligence Scale
WMS-IV=Wechsler Memory Scale

Therapeutische Optionen

Es gibt bislang kaum evaluierte neuropsychologische Therapieangebote für Menschen mit PCS. Hasting et al. (2023) berichten von mehreren Studien, in denen kognitive Therapien mit Bewegungstherapien oder psychologischen Gruppenangeboten eingesetzt wurden und es zu Verbesserungen der kognitiven Leistungsfähigkeit kam.

Die Datenlage zur Wirksamkeit von neuropsychologischen Therapien mit dem Ziel der Funktionsrestitution ist insgesamt aktuell unzureichend. Hastings et al. führten ein interdisziplinäres, teilstationäres 3-wöchiges Therapieprogramm mit einer Kombination von evidenzbasierter Neurorehabilitation und kognitiver Verhaltenstherapie durch. Inhaltlich standen in der verhaltenstherapeutischen Kleingruppe mit 4–5 Teilnehmern ein personalisiertes biopsychosoziales Störungsmodell mit dem Fokus auf Bewältigungsstrategien zur Förderung von Selbstwahrnehmung, Selbstfürsorge und Selbstwirksamkeit im Vordergrund. Das computergestützte kognitive Training diente dabei als Umfeld zur Anwendung von Pacing-Strategien, anderen Kompensationsstrategien und der Förderung von Selbstwirksamkeitserfahrungen. Es zeigten sich u. a. Verringerungen der depressiven Symptomatik und eine höhere Selbstwirksamkeit bei fortbestehender subjektiver Ermüdung. Eine neuropsychologische Verlaufsuntersuchung wurde nicht durchgeführt.

Bei anderen neurologischen Erkrankungen bislang erfolgreiche neuropsychologische Restitutions- und Kompensationstherapien sollten versuchsweise auch beim PCS zum Einsatz kommen. Hierbei ist die oft deutlich reduzierte allgemeine Belastbarkeit durch Ermüdung und die Komorbidität mit anderen Symptomen zu berücksichtigen. Neurokognitive Einbußen interagieren im Einzelfall oft mit Symptomen affektiver Störungen (insbesondere Depression und Angst), Ermüdung und körperlichen Symptomen (z. B. Schmerz, Schlafstörungen) (s. ➤ Abb. 2.4).

Der Krankheitsverarbeitung kommt ein hoher Stellenwert innerhalb neuropsychologischer Interventionen zu: Metakognitive Ansätze mit dem Ziel, Aufmerksamkeitsressourcen wiederzuerlangen und die Aufmerksamkeitslenkung zu stärken, sowie achtsamkeitsbasierte Übungen sind nicht nur nach unserer klinischen Erfahrung sinnvolle Elemente (s. Beblo und Metzger, 2016). Um neue Bewältigungsstrategien zu ermöglichen, sind ausführliche Information (Psychoedukation) und eine zumindest beginnende Akzeptanz der Gesamtsituation notwendig. Neben psychologischen Therapien des Energiemanagements und Entspannungsübungen sind in der Rehabilitation auch ergo-, sport- und physiotherapeutische Maßnahmen sinnvoll.

CAVE
Bei allen Therapieangeboten bedarf es der permanenten Aufmerksamkeit für Hinweise auf Überforderung oder unangemessene Vermeidung von Aktivitäten mit der Gefahr der Dekonditionierung.

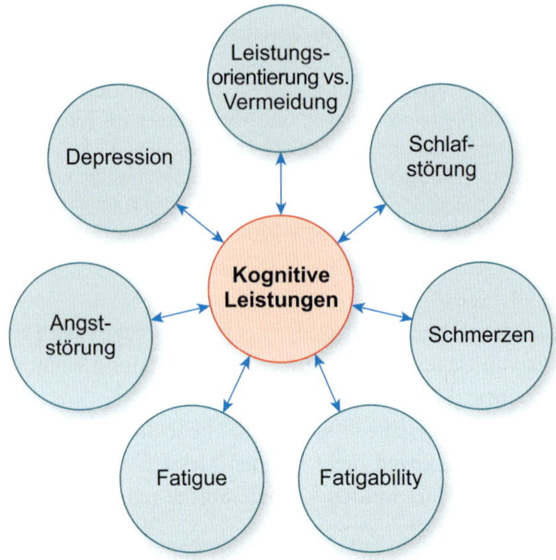

Abb. 2.4 Einflussfaktoren auf die kognitiven Leistungen beim Post-COVID-Syndrom. *Anmerkung:* Auf Darstellung der zusätzlichen komplexen Wechselwirkung der Einflussfaktoren untereinander wurde verzichtet.

Wenn die neuropsychologischen Beeinträchtigungen die Berufstätigkeit oder die Alltagsbewältigung gefährden, ist eine ambulante neuropsychologische Therapie oder eine neurologische Rehabilitation mit komplextherapeutischem Ansatz im multiprofessionellen Team notwendig.

Prognose

Eine individuelle Aussage zur Prognose der kognitiven Defizite im Rahmen eines PCS ist aufgrund er derzeit noch fehlenden aussagekräftigen Langzeitstudien schwierig. Mögliche negative Prognosefaktoren könnten die Schwere der kognitiven Beeinträchtigung zu Beginn und eine bestehende Komorbidität mit Hirnvorschädigung sein. Hinsichtlich der Nachweisbarkeit kognitiver Defizite nach COVID-19 gibt es verschiedene Angaben von 6–9 Monaten (Zhao et al., 2022) bis zu einem Jahr (Seeßle et al., 2022). Del Brutto et al. (2022) konnten zeigen, dass die kognitiven Beeinträchtigungen nach 18 Monaten vollständig reversibel sein können. Auch Beobachtungen aus einer Studie mit funktioneller Bildgebung zeigen eine mögliche Besserung der kognitiven Leistungen korrelierend mit einer Besserung der kortikalen Dysfunktion frontoparietal und temporal (Blazhenets et al., 2021).

Auch Verschlechterungen der kognitiven Leistung im zeitlichen Verlauf nach der Infektion werden beschrieben (Holdsworth et al., 2022; Jason et al., 2021; Taquet et al., 2022). Bei älteren Patienten mit einem vorbestehenden „mild cognitive impairment“ (MCI) wird ein erhöhtes Risiko für die Ausbildung einer Demenz beim PCS beschrieben (Perrottelli et al., 2022).

Da nach derzeitigem Stand in den meisten Fällen von einem potenziellen „Decrescendo-Charakter" der kognitiven Beeinträchtigungen mit prinzipieller Reversibilität ausgegangen werden kann (Tegenthoff et al., 2022), sind insbesondere für sozialmedizinische Beurteilungen Verlaufsuntersuchungen erforderlich. Schild et al. (2023) untersuchten 42 initial nicht hospitalisierte Personen mit COVID-19-Infektion, die mindestens 3 Monate nach der Infektion über kognitive Störungen oder Müdigkeit klagten. Rund 6 Monate nach der Infektion erfolgte die Erstuntersuchung und ca. 15 Monate nach der Infektion eine Folgeuntersuchung. In der Folgeuntersuchung beklagten noch 88 % subjektive kognitive Beschwerden. Die Kongruenz zwischen objektiver und subjektiver Beeinträchtigung lag bei ca. 50 %. Somit ist eine relevante Anzahl von PCS-Betroffenen 15 Monate nach der Infektion noch von kognitiven Störungen betroffen.

Längsschnittstudien zur Wirkung unterschiedlicher therapeutischer Interventionen auf die kognitiven Funktionen und damit die Prognose der Beeinträchtigungen stehen noch aus.

FAZIT

- PCS mit kognitiven Störungen kann unabhängig von der Schwere der Akutsymptomatik auftreten.
- Neurokognitive Störungen beim PCS sind häufig. Es ist kein Phänotypus identifizierbar.
- Kognitive Störungen beim PCS können auch unabhängig von erlebter Fatigue und unabhängig von komorbiden psychischen Störungen auftreten.
- Eine differenzierte neuropsychologische Diagnostik ist bei subjektiv erlebten kognitiven Minderleistungen notwendig.
- Verbesserungen im Verlauf sind möglich, im Einzelfall aber können relevante kognitive Störungen persistieren oder sogar zunehmen.
- Therapieansätze sind noch kaum evaluiert. Neuropsychologische Restitutions- und Kompensationstherapien mit psychologisch-psychotherapeutischen Angeboten, die bei anderen neurologischen Erkrankungen erfolgversprechend sind, sollten für PCS-Betroffene adaptiert und weiterentwickelt werden.
- Ein individualisiertes therapeutisches Vorgehen sollte einerseits einer Überforderung und andererseits einer Dekonditionierung durch Vermeidungsverhalten vorbeugen.

2.6 Diagnostik

Alexa Kupferschmitt, Volker Köllner, Franziska Etzrodt

Das PCS ist ein Zustand, der nach einer COVID-19-Infektion auftritt und von anhaltenden Symptomen (länger als 12 Wochen post Infektion) begleitet wird.

Liegt der Verdacht auf ein PCS vor, so ist der Hausarzt die erste Anlaufstelle. Dieser sollte eine gründliche Anamnese, inklusive der medizinischen Vorgeschichte, erheben und dann in einem nächsten Schritt eine ausführliche differenzialdiagnostische Abklärung mit körperlichen Untersuchungen und gegebenenfalls bildgebenden Verfahren bei den entsprechenden Fachärzten in die Wege leiten (➤ Tab. 2.5, ➤ Tab. 2.6). Orientierung bietet die aktuelle Version der S1-Leitlinie zu Post-COVID der AWMF (Koczulla, 2022).

Die Diagnose des PCS kann eine Herausforderung darstellen, da es sich um eine Ausschlussdiagnose handelt, für die es bisher noch keine hinreichenden Laborparameter gibt. Daher ist es zur Schärfung des Post-COVID-Begriffs hilfreich, zunächst in 3 Ursachen der Symptomatik zu unterscheiden, die relativ klar durch den akuten Krankheitsverlauf bedingt sind, um dann weitere differenzialdiagnostische Untersuchungen in die Wege zu leiten.

CAVE

Symptome wie Fatigue sind häufig, können verschiedene Ursachen haben und dürfen nicht vorschnell als Post-COVID attribuiert werden. Möglich sind als alternative Erklärung zahlreiche organische (z. B. Eisenmangelanämie, Tumorleiden, Hypothyreose) und psychische (z. B. Depression) Erkrankungen.

MERKE

Spezialist für die Abklärung unspezifischer Beschwerden ist der Hausarzt, der ggf. weitere Fachärzte hinzuziehen kann.

Das primäre Aufsuchen von Fachärzten aufgrund der eigenen Krankheitstheorie („Ich glaube, es ist etwas Neurologisches –

Tab. 2.5 Basisprogramm bei klinischem V. a. ein Post-COVID-Syndrom

Anamnese und klinische Untersuchung	Insbesondere eingehend auf mögliche vor der SARS-CoV-2-Infektion bestehende Beschwerden
Labor	Blutbild, Differenzialblutbild, Elektrolyte, Harnstoff, Kreatinin, Transaminasen, CRP oder BSG, Urinstix, TSH
Vitalparameter	Blutdruck, Temperatur, Herzfrequenz, Atemfrequenz, Sauerstoffsättigung
Funktionsdiagnostik	Spirometrie, Ruhe-EKG, Belastungs-EKG mit Pulsoxymetrie, BGA, 6 MWT
Psychosomatische Erhebung	Screeningfragen zu Belastungsintoleranz, Erschöpfung, Schmerzen, kognitiven Störungen, depressiven Verstimmungen, Angststörung Depression (PHQ9), Angst (GAD-7), Somatisierung, Fatigue Assessment Scale (FAS)

Abkürzungen:
6 MWT=6 Minutes Walking Test
BGA=Blutgasanalyse
BSG=Blutkörperchensenkungsgeschwindigkeit
CRP=C-reaktives Protein
FAS=Fatigue Assessment Scale
GAD-7=Generalized Anxiety Disorder Scale-7
PHQ9=Patient Health Questionnaire
TSH=thyreoideastimulierendes Hormon

2

Tab. 2.6 Labordiagnostik

Basisdiagnostik	
Großes Blutbild	Anzahl an Erythrozyten und Leukozyten (rote und weiße Blutkörperchen), Thrombozyten (Blutplättchen), Hämoglobin (Blutfarbstoff) und prozentuale Verteilung der Leukozyten
Leberwerte	GOT, GPT, GGT
Entzündungswerte	CRP (hochsensibel), BSG, IL-6
Schilddrüsenwerte	TSH, fT3, fT4 – bei Auffälligkeiten: Schilddrüsenantikörper, reverses T3
Nierenwerte, Elektrolyte	Natrium, Kalium, Kalzium, Magnesium (Vollblut), Kreatininclearance, Harnstoff, Proteinelektrophorese
Eisenstatus	Ferritin, Transferrinsättigung; bei Entzündung: löslicher Transferrinrezeptor

Abkürzungen:

BSG=Blutkörperchensenkungsgeschwindigkeit

CRP=C-reaktives Protein

ft3, fT4=freies T3/T4

GGT=Gamma-Glutamyltransferase

GOT=Glutamat-Oxalacetat-Transaminase

GPT=Glutamat-Pyruvat-Transaminase

deshalb gehe ich zum Neurologen.“) kann das Blickfeld der Differenzialdiagnostik auf ungünstige Weise einengen, sodass die Stellung der korrekten Diagnose verzögert oder verhindert wird.

Organschäden Insbesondere bei schweren Akutverläufen von COVID-19 können sichtbare Organschäden entstehen. Hier sind meist Lunge, Herz, Niere oder das Gehirn betroffen, und die Schäden sind zum Teil durch eine Sauerstoffunterversorgung während des Intensivstationsaufenthaltes verursacht. Die symptomatischen Folgen können über Wochen oder Monate anhalten, fallen aber nicht in das Spektrum von Long-/Post-COVID, da in diesen Fällen die Ursachen und die Behandlungsansätze klar sind – die betroffenen Gewebe-/Organschäden sind zu diagnostizieren, und es wird dann versucht, diese therapeutisch zu beheben.

Verstärkung von Vorerkrankungen/-schäden Eine weitere Patientengruppe zeichnet sich dadurch aus, dass bereits bestehende Organschäden oder psychische Erkrankungen durch die Infektion verstärkt oder wieder ausgelöst werden. Beispielsweise können beginnende Demenzen durch SARS-CoV-2 beschleunigt oder Autoimmunerkrankungen verstärkt werden.

Beschwerden mit unklaren Ursachen (Post-COVID) Diese Patienten, bei denen die Ursache der persistierenden Symptome unklarer ist, bilden die Gruppe der Long-/Post-COVID-Patienten. Hier können weder durch die Schwere der akuten SARS-CoV-2-Infektion noch durch einen eindeutigen Organschaden oder durch eine bekannte Vorerkrankung die Symptome erklärt werden. Bei dieser Patientengruppe dominiert zumeist eine starke Fatigue mit hohen Einschränkungen in der Alltagsbewältigung und der Aktivität und Teilhabe. Bei Überanstrengung treten deutliche Symptomverschlechterungen auf, wie z. B. Probleme mit der Kreislaufregulation oder kognitive Einschränkungen (z. B. „brain fog“, Konzentrationsprobleme, Gedächtnisschwierigkeiten). Hierbei scheinen die Ursachen neuronal zu sein und im Gehirn, im autonomen und peripheren Nervensystem zu liegen.

Da bisher eindeutige diagnostische Marker zur Feststellung eines PCS fehlen, ist die Diagnose klinisch anhand des zeitlichen Zusammenhangs mit der Akutinfektion und anhand des Beschwerdebildes zu stellen. Um andere Ursachen der Beschwerden ausschließen und um den Patienten Sicherheit im Umgang mit dem Therapieprogramm geben zu können, ist ein diagnostisches Basisprogramm (s. (➤ Tab. 2.5) und ggf. indikativ weitere Diagnostik notwendig.

Bei persistierenden Beschwerden nach akuter SARS-CoV-2-Infektion sollten im Rahmen des Basisprogramms auf hausärztlich-allgemeinmedizinisch ambulanter Ebene grundlegende Vital- und Laborparameter untersucht sowie beschwerdespezifische Belastungs- und Funktionstests erhoben werden. Zur Abgrenzung eines PCS als direkte neurobiologische Folge von eigenständigen psychischen Syndromen sollte ebenfalls eine grundlegende psychosomatische Erhebung erfolgen.

Neben der differenzialdiagnostischen Abklärung von Organschäden oder zugrunde liegenden Grunderkrankungen sollten bei der Diagnostik eines PCS auch Laborparameter erhoben werden. Die körperlichen Untersuchungen sollten eine Bewertung von Vitalfunktionen, Lungenfunktion und Atemmuster, der Herzfunktion und der neurologischen Funktion umfassen. Ein Überblick über die Laborbasisdiagnostik ist zu finden in ➤ Tab. 2.6.

Die über die Labordiagnostik hinausgehenden Untersuchungen sind am individuellen Symptombild des Patienten auszurichten. Zumal sich die Auswirkungen des PCS auf zahlreiche Organe beziehen und mit einer Vielzahl an Pathologien einhergehen, sind die entsprechenden Symptome differenzialdiagnostisch abzuklären (s. ➤ Tab. 2.7). Die Pathologien überschneiden sich häufig, was die Symptomdifferenzierung und Behandlung noch erschweren kann. Es ist wichtig, Symptome nicht vorschnell durch das PCS zu erklären, weil hierdurch andere Krankheitsbilder und damit Behandlungsmöglichkeiten übersehen werden könnten.

Mit Überdiagnostik ist immer die Gefahr falsch-positiver Befunde verbunden. Im Vordergrund der PCS-Diagnostik stehen zunächst die Anamnese, der klinische Befund und ggf. ein Basislabor. Bei Warnhinweisen in der Basisdiagnostik sowie klinischer Verschlechterung oder Unklarheiten sollte den Betroffenen eine vertiefende Diagnostik und/oder eine Überweisung an geeignete Fachdisziplinen angeboten werden. Hinweise zum praktischen Vorgehen finden sich im All-

Tab. 2.7 Post-COVID-Symptome und Differenzialdiagnosen (Baum et al., 2022)

Symptomkomplexe Post-COVID	Differenzialdiagnosen
Kardiologisch	• Belastungsluftnot • Angina pectoris • Leistungsknick • Palpitation • koronare Herzkrankheit • Perimyokarditis • supraventrikuläre Tachykardie • arterielle Hypertonie/Entgleisung
Pneumologisch	• Husten • Luftnot • Schlafstörung • interstitielle Lungenerkrankung • exazerbierte COPD • exazerbiertes/neu aufgetretenes Asthma bronchiale
Neurologisch	• Kognitive Defizite • Geschmacks- und Geruchsverlust • Konzentrationsschwäche • Sensibilitätsstörungen • Kopfschmerz • Paresen • Enzephalitis • Myositiden • Guillain-Barré-Syndrom • Apoplex
Psychiatrisch/psychosomatisch	• Fatigue • Depression • Angst-, Panikattacken • Depression, Angststörung • PTBS • Somatisierungsstörung

Abkürzungen:
COPD=chronisch obstruktive Lungenerkrankung
PTBS=posttraumatische Belastungsstörung

gemeinmedizin-Kapitel der S1-Leitlinie Post-/Long-COVID und der DEGAM-Leitlinie Müdigkeit.

Wurden die entsprechenden Untersuchungen vorgenommen und sind die in Folge von COVID-19 aufgetretenen Symptome nicht durch eine andere Grunderkrankung erklärbar, so wird die Diagnose eines Long-/Post-COVID-Syndroms gestellt.

MERKE

Diagnosen in ICD-10

U09.9 – Post-COVID-Zustand.*
U10.9 – multisystemisches Entzündungssyndrom in Verbindung mit COVID-19.
*Kann als Diagnose nicht allein stehen, sondern wird immer zusammen mit einer anderen Störung angegeben (z. B. F48.0 Erschöpfungssyndrom).

Sobald die umfangreiche differenzialdiagnostische Abklärung erfolgt ist und in der Diagnose eines PCS gemündet hat, ist in der sich anschließenden symptomatischen Behandlung zu berücksichtigten, dass die Diagnosegruppe des PCS nicht in sich homogen ist; sie umfasst mindestens 3 Subgruppen, welche wahrscheinlich unterschiedlich hinsichtlich der Krankheitsursache und möglicher Therapien zu betrachten sind. Folgende PCS-Subgruppen können unterschieden werden (Kuodi et al., 2023):

- **Vordergründig kardiorespiratorische Symptome:** Im Vordergrund stehen Müdigkeit, Erschöpfung, Abgeschlagenheit, Dyspnoe, Brust- und Muskelschmerzen, Kopfschmerzen, Herzklopfen.
- **Vordergründig systemische Entzündungssymptome:** Hier stehen Symptome wie Schwindel, Magen-Darm-Symptome, Muskelschmerzen, Muskelschwäche, Haarausfall und Schlafstörungen im Vordergrund.
- **Vordergründig neurologische Symptome:** Diese Patientengruppe leidet vor allem unter Anosmie, Parästhesie, Kopfschmerzen, Neuropathien, Schwindel, Seh- und Gleichgewichtsstörungen, Gedächtnisproblemen und Konzentrationsstörungen.

2.6.1 Beschwerden nach der Impfung – das Post-Vac-Syndrom

Der Begriff „Post-Vac" oder spezifischer, „Post-COVID-Vac" ist keine medizinisch definierte Bezeichnung einer Erkrankung, sondern umfasst verschiedene länger andauernde Beschwerden nach einer COVID-19-Schutzimpfung, die nicht anderweitig erklärbar sind. Die nach einer COVID-19-Schutzimpfung anhaltenden Symptome können jenen einer Post-COVID-Symptomatik ähneln (Scholkmann und May, 2023): z. B. chronisches Erschöpfungssyndrom, posturales Tachykardiesyndrom (POTS), einschließlich der Beschwerden, die als Post-Exertionelle Malaise (PEM, Unwohlsein nach Belastung) beschrieben werden, und kognitive Störungen. Das Post-COVID-Vac-Syndrom ist bisher noch kaum erforscht, es wird jedoch angenommen, dass ähnliche Krankheitsmechanismen greifen wie beim Post-COVID-Syndrom.

Das Paul-Ehrlich-Institut bewertet Verdachtsfälle zu schweren Impfnebenwirkungen nach einer COVID-19-Schutzimpfung. Seit Beginn der Impfangebote bis März 2023 sind bislang 1.453 Meldungen über schwere Impfnebenwirkungen eingegangen, die auch als Post-COVID-Vac-Syndrom eingestuft wurden (BfArM, 2023). Neben PCS-gleichen Beschwerden wurden nach der COVID-19-Schutzimpfung auch demyelinisierende Erkrankungen wie akute disseminierte Enzephalomyelitis, transversale Myelitis und Schübe der Multiplen Sklerose gemeldet (Badrawi et al., 2021). Schwere Nebenwirkungen, wie z. B. Myokarditis und Perikarditis im Zusammenhang mit COVID-19 oder der COVID-19-Schutzimpfung wurden ebenfalls beschrieben, wobei im Zusammenhang mit der Impfung stehende kardiovaskuläre Symptome normalerweise einige Tage nach der Impfung auftreten (Scholkmann und May, 2023).

Untersuchungen auf molekularer Ebene zum PCS und dem Post-COVID-Vac-Syndrom legen nahe, dass das SARS-CoV-2-Spike-Protein eine entscheidende Rolle bei der Genese der persistierenden Symptomatik spielt. Obgleich Parallelen bestehen, ist zu berücksichtigen, dass das impfstoffinduzierte Protein nicht mit dem natürlichen identisch ist; in den COVID-19-mRNA-Impfstoff von Pfizer-BioNTech (BTN162b2) und Moderna (mRNA-1273) ist beispielsweise die RNA-Nukleobase N1-Methylpseudouridin eingebaut, um die Proteinexpression und die Immunevasion zu verstärken (Cabanillas et al., 2021).

Vor dem Hintergrund der hitzigen Impfdebatte der Vergangenheit sehen Post-COVID-Vac-Betroffene sich häufig mit mehreren Schwierigkeiten konfrontiert. Neben der sehr einschränkenden Symptomatik machen sie meist noch häufiger als PCS-Betroffene die Erfahrung, auf medizinisches Fachpersonal zu treffen, das gemäß dem Leitsatz „Was nicht sein darf, existiert nicht" ihre Erfahrungen abtut, was zu langwierigen diagnostischen Odysseen und fehlenden Behandlungsmöglichkeiten führt. „Ich wollte doch alles richtig machen" (Patientenaussage). Obgleich Post-COVID-Vac-Betroffenen im Zuge der Pandemie sich i. d. R. vorbildlich an die Empfehlungen der verantwortlichen Behörden gehalten und sich haben impfen lassen, sieht sich diese Patientengruppe nun größtenteils allein gelassen.

Tendenziell lassen sich aus Erfahrungsberichten der Betroffenen Abwehr des Umfeldes, Stigmatisierung bis hin zu Anfeindungen entnehmen. Ebenso wie beim PCS sind entsprechende Unterstützungsangebote rar. Zumal die Symptomatik deckungsgleich mit der PCS-Symptomatik erscheint und die Pathomechanismen mutmaßlich ähnlich sind, ist die Therapie beim Post-COVID-Vac Syndrom dieselbe wie bei Post-COVID – symptomatisch orientiert mit den Bausteinen einer individuellen Bewegungstherapie, Psychotherapie zur Krankheitsverarbeitung, kognitives Training und Atemtherapie bei Atembeschwerden.

2.6.2 Post-COVID: Gemeinsamkeiten und Abgrenzung zu (ME/)CFS

Das Chronic-Fatigue-Syndrom (CFS) wird auch als myalgische Enzephalomyelitis (ME), chronisches Müdigkeits- oder Erschöpfungssyndrom oder als „systemic exertion intolerance disease" (SEID) bezeichnet. Um den Begriff myalgische Enzephalomyelitis (ME) entfachen sich immer wieder hitzige Debatten, zumal durch diese Bezeichnung ein ätiologisches Konzept unterstellt wird, für das bisher eindeutige empirische Belege fehlen (Enzephalomyelitis = Enzephalomyelitis = demyelinisierende Erkrankung des Zentralnervensystems/Entzündung des Gehirns).

Die Debatte, inwiefern ME/CFS eine ausschließlich neurologisch ausgelöste und aufrechterhaltene Erkrankung ist, was der Begriff myalgische Enzephalomyelitis unterstellt, scheint ein Teil des Problems einer adäquaten Versorgung der Betroffenen zu sein. Vergleichbare Debatten sind aus dem Kontext des Fibromyalgiesyndroms bekannt, das ursprünglich als „Weichteilrheuma" beschrieben wurde, obgleich keine rheumatische Ursache zugrunde liegt. Ein ätiologisch freier Begriff wie der des Fibromyalgiesyndroms wäre auch im Kontext von ME/CFS hilfreich. Daher bevorzugen wir den Begriff chronisches Erschöpfungs- oder Fatigue-Syndroms (CFS), der wohl auch in der ICD-11 wieder Anwendung findet. In der ICD-10 wird CFS mit G 93.3 im neurologischen Kapitel verschlüsselt, in der ICD-11 wird das Krankheitsbild unter 8E49 als „Postvirales Müdigkeitssyndrom" benannt werden (Hausotter, 2022).

Das chronische Fatigue-Syndrom (CFS) ist eine komplexe Erkrankung, die durch schwerwiegende Erschöpfung (Fatigue), Muskelschmerzen, kognitive Dysfunktionen und andere Symptome (z. B. Schlafstörungen) gekennzeichnet ist. Das Kardinalsymptom der CFS ist eine ausgeprägte Belastungsintoleranz (post-extertionale Malaise = PEM, s. Kap. 2.3.3), die mit einer erheblichen Symptomverschlechterung einhergeht und auch bereits durch geringe körperliche, geistige oder emotionale Anstrengungen ausgelöst werden kann. Auch Reizüberflutung (z. B. Geräuschpegel im Supermarkt, im Restaurant; schneller Wechsel von visuellen Reizen bei Filmen) kann Beschwerden auslösen. Die Symptomatik persistiert mindestens 6 Monate, wobei relevante Beeinträchtigungen in unterschiedlichen Lebensbereichen und in der Teilhabe und Partizipation vorliegen (Sharpe et al., 1991).

Die Belastungsintoleranz ist ein Symptom, das eine Überschneidung zwischen CFS und Post-COVID darstellt. Darüber hinaus gibt es als weitere Ähnlichkeit die Beobachtung, dass CFS ebenso wie ein PCS im Anschluss an eine Infektion auftritt. Beide Erkrankungen werden daher als postinfektiös bezeichnet. Bei CFS handelt es sich um eine vorhergehende virale Infektion, die vermutlich die Symptomatik auslöst, z. B. Herpesviren wie Epstein-Barr-Virus (EBV), Herpes-simplex-Virus Typ 1 (HSV-1), humanes Herpesvirus Typ 6, Enteroviren, Influenzaviren, Dengue-Virus, Chikungunya-Virus, SARS-Corona-Viren. Die zweifelsfreie Ursache ist jedoch bis heute nicht gesichert. Als weitere Auslöser für CFS sind Infektionen mit Bakterien, Pilzen, Bartonellen, Brucellen, Chlamydien, Legionellen, Amöben, aber auch Schädel-Hirn-Traumata oder einschneidende psychische Belastungssituationen (z. B. militärische Kampfeinsätze) beschrieben worden (Verveen et al., 2022).

Während die beiden Erkrankungen ähnliche Symptome aufweisen, gibt es jedoch auch Unterschiede. Beispielsweise wurden bei PCS-Betroffenen Lungenentzündungen oder ein akutes Atemnotsyndrom (ARDS) beobachtet, während diese Symptome bei CFS nicht auftreten. Darüber hinaus haben

Studien gezeigt, dass PCS-Betroffene im Vergleich zu an CFS Erkrankten eher respiratorische Symptome aufweisen und nicht zwangsläufig von orthostatischen Symptomen wie dem posturalen Tachykardiesyndrom (POTS) betroffen sind. Geruchs- und Geschmacksstörungen sowie Hautausschlag ließen sich in einer Metaanalyse zu Gemeinsamkeit und Unterschieden von CFS und dem PCS ausschließlich beim PCS feststellen (Wong und Weitzer, 2021). Ein weiterer Unterschied besteht darin, dass das PCS durch eine virale Infektion mit SARS-CoV-2 ausgelöst wird, während die Ursachen von CFS wie oben beschrieben mannigfaltig sein können und bisher nicht vollständig verstanden sind (Frommhold und Schüller, 2023).

Nach den bisherigen pathophysiologischen Befunden wird bei CFS davon ausgegangen, dass es sich um eine Multisystemerkrankung mit Dysregulation des Immunsystems, des autonomen Nervensystems, des Gefäßsystems und auf zellulärer Ebene eine Dysfunktion des Energiestoffwechsels handelt (Frommhold und Schüller, 2023; Kedor et al., 2022). Bei nahezu allen CFS-Betroffenen lassen sich auffällige Befunde in der gemessenen Hirndurchblutung unter orthostatischer Provokation (z. B. Kipptischuntersuchung) feststellen, ferner sind neben einer gestörten Gefäßregulation abnorme kardiorespiratorische und metabolische Reaktionen auf körperliche Belastung mit einer verminderten anaeroben Schwelle und maximaler Sauerstoffaufnahme zu beobachten; dies liegt nicht zwangsläufig beim PCS vor, sondern wird eher in einer kleinen Subgruppe beobachtet.

Zumal aktuell weder für das PCS noch für CFS kurative Therapien zur Verfügung stehen, können symptomorientierte Behandlungsansätze, die auf einem biopsychosozialen Bedingungsmodell beruhen, körperliche Symptome mildern (z. B. Atemtherapie bei dysfunktionalem Atemmuster, Schmerzmittel bei Schmerzen) sowie psychische Begleitbeschwerden reduzieren (durch Psychotherapie, die auf Krankheitsbewältigung fokussiert) und soziale Folgeprobleme (z. B. finanzielle Sorgen aufgrund von Arbeitsunfähigkeit) abfangen. Hierzu gehören sowohl kognitive Verhaltenstherapie als auch – zumindest bei leichten und mittelschweren Fällen – ein moderates körperliches Training (IQWiG).

MERKE

Sowohl für Betroffene des PCS als auch für an CFS Erkrankte ist es entscheidend, eine angemessene Unterstützung und Behandlung zu erhalten, um Symptome zu lindern und die Lebensqualität zu verbessern. Eine ganzheitliche Herangehensweise, die medizinische und soziale Unterstützung kombiniert, kann dazu beitragen, die Bedürfnisse von Menschen mit diesen Erkrankungen zu erfüllen und ihre Teilhabe an der Gesellschaft zu fördern.

Die zukünftige Forschung muss zeigen, welche Unterschiede und Gemeinsamkeiten es zwischen CFS und PCS gibt. Denkbar ist z. B., dass es beim PCS eine Subgruppe von Betroffenen gibt, die sich in Richtung CFS entwickelt.

CAVE

Beim CFS kann es zu sehr schweren Krankheitsverläufen kommen bis hin zur Bettlägerigkeit und Pflegebedürftigkeit. Schwer Betroffene haben nicht selten nur noch ein sehr geringes Aktivitätsspektrum zur Verfügung und leiden unter einem ausgeprägtem PEM. Diese Patientengruppe ist für das hier beschriebene Gruppenprogramm nicht geeignet und kann hierdurch überfordert werden. Sie benötigt spezielle Unterstützungsangebote sowohl in der Psychotherapie als auch in der Bewegungstherapie, wobei eher Einzeltherapie sinnvoll ist. Für Schwerstbetroffene stellt bereits der Weg in die Praxis eine gravierende Überforderung dar, die zu einer nachhaltigen Verschlechterung der Symptomatik führen kann. Hier bedarf es innovativer Konzepte wie Videosprechstunden oder Hausbesuche.

2.7 Behandlungsmöglichkeiten

Alexa Kupferschmitt, Volker Köllner

Die Behandlung des PCS stellt eine Herausforderung für die Versorgungslandschaft dar, da die Symptome vielfältig und oft unterschiedlich sind und daher keine einheitliche Behandlung möglich ist, die für jeden Post-COVID-Patienten erfolgversprechend ist. Die derzeitigen Behandlungsoptionen sind symptomorientiert und richten sich daher nach den Leitsymptomen der Betroffenen (z. B. primär pneumologische, neurologische, kardiologische oder psychosomatische Symptome) (DÄP, 2022; Koczulla, 2022; Kupferschmitt et al., 2022b). Da eine spezifische kausale Therapie, die die Ursachen des PCS beheben kann, bisher nicht existiert, haben sich multimodale symptomorientierte Maßnahmen als den Verlauf günstig beeinflussend erwiesen (Kupferschmitt et al., 2022b, 2023; Kupferschmitt und Köllner, 2023b). Auch gibt es Hinweise darauf, dass ein bereits vorbestehender gesunder Lebensstil vor Post-COVID-Symptomen schützen kann (Wang et al., 2023) und daher auch in der Behandlung anzustreben ist.

2.7.1 Psychotherapie

Psychologische Begleitung Von anderen schweren körperlichen Erkrankungen, wie z. B. Herz-Kreislauf-Erkrankungen, ist bekannt, dass die Art der Krankheitsverarbeitung einen wesentlichen Einfluss darauf hat, wie sich die Lebensqualität und die Leistungsfähigkeit entwickeln. Günstig ist es, den persönlichen Mittelweg zwischen zu viel Schonung und Selbstüberforderung zu finden.

Eine natürliche Reaktion auf einschneidende (unliebsame) Veränderungen, wie sie insbesondere durch die Einschränkungen durch das PCS auftreten, ist, diese neue Realität nicht wahrhaben zu wollen, zumal die Auseinandersetzung mit negativen Gefühlen und den belastenden Implikationen eines rudimentär veränderten Leistungsniveaus belastend und anstrengend ist. Häufig gehen Betroffene zu Beginn ihrer Post-COVID-Erkrankung daher über ihre Beschwerden hinweg und versuchen, die bisherige Lebensführung mit aller Kraft fortzuführen. Folglich stoßen sie so wiederholt schmerzhaft an Grenzen.

PRAXISTIPP

Die Post-COVID-Erkrankung zu akzeptieren bzw. anzunehmen, was ist, ist der erste und meist der schwerste Schritt zu einem funktionalen Umgang mit der Erkrankung und daher entscheidend für eine Besserung der psychischen Begleitbeschwerden.

Hier können Techniken aus der Achtsamkeits- und Commitment-Therapie (ACT) sowie aus der verhaltenstherapeutischen Behandlung von chronischen Erkrankungen (z. B. chronischer Schmerz) hilfreich sein.

Hinsichtlich der Krankheitsakzeptanz ist es wichtig zu vermitteln, dass die Erkrankung zu akzeptieren *nicht* bedeutet, „aufzugeben". Vielmehr geht es darum, aufzuhören, mit Gegebenheiten zu hadern, die sich (zumindest kurzfristig) nicht ändern lassen. Das Akzeptieren der aktuellen Situation kann helfen, Energie nicht in negativen Emotionen und dysfunktionalem Durchhalteverhalten zu verbrauchen, sondern für die Bewältigung des Alltags zu sparen; eine Psychotherapie kann unter Rückgriff auf bewährte Konzepte der Verhaltenstherapie (z. B. Psychoedukation, Situations- und Verhaltensanalysen) dabei unterstützen, was auch bereits belegt wurde (Kuut et al., 2023; Huth et al., 2023).

Huth und Kollegen (2023) entwickelten ein kognitiv-verhaltenstherapeutisches Therapiekonzept für PCS-Betroffene, das sich an der Behandlung der Somatic Symptom Disorder nach DSM-5 bzw. der körperliche Belastungsstörung nach ICD-11s orientiert (Kleinstäuber et al., 2018). Hierbei ist wichtig zu betonen, dass diese Krankheitsdefinitionen im Vergleich zum Konzept der Somatisierung ätiologiefrei formuliert sind und keine reine Psychogenese der Symptomatik postulieren.

Die ausführliche Darstellung des hier vorgestellten psychotherapeutischen Konzepts findet sich in ➤ Kap. 4.

2.7.2 Bewegungstherapie

Über die Bedeutung der Bewegungstherapie beim PCS wird in der öffentlichen Debatte aktuell (Ende 2023) kontrovers diskutiert. In den Medien gibt es immer wieder Warnungen vor Post-Exertioneller Malaise (s. ➤ Kap. 2.3.3) und einer möglichen dauerhaften Verschlechterung als negative Folge einer auf Aktivierung ausgerichteten Bewegungstherapie. Die sehr emotional geführte Debatte zu ME/CFS scheint sich hier auch auf das PCS auszuwirken. Dabei ist die Datenlage zur Bewegungstherapie beim PCS recht eindeutig und soll hier kurz dargestellt werden.

Für Patienten mit chronischer Dyspnoe nach schwerem Verlauf der akuten SARS-CoV-2-Infektion konnte klar die Überlegenheit von einer Kombination von Trainingstherapie und Physiotherapie gegenüber reiner Physiotherapie nachgewiesen werden (Romanet et al., 2023). Bei PCS-Patienten nach mildem Verlauf der Primärinfektion erwies sich ein 8-wöchiges ambulantes multimodales Trainingsprogramm (Muskelaufbau- und Ausdauertraining in angeleiteten Gruppen) der bloßen Empfehlung zum Training als überlegen hinsichtlich des Effekts auf Fatigue, Depression, Lebensqualität, körperliche Fitness und kardiovaskuläre Leistungsfähigkeit. Adverse Events (unerwünschte Nebenwirkungen, z. B. PEM) wurden nicht beobachtet (Jimeno-Almazán et al., 2022). Auch Telerehabilitation mit bewegungstherapeutischen Übungen auf der Grundlage von gemischten Protokollen für aerobe, respiratorische und gering belastende Kraftübungen erwies sich als eine wirksame und sichere Strategie für die Erholung von kurz- und langfristigen COVID-19-Folgeschäden (Bernal-Utrera et al., 2022).

Eine aktuelle Metaanalyse (Pouliopoulou et al. 2023), in die die Daten von 1244 PCS-Patienten mit eher leichten bis mittelschweren Infektionsverläufen aus 14 Studien einbezogen wurden, zeigte für eine rehabilitative Intervention, die aus Atemmuskeltraining und/oder aerobem Training bestand, im Vergleich zu medizinischer Standardbehandlung signifikante Verbesserungen hinsichtlich körperlicher Leistungsfähigkeit, Dyspnoe und Lebensqualität. Bezüglich Nebenwirkungen („adverse events") konnten keine sicheren Aussagen gemacht werden; es werden weitere Studien zu dieser Frage empfohlen. Die Autoren merken an, die Teilnehmer an Bewegungsprogrammen regelmäßig bezüglich möglicher Nebenwirkungen (vor allem PEM) zu monitoren.

Besonders relevant für die hier empfohlene enge Integration von Verhaltenstherapie und Bewegungstherapie ist eine Studie von Frisk et al. (2023) über ein „Micro-Choice"-basiertes Rehabilitationsprogramm, das Verhaltenstherapie und Bewegungstherapie integriert. Grundlage der in dieser Studie angewandten Verhaltenstherapie war die Verhaltensaktivierung. Der Begriff „Micro-Choice" bezieht sich auf Momente, in denen die Teilnehmer dazu übergehen sollen, in möglichst vielen Alltagssituationen nicht mehr die Symptome über ihr Handeln entscheiden zu lassen, sondern selbst eine bewusste Entscheidung zu treffen. Die Teilnehmer wurden ermutigt, Dinge zu tun, die sie bisher aus Angst vor einer Verschlimmerung der Symptome vermieden hatten. Es wird betont, dass Veränderungen am Verhalten gemessen werden und nicht an der Verringerung der Symptome. Die Symptomreduzierung hingegen wird als positiver und wertvoller Nebeneffekt einer Verhaltensänderung beschrieben.

Diese Verlagerung des Schwerpunkts von den Symptomen auf das bewusste Verhalten macht konkrete Veränderungen besser realisierbar. Es ist der wertebasierten Verhaltensaktivierung (Hoyer und Krämer, 2021) verwandt und lässt sich gut mit einem psychotherapeutischen Vorgehen im Sinne von ACT kombinieren. Das Programm wurde für verschiedene chronische Erkrankungen (z. B. chronischer Kreuzschmerz oder Typ-2-Diabetes) entwickelt und mit spezifischen psychoedukativen und bewegungstherapeutischen Interventionen hieraus abgestimmt.

Die Bewegungstherapie fokussiert sich darauf, die körperliche Aktivität auf das aktuelle Leistungsniveau und die damit verbundenen Herausforderungen abzustimmen; hierbei ist es entscheidend, das „Projekt" Durchbrechen von dysfunktionalen Mustern der Symptomregulation, z. B. dysfunktionales Durchhalten, einzubinden.

Für einige Patienten könnte dies bedeuten, der Versuchung zu widerstehen, zu viel zu tun, und für andere könnte es bedeuten, aktiver oder auf eine andere Art und Weise aktiv zu sein. Für Patienten nach COVID-19-Erkrankung gestaltet sich das körperliche Training aus einer Mischung aus hoch- und niedrigintensivem Training, das sich auf die Steigerung der körperlichen Leistungsfähigkeit und die Wiederherstellung des Vertrauens in den eigenen Körper konzentriert. Das Programm ging nur über 3 Tage mit einer Nachbeobachtungsphase und einem Follow-up nach 3 Monaten. In einer Pilotstudie mit 78 Teilnehmern konnten eine hochsignifikante Reduktion von Fatigue, Dyspnoe und AU-Tagen sowie eine Verbesserung von Funktionsstatus und körperlicher Leistungsfähigkeit nach 3 Monaten erreicht werden. Es wurden keine „adverse events" beobachtet. Bei einigen Patienten kam es zu einer Verschlechterung einzelner Skalen wie Fatigue nach 3 Tagen, im Verlauf nach 3 Monaten hatten aber auch diese Personen ihren Funktionsstatus verbessert. Nur bei einem Patienten hatte sich der Funktionsstatus nach 3 Monaten verschlechtert.

Darüber hinaus ist der präventive und therapeutische Effekt von regelmäßiger körperlicher Aktivität auf zahlreiche psychische und psychosomatische Erkrankungen, wie Depression, Angststörungen, PTBS, chronische Schmerzsyndrome und somatoforme Störungen, gut belegt. Bei der leichten und mittelschweren Depression ist eine kompetent angeleitete Bewegungstherapie der Behandlung mit Psychopharmaka oder Psychotherapie als gleichwertig anzusehen, und ein additiver Aspekt ist zu erwarten.

Der Effekt der Bewegungstherapie wird sowohl über neurobiologische und -immunologische Mechanismen vermittelt als auch über eine Stärkung der Selbstwirksamkeit und der Steigerung des Selbstwertgefühls. Beim Training in der Gruppe kommt der Wirkfaktor der sozialen Unterstützung hinzu. (Köllner und Kleinschmidt, 2021). In der psychokardiologischen Rehabilitation wurde ein Konzept zur Kombination von Ausdauertraining, Krafttraining, Training von Körperwahrnehmung und Koordination sowie gerichteter Bewegungstherapie und Entspannungstraining (Kleinschmidt und Köllner, 2021) etabliert, das sich in modifizierter Form (s. ➤ Kap. 5) auch bei Patienten mit PCS bewährt hat.

FAZIT

Die Studiendaten zeigen, dass mit der notwendigen Vorsicht angewendete Bewegungstherapie zu den wenigen Behandlungsmöglichkeiten gehört, für die ein Effekt als empirisch gesichert gelten kann. Sowohl wegen der Gefahr einer PEM als auch wegen der Neigung vieler Betroffener, sich bei einem Training ohne Anleitung zu überfordern (s. Avoidance-Endurance-Modell, ➤ Kap. 2.4.2) ist ein angeleitetes Training und im Idealfall der regelmäßige Austausch zwischen Bewegungs- und Psychotherapie sinnvoll.
Zum Wiedereinstieg in die Bewegung nach einer akuten SARS-CoV-2-Infektion und bei leichten Fällen des PCS gibt es ein Merkblatt des DVGS mit praktischen Hinweisen zum Wiedereinstieg in die körperliche Aktivität (https://dvgs.de/images/2022/06/DVGS_09_Long_Covid_Factsheet_Finalversion_Web.pdf).

PRAXISTIPP

Körperliche Aktivität

Richtig dosierte körperliche Aktivität hat positive Effekte, wie z. B. Besserung von Fatigue und Atemnot, Schmerzlinderung und Wiedergewinnen von Vertrauen in den eigenen Körper.
Um einer Überlastung vorzubeugen, ist eine fachliche Beratung dringend zu empfehlen. Hierfür sollten Betroffene ihren Hausarzt ansprechen oder sich nach Verordnung (durch den Hausarzt) bei einem spezialisierten Bewegungs- oder Atemtherapeuten vorstellen. Im Rehasport werden zunehmend Gruppenleiter für die Betreuung von PCS-Patienten geschult.
Entscheiden für den gesundenden Effekt von körperlicher Aktivität auf die PCS-Symptomatik ist, dass Betroffene nicht zu schnell zu viel von sich verlangen; in diesem Fall kann durch Bewegung nämlich auch eine Verschlechterung der Beschwerden eintreten. Hier ist Pacing ein hilfreiches Konzept:

- das Tempo und das Aktivitätsniveau an die aktuelle Belastungsschwelle anpassen,
- den Tag sowie die Aktivitäten realistisch planen und regelmäßig Pausen einlegen, sodass einer Überlastung vorgebeugt wird.

Eine ausführliche Darstellung der praktischen Durchführung ist zu finden in Kap. 5.

2.7.3 Kognitives Training

Hinsichtlich der Behandlung von kognitiven Störungen bietet sich ein gezieltes kognitives Training an. Kognitives Training umfasst alle Übungen, die zu einer Verbesserung der Gehirnleistung in den Domänen Denken, Verstehen und Wissen beitragen. Hierfür sollte vorab (idealerweise bei einem Neuropsychologen oder einem geschulten Ergotherapeuten) eine ausführlichen Leistungstestung erfolgen, welche ermöglicht, im anschließend individuell aufgesetzten Trainingsprogramm die defizienten Domänen gezielt anzusprechen. Neben dem regelmäßigen kognitiven Training bei einem Neuropsychologen oder Ergotherapeuten sind wissenschaftlich fundierte Apps, wie z. B. NeuroNation MED (neuronation-med.de) zu empfehlen, welche auch über den Hausarzt oder von Psychologischen Psychotherapeuten (in Niederlassung) als DiGA verordnet werden können. Wichtig – wie bei jedem Training – ist die Intensität und Regelmäßigkeit, wobei letzteres insbesondere bei der Verbesserung von kognitiven Defiziten eine Rolle spielt.

PRAXISTIPP

Weiterführende Literatur

https://bvgt.de/fileadmin/user_upload/Long_Covid/BVGT_Long_Covid_Broschu__re.pdf

2.7.4 Atemtherapie

Liegen Kurzatmigkeit, Luftnot oder ein Engegefühl in der Brust vor, kann Atemtherapie ein wichtiger Bestandteil auf dem Weg zur Genesung sein. Insbesondere bei leichten Verläufen ist die Ursache von Atembeschwerden nicht pneumologischer Art, sondern kann muskulär oder autoimmunologisch sein, wobei die Atemmuskulatur, insbesondere das Zwerchfell und/oder das Nervensystem betroffen sind. Mit gezielten Übungen und durch bewusstes Atmen können im Rahmen einer Atemtherapie diese Strukturen trainiert und dadurch die Symptomatik aktiv beeinflusst werden. Eine ausführliche Darstellung findet sich in Kap. 5.

2.7.5 Beschwerdemanagement somatischer Aspekte

Das PCS geht neben den häufigsten Symptomen der Fatigue, der kognitiven Störungen und der Atemprobleme mit weiteren Beschwerden wie z. B. Riechstörungen oder Schmerzen einher. Auch hierfür stehen symptomatisch Therapien zur Verfügung. Bei Riech-/Schmeckstörungen kann ein Riechtraining hilfreich sein; Schmerzen können ärztlich in Abhängigkeit der Art des Schmerzes (neuropathisch, muskulär, Kopfschmerz etc.) mithilfe einer medikamentösen Schmerztherapie gelindert werden. Hinsichtlich Hautproblemen oder starkem Haarausfall ist eine dermatologische Abklärung erforderlich.

Da bisher noch keine wissenschaftlich überprüften somatischen Behandlungsmöglichkeiten für das PCS zur Verfügung stehen – was bei einem so neuen Krankheitsbild allerdings auch nicht zu erwarten ist –, können weder zu Medikamenten noch zu experimentell zum Einsatz kommenden Verfahren wie z. B. der Immunabsorption, Sauerstoffüberdrucktherapie evidenzbasierte Empfehlungen gegeben werden. Da viele Betroffene gerade in experimentelle Ansätze sehr viel Hoffnung stecken, sind diese im Gespräch mit Betroffenen oft ein Thema. Daher soll weiter unten eine Übersicht dazu gegeben werden.

Allgemeine Maßnahmen, wie die Anleitung zu Bewegungs- und Entspannungsverfahren (autogenes Training, Qigong, Yoga, Meditation, Biofeedback), im Rahmen des Pacing-Konzeptes spielen in vielerlei Hinsicht eine zentrale Rolle: Abbau von Stresshormonen, Training des autonomen Nervensystems, antiinflammatorische Wirkung, Gewichtsreduktion, Vorbeugung von Konditionsverlust, Erlangen von Selbstwirksamkeit etc. Es ist denkbar, dass es so möglich ist, auch auf die ursächlichen Faktoren des PCS einzuwirken. Auch hierzu liegen jedoch noch keine aussagekräftigen Studien vor.

Darüber hinaus konnte die Wirksamkeit physikalischer Maßnahmen in Metaanalysen nachgewiesen werden (de Sire et al., 2022; Rong et al., 2021) und diese sollten, ebenso wie Atemtherapie, Ergotherapie, Physiotherapie, bei spezifischen Beschwerden ergänzend zur Symptomlinderung zur Anwendung kommen.

FAZIT

Vor dem Hintergrund der oftmals vielfältigen Symptome, welche zu multiplen Einschränkungen der Aktivitäten und Teilhabe im Sinne des ICF-Modells führen, stützen sich therapeutische Maßnahmen daher auf ein interdisziplinäres, multimodales und symptomorientiertes Konzept. Möglichkeiten der Umsetzung sollten im ambulanten Umfeld des Patienten eruiert werden. Bei besonders schweren Verläufen, Symptompersistenz oder bei sozialmedizinischen Fragestellungen (z. B. Erwerbsminderung) kann ein solches Konzept aufgrund der Ressourcendichte insbesondere in fachspezifischen bzw. auf PCS-Patienten spezialisierten Rehabilitationen adressiert werden.

Angesichts der Häufigkeit und der Bedeutung des PCS hat die Deutsche Rentenversicherung im Herbst 2023 gemeinsam mit der DGUV ein Eckpunktepapier veröffentlicht, das Qualitätskriterien und Rahmenbedingungen für die Post-COVID-Rehabilitation benennt (DRV und DGVU, 2023).

2.7.6 Medikamentöse Therapie

Sowohl zur medikamentösen als auch zur nicht-medikamentös-somatischen Therapie (z.B. H.E.L.P.-Apherese oder hyperbare Sauerstofftherapie) laufen zurzeit zahlreiche Studien, ohne dass bisher ein echter Durchbruch erzielt werden konnte. Allerdings benötigen gerade Medikamentenstudien aufgrund der Anforderungen zur Arzneimittelsicherheit Zeit, und es ist derzeit nicht abzuschätzen, ob in den nächsten Monaten wirksame Medikamente oder andere somatische Behandlungsansätze auf den Markt kommen werden.

Hintergrundinfo

Da Print-Medien einen erheblichen zeitlichen Vorlauf haben, ist es möglich, dass die folgenden Kapitel schon kurz nach Erscheinen des Buches nicht mehr aktuell sein werden. Trotzdem erscheint es uns sinnvoll, den derzeitigen Forschungsstand (Anfang 2024) kurz darzustellen, zumal das Thema Medikamente bei den Betroffenen mit großen Hoffnungen verknüpft ist und immer wieder angesprochen wird.

Updates zu aktuellen Entwicklungen sind z. B. auf der Homepage des Bundesgesundheitsministeriums (https://www.bmg-longcovid.de) zu finden. Ein regelmäßig aktualisierter Newsletter zu neuen Studien befindet sich auf der Homepage der Bundesarbeitsgemeinschaft Selbsthilfe (https://www.long-covid-plattform.de/long-covid-news).

Auch wenn ein wirksamer somatischer Behandlungsansatz gerade bei Fatigue und den konzentrativen Beeinträchtigungen im Sinne der Betroffenen sehr zu wünschen wäre, ist doch anzunehmen, dass die zeitnahe Entwicklung einer „Wunderpille", die in absehbarer Zeit alle PCS-Symptome beseitigen und den Zustand der Betroffenen von vor der Infektion wieder herstellen wird, eher unwahrscheinlich ist. Die Erfahrung bei der Behandlung von anderen somatischen Erkrankungen wie z. B. Krebs oder HIV haben gelehrt, dass eher eine Aufsummierung von kleinen Fortschritten über die Zeit zu einer signifikant besseren Lebensqualität und Prognose geführt hat und dass es nicht den einen „Game Changer" gab.

Wichtig ist aber, gegenüber den Betroffenen zu betonen, dass das Fehlen eines Medikaments nicht bedeutet, dass man der Erkrankung hilflos gegenübersteht. Die hier beschriebenen psychotherapeutischen und rehabilitativen Ansätze haben eine in Studien nachgewiesene Wirksamkeit, und die Bewegungstherapie stellt eine Möglichkeit dar, auf nicht-medikamentösen Weg in physiologische und immunologische Prozesse hilfreich einzugreifen.

In den Medien wird oft sehr schnell über Behandlungsansätze berichtet, auch wenn sich diese erst im experimentellen Stadium befinden. Bei den Betroffenen löst dies zunächst Hoffnung aus und dann Wut und Enttäuschung, dass Medikamente nicht schneller zur breiten Anwendung zur Verfügung stehen. Schnell finden dann auch Verschwörungstheorien Akzeptanz. Hier ist es wichtig, eine akzeptierende Haltung zu bewahren und das Motiv der frustrierten Hoffnung zu reflektieren.

Im klinischen Setting haben wir die Erfahrung gemacht, dass ausführliche Psychoedukation den Betroffenen hilft, einen rationaleren Standpunkt für sich zu finden. Wichtig ist hierbei, folgende Punkte zu betonen:

- Die Medien neigen dazu, alles aufzugreifen, was neu ist und einen gewissen Sensationswert hat. Um Enttäuschung zu vermeiden, ist es wichtig, Meldungen mit einer gewissen inneren Distanz zu lesen.
- Die Gefahr der Enttäuschung ist besonders groß, wenn unseriöse Quellen oder solche, die ein bestimmtes Produkt bewerben, unkritisch genutzt werden. Wir empfehlen unseren Patienten daher die oben genannten Links zur Information.
- Das langwierige Verfahren zur Zulassung eines Medikaments ist erforderlich, um ein hohes Maß an Arzneimittelsicherheit zu erhalten und Gefahren durch unerkannte schwerwiegende Nebenwirkungen zu minimieren.
- Kontrollierte Studien sind erforderlich, um einen echten Medikamenteneffekt, der gegebenenfalls auch das Inkaufnehmen von Nebenwirkungen rechtfertigt, von einem Placebo-Effekt, der sich auch mit anderen Mitteln erreichen lässt, zu unterscheiden. Wichtig ist hierbei zu betonen, dass der Placebo-Effekt real messbar und nicht eingebildet ist.

Off-Label-Medikation

Off-Label Use bedeutet, dass ein Medikament für ein anderes Krankheitsbild bereits überprüft und als wirksam und sicher befunden wurde, dass aber Studien für die im Einzelfall zu behandelnde Erkrankung – in diesem Fall PCS – noch nicht vorliegen. In der Behandlung von Post-COVID-Beschwerden können unterschiedliche Off-Label-Medikamente, die antientzündlich wirken, in Betracht gezogen werden. Diese Medikamente, z. B. niedrig dosiertes Naltrexon, Aripiprazol, halbdosiertes Fluvoxamin oder Statine, können einen positiven Einfluss auf Schmerzen, Fatigue oder kognitive Störungen haben. Es liegt jedoch für die meisten Off-Label-Medikamente keine Evidenz vor. Bei positiven Verläufen handelt es sich bisher stets um Einzelfallberichte.

Derzeit ist ein Off-Label Use beim PCS noch nicht vorgesehen. Das Bundegesundheitsministerium plant, eine Liste mit Medikamenten vorzulegen, bei denen dieser in Einzelfällen durchgeführt werden kann. Es bleibt dann zu klären, wie nachträglich eine Wirksamkeitsprüfung erfolgen kann.

Naltrexon ist ein Medikament, das üblicherweise beim Alkoholentzug verwendet wird und bei Post-COVID zur Behandlung von Schmerzen verwendet werden kann (Überall und Maurer, 2023). Die reguläre Dosis liegt bei 50 mg, in der Behandlung von Post-COVID wird mit 0,5 mg eindosiert.

Bei niedrig dosiertem *Aripiprazol* (0,25 mg) wurden positive Effekte auf die kognitiven Funktionen und die Reduktion von Fatigue berichtet (Grassi et al., 2018; Hellwig und Domschke, 2022).

Halbdosiertes *Fluvoxamin* (SSRI) kann den akuten COVID-Verlauf abmildern und auch bei längeren Krankheitsverläufen zu Besserungen führen; hierfür liegen auch erste Wirksamkeitsnachweise vor (Lenze et al., 2020; Nyirenda et al., 2022; Reis et al., 2022).

Auch *Statine* werden immer wieder als Therapeutikum versucht und können nachweislich zu einer geringeren akuten Krankheitsschwere beitragen (Tan et al., 2020). Für die Behandlung von Post-COVID liegen jedoch keine einheitlichen Berichte vor.

Studienergebnisse konnten zeigen, dass *Methylphenidat* Fatigue und das deklarative Gedächtnis verbessern kann und sich positiv auf die Verarbeitungsgeschwindigkeit auswirkt (Manu, 2022).

Modafinil scheint ein möglicher Ansatzpunkt zur Behandlung neurologischer Symptome zu sein (Elsheikh et al., 2022).

Duloxetin ist ein Medikament, das zur Behandlung von Depressionen zugelassen ist, jedoch auch schmerzreduzierend wirkt und somit bei Schmerzen im Rahmen von Post-COVID eingesetzt werden kann (Manu, 2022).

Ein vielversprechender Ansatz, der aktuell in einer Studie an der LMU (COVACTA-Studie) untersucht wird, betrifft das Medikament *Tocilizumab,* das das Andocken des Interleukin-6 auf der Zelloberfläche verhindert, sodass es nicht zur vollen entzündungsfördernden Wirkung kommt, wodurch der Zytokinsturm abflaut. Auch in der S3-Leitlinie „Empfehlungen zur stationären Therapie von Patienten mit COVID-19" wird Tocilizumab empfohlen. Inwiefern dieses Medikament Post-COVID-Beschwerden lindern kann, ist jedoch bisher noch nicht erwiesen.

Liegt ein posturales Tachykardiesyndrom vor, so können *Ivabradin* oder *niedrig dosierte Betablocker* Erleichterung verschaffen (Dutsch et al., 2022; Trinkmann und Herth, 2022). Problematisch kann ein zugleich niedriger Blutdruck sein, der durch die Medikamentengabe noch weiter gesenkt wird.

2.7.7 Experimentelle somatische Ansätze

Da experimentelle somatische Ansätze zur Behandlung von PCS im Gespräch mit Betroffenen ein wichtiges Thema sind, sollen hier einige Hintergrundinformationen zu einzelnen experimentellen Ansätzen gegeben werden. Grundsätzlich ist es sinnvoll, Patienten folgende Punkte zu vermitteln:

- Wenn ein Medikament oder eine Behandlungsmaßnahme von der Gesetzlichen Krankenversicherung nicht bezahlt wird, so hat dies nichts mit Sparmaßnahmen zu tun, sondern es fehlt ein ausreichender empirischer Wirksamkeitsnachweis. Auch sehr teure Behandlungen bis hin zur Organtransplantation werden von der GKV problemlos finanziert, wenn ein solcher Nachweis vorliegt. Insofern sollten Betroffene – bei allem Verständnis für ihren Wunsch nach schneller Hilfe – davor geschützt werden, Geld für sinnlose oder im schlimmsten Fall potenziell schädliche Behandlungsversuche auszugeben.
- Wenn eine berechtigte Hoffnung besteht, dass eine Behandlungsmaßnahme wirkt, so wird meist in absehbarer Zeit eine Studie hierzu durchgeführt. Aktuell werden auch international sehr viele Mittel in die PCS-Forschung investiert. Wenn zu einer Behandlungsoption noch nicht einmal eine Studie angefangen wurde, so wurde dieser Ansatz von Experten als wenig erfolgversprechend eingeschätzt.
- Die biomedizinische Forschung ist nicht allmächtig. Trotz aller Bemühungen wurde bisher z. B. noch kein Medikament gefunden, mit dem man Aids vollständig heilen kann. Trotzdem wurden in vielen kleinen Schritten über 30 Jahre die Behandlungsmöglichkeiten so weit verbessert, dass viele Betroffene heute eine annähernd normale Lebenserwartung und -qualität haben.

Apherese/Blutwäsche

Apherese ist ein Verfahren, bei dem bestimmte Bestandteile des Blutes entfernt werden, um eine bestimmte Erkrankung zu behandeln. Bei Patienten mit schweren Symptomen des PCS wurden Apheresebehandlungen bereits als Therapieoption in Erwägung gezogen, wobei der nachhaltige Effekt fraglich ist. Bisher gibt es noch keine belastbaren Daten, die für einen Nutzen der Apherese über den Placebo-Effekt hinaus belegen.

Eine Form der Apherese, die bei PCS eingesetzt wird, ist die sogenannte Immunadsorption. Dabei wird das Blut des Patienten durch eine Maschine geleitet, die bestimmte Antikörper und Proteine, die für die Entstehung von Entzündungen verantwortlich sind, aus dem Blut filtert und entfernt. Das Ziel ist es, den Körper von den schädlichen Entzündungsreaktionen zu befreien und dadurch die Symptome des PCS zu lindern. Bisher gibt es jedoch keine Wirksamkeitsnachweise die dafür sprechen, dass dieses Verfahren einen längerfristigen Nutzen hat, vielmehr sprechen Studien gegen die Eignung der Immunadsorption beim PCS (Bornstein et al., 2022).

Im Entscheidungsprozess für oder gegen eine Apheresebehandlung ist zudem zu berücksichtigen, dass Apherese ein invasives Verfahren und mit Risiken verbunden sein kann. Daher sollte die Entscheidung zur Durchführung einer Apherese individuell unter Berücksichtigung des Nutzens und der Risiken für den Patienten getroffen werden. Die Apherese sollte ausschließlich von erfahrenen medizinischen Fachkräften möglichst im Rahmen von klinischen Studien durchgeführt werden, um eine angemessene und sichere Behandlung zu gewährleisten. Eine relevante Forschungsfrage ist, ob es Subgruppen von Patienten geben kann (z. B. mit dem Nachweis spezifischer Antikörper), die von einer Apherese profitieren könnten.

Hyperbare Sauerstofftherapie

Die hyperbare Sauerstofftherapie (HBO) ist ein Verfahren, bei welchem die Patienten sich in einer speziellen Überdruckkammer befinden und über eine Sauerstoffmaske unter Überdruck reinen Sauerstoff einatmen. Aktuell wird dieser Behandlungsansatz in klinischen Studien überprüft. Da bisher noch keine Wirksamkeitsnachweise vorliegen und die HBO als zur Behandlung von längerfristigen, gesundheitlichen Beeinträchtigungen im Anschluss an eine SARS-CoV-2-Infektion (Long-/Post-COVID) mit „unklar" bewertet wird, werden die Kosten für die HBO außerhalb von klinischen Studien nicht übernommen und sind als individuelle Gesundheitsleistung (IGeL) selbst zu tragen. Hierbei liegen die Kosten pro Sitzung deutlich über 300 Euro; i. d. R. werden zwischen 15 und 40 Sitzungen empfohlen, sodass die Kosten – bei ungewissem Effekt – erheblich sind.

Medizinische Fachgesellschaften raten von einer Behandlung mit der HBO außerhalb von Studien ab (IGeL-Monitor, 2023b). Auch konnte in den bisherigen Studien kein Nutzen für die HBO im Vergleich zu einer aktiven Kontrollgruppe gezeigt werden.

Medikament BC007

BC007 ist ein Medikament (Aptamer), das in Zusammenhang mit der Behandlung von schweren Herzerkrankungen (v. a. Herzmuskelschwächen) steht. Es wurde erstmals 2020 als Hoffnungsträger bzw. „Wundermittel" für die Behandlung des PCS von den Medien gehandelt, nachdem erste positive Fallberichte vorlagen. BC007 soll funktionelle Autoantikörper neutralisieren, die gegen G-Protein-gekoppelte Rezeptoren (GPCRs) gerichtet sind und sich über die Neutralisation der Autoantikörper positiv auf die Symptomatik auswirken. Funktionelle Autoantikörper sind Proteine, die zu den Immunglobulinen vom Typ-G gehören. Diese Immunglobuline können durch die Aktivierung des Immunsystems synthetisiert werden und lösen durch Bindung an eine der extrazellulären Schleifen von G-Proteinen (GPCR-Arbeitsblatt) unterschiedliche pathogene Vorgänge aus.

Bisher ist das Medikament noch nicht zugelassen, da noch keine fundierte Datenlage vorliegt. Die klinische Zulassungsstudie befindet sich derzeit in der Rekrutierungsphase; der Studienabschluss ist für Mai 2025 geplant. Es handelt sich um eine interventionelle, randomisierte, multinationale, multizentrische, doppelblinde Phase-II-Studie mit einer Nachbeobachtungszeit von etwa 12 Monaten, in welche 114 Patienten eingeschlossen werden sollen. Studieninformationen sind unter https://clinicaltrials.gov/study/NCT05911009 zu finden. Es ist zu hoffen, dass hiermit zumindest einem Teil der Betroffenen geholfen werden kann – die Wunderpille, die alle PCS-Patienten vollständig heilt, wird es aber mit hoher Wahrscheinlichkeit nicht sein.

Kortison-Stoßtherapie

Kortison ist ein körpereigenes Hormon, das als entzündungshemmendes Medikament in der Behandlung von chronischen Entzündungsprozessen eingesetzt wird und somit eine Behandlungsoption für unterschiedliche Erkrankungen sein kann, z. B. Rheuma, chronisch-entzündliche Darmerkrankungen, Leber- oder Nierenentzündung, Multiple Sklerose oder Gefäßentzündungen. Kortison wirkt im Körper antientzündlich, antiallergisch und hemmt das körpereigene Immunsystem. Es hat zugleich eine gewisse euphorisierende Wirkung – was zu einem erheblichen Placebo-Effekt bei der jeweils untersuchten Zielsymptomatik führt. Zugleich mobilisiert Kortison Energiereserven und bewirkt den Abbau von Eiweiß, was auch mit einer Blutzuckerfreisetzung einhergeht.

Bei längerer Behandlung kann Kortison erhebliche systemische Nebenwirkungen haben, die sich auf den gesamten Körper auswirken: z. B. Cushing-Syndrom, Blutdruckanstieg, Erhöhung der Blutfette, Heißhunger, Wassereinlagerungen, Gewichtszunahme, Entwicklung einer Zuckererkrankung, Osteoporose. Daher sollte Kortison möglichst nicht als Dauertherapie, sondern lediglich zeitlich begrenzt angewendet werden.

Bisher wurde Kortison bei persistierenden Atemwegsbeschwerden im Rahmen von Post-COVID erfolgreich eingesetzt (Myall et al., 2021). In einer BMBF-geförderten randomisierten kontrollierten medikamentösen Therapiestudie bei Post-COVID (PreVitaCOV, Universität Tübingen und Kiel) soll untersucht werden, inwieweit das Medikament Kortison sowie hoch dosierte B-Vitamine (B_1, B_6, B_{12}) die anhaltenden Beschwerden nach einer COVID-19-Infektion lindern können.

Ozon-Eigenbluttherapie

Bei der sogenannten großen Ozon-Eigenbluttherapie wird dem Patienten zunächst über die Vene Blut abgenommen und im Anschluss außerhalb des Körpers mit einem künstlich hergestellten Sauerstoff-Ozon-Gemisch angereichert. Daraufhin wird dieses angereicherte Blut über eine Infusion über die Vene dem Körper wieder zurückgeführt. Bei der kleinen Ozon-Eigenbluttherapie wird nur eine kleine Menge Blut mit Ozon angereichert und in einen Muskel gespritzt.

Für die Ozon-Eigenbluttherapie liegen keinerlei Studien vor, welche die Wirksamkeit systematisch überprüfen, und es fällt auch schwer, sich einen Mechanismus jenseits des Placebo-Effekts vorzustellen, über den diese Behandlung wirken könnte. Vielmehr gibt es Berichte über unerwünschte Nebenwirkungen (IGeL-Monitor, 2023a).

2.7.8 Ernährung

Eine gesunde Ernährung gehört zu den Grundbedürfnissen des Menschen und ist als gesundheitsförderliches Verhalten insbesondere bei Krankheit essenziell für die Genesung. Gerade nach einem erschöpfenden Infekt wie SARS-CoV-2 braucht der Organismus eine Vielfalt an Vitaminen, Mineralien und Ballaststoffen, um Abwehrprozesse und den Stoffwechsel wieder besser auszubalancieren.

Eine ausgewogene und gesunde Ernährung wirkt zwar nicht kurativ, bietet aber verschiedene Ansätze, um die Genesung zu unterstützen. Eine intakte Darmflora wirkt sich positiv auf die Gesundheit und insbesondere auf die Immunabwehr aus. So haben Studien zur Darmflora bzw. zum Mikrobiom gezeigt, dass eine überwiegend pflanzenbasierte und somit ballaststoffreiche Ernährung förderlich sein kann (Kim et al., 2021; Ocean et al., 2019). Obst und Gemüse sowie

Kräuter liefern neben darmgesunden Ballaststoffen auch unterschiedliche Antioxidanzien und sekundäre Pflanzenstoffe, die entzündungshemmend wirken.

Die Ernährung sollte den individuellen den aktuellen Symptomen und der jeweiligen Konstitution der betroffenen Person angepasst werden. Die Leitlinienempfehlungen (Koczulla et al., 2022a) befürworten eine ernährungstherapeutische Begleitung, um den Heilungsprozess zu unterstützen und um eine Mangelernährung zur vermeiden. Durch eine ausgewogene Ernährung sollte möglichst Normalgewicht (BMI 19–25) angestrebt werden, zumal Übergewicht Entzündungsprozesse fördert und Untergewicht sich aufgrund zu geringer Muskelmasse ebenfalls ungünstig auswirkt. Bei Betroffenen mit einem schweren PCS und exzessiver Erschöpfung besteht die Gefahr der Unterernährung mit Gewichtsverlust und Mangel an essenziellen Nährstoffen, weil die Kraft fehlt, um sich entsprechend zu ernähren – es sei denn, es besteht externe (meist familiäre) Unterstützung. Auch bei persistierenden Geruchs- und Geschmacksstörungen – wenn z. B. bei Nahrungsmitteln immer ein unangenehmer Geruch oder Geschmack wahrgenommen wird – besteht die Gefahr der Unterernährung. Daher sollte in der Anamnese immer nach Gewichtsverlust und den Ernährungsgewohnheiten gefragt werden.

Zu empfehlen sind eine mediterrane Kost mit Nahrungsmitteln, die viele Pflanzenfarbstoffe enthalten. Ferner empfiehlt sich die Wahl hochwertiger Fette; industriell weiterverarbeitete Produkte sollten möglichst reduziert werden.

Gemüse und Obst

Gemüse und Obst haben einen hohen Anteil an Mikronährstoffen und liefern wertvolle antioxidativ wirkende Substanzen, wie Vitamin C, was sich positiv auf die Energiegewinnung in den Zellen auswirkt. Darüber hinaus liefern Obst und Gemüse Ballaststoffe, die wesentlich für das Darmmikrobiom sind. Häufig sind Obst und Gemüse (auch Bioware) mit Pestiziden belastet, weswegen es vor dem Verzehr gründlich gewaschen werden sollte.

Gemüse ist im gegarten Zustand gut verträglich. Die Zubereitung mit ein wenig Olivenöl ist zu empfehlen, da dadurch die zugeführten löslichen Ballaststoffe erst aufgenommen werden können; diese sind sehr hilfreich für ein gesundes Darmmikrobiom.

Beim Verzehr von *Obst* ist darauf zu achten, dass Früchte besser vertragen werden, wenn sie in kleinen Portionen in Kombination mit einer Proteinquelle (Protein = Eiweiß), wie z. B. Quark, Käsewürfel, oder Mandeln gegessen werden.

Nüsse, Saaten, Vollkornprodukte

Zusätzlich sollte der tägliche Speiseplan Nüsse und Ölsaaten (z. B. Kürbiskerne) sowie je nach individueller Verträglichkeit Hülsenfrüchte (z. B. Linsen, Kichererbsen) und Vollkornprodukte beinhalten.

Fleisch, Fisch, Ei, Milchprodukte

Eine weitere sinnvolle Ergänzung zur Proteinversorgung können Fleisch, Fisch, Eier und Milchprodukte sein. Proteine regulieren die Transportgeschwindigkeit im Magen und Darm und beugen dadurch Beschwerden wie Blähungen, Bauchschmerzen, zu weicher/fester Stuhl vor.

Pflanzliche Öle

Der tägliche Verzehr an pflanzlichen Ölen ist zu empfehlen, da diese einen hohen Gehalt an ungesättigten Fettsäuren aufweisen. Besonders extra-natives Olivenöl sollte verzehrt werden. Die Omega-3-Fettsäuren EPA (Eicosapentaensäure) und DHA (Docosahexaensäure) können sich als hilfreich erwiesen und die Versorgung durch fetten Fisch (Lachs, Makrele, Hering) oder durch mit EPA und DHA angereicherte Speiseöle sichergestellt werden.

Trinkmenge

Täglich sollten ca. 1,5–2 Liter getrunken werden. Dies kann durch mineralstoffreiches Wasser, Brühe, Tee oder Kaffee erreicht werden.

PRAXISTIPP

Einen hilfreichen Leitfaden zur gesunden Ernährung bietet die Seite der Deutschen Gesellschaft für Ernährung (www.dge.de).

Exkurs

Umgang mit Unverträglichkeiten: Schwierigkeiten, Handlungsoptionen

Viele Post-COVID-Betroffene berichten, dass seit der SARS-CoV-2-Infektion Lebensmittelunverträglichkeiten neu aufgetreten sind oder vorbestehende Unverträglichkeiten sich verstärkt haben. Symptome können Blähungen, Völlegefühl, Sodbrennen kurz nach den Mahlzeiten, Krämpfe oder Durchfall sein. Auch weitere Symptome außerhalb des Magen-Darm-Trakts können Unverträglichkeitsreaktionen sein und auf Fehlregulationen des Immunsystems zurückgehen.

Diese Unverträglichkeiten sind i. d. R. eher auf eine vorrübergehende Störung im Darmmikrobiom und in den körpereigenen Abwehrkräften zurückzuführen als auf eine „echte“ Unverträglichkeit, die durch Allergien oder fehlende Enzyme begründet wäre.

Bei Post-COVID kommt es in Zellen des Immunsystems, die in der Darmschleimhaut für eine schnelle Reaktion auf „Gefahrenstoffe" verantwortlich sind (Mastzellen), zu einer erhöhten Entzündungsbereitschaft. Die Mastzellen sind „überaktiviert". Auch psychischer oder körperlicher Stress kann zu einer Überaktivierung dieser Zellen führen. Beim Mastzellaktivierungssyndrom (MCAS) wird zwar oft eine histaminarme Kost empfohlen, diese – ebenso wie jede andere Diätform – sollte jedoch ausschließlich gut begründet und nach entsprechender Diagnostik (z. B. beim Allergologen, inkl. fachgerechter Begleitung durch Ernährungsfachkraft) umgesetzt werden, da sonst Mangelernährung mit entsprechenden Symptomen droht. ▮

Mikronährstoffe in der Therapie von Post-COID

Es besteht ein bidirektionaler Zusammenhang zwischen Fehlernährung und Infektion.

CAVE

Trotzdem ist die Zuführung von Mikronährstoffen in der Therapie von Post-COVID nur dann sinnvoll, wenn ein nachgewiesener oder abgeleiteter Mangel vorliegt.

Teilweise werden PCS-Betroffenen teure Laboruntersuchen auf Selbstzahlerbasis empfohlen, um einen solchen Mangel nachzuweisen. Hiervon ist dringend abzuraten. Es gibt keinerlei Evidenz dafür, dass ein solches Verfahren zielführend ist. Vielmehr sollte eine aufwendige Labordiagnostik nur dann durchgeführt werden, wenn es klinische Hinweise auf einen Mangel gibt (z. B. Vorerkrankungen, die zu Resorptionsstörungen führen).

Mehrere Arten von Mikronährstoffen, darunter Vitamin A, D, C, E, B_6, B_{12}, Folsäure, Zink, Eisen, Kupfer und Selen sind an verschiedenen Abläufen der Immunreaktion beteiligt. So spielt beispielsweise Vitamin A eine wichtige Rolle bei der Erhaltung der Struktur/Funktion von Haut- und Schleimhautzellen, Regulierung des Interleukin-2- (IL-2) und TNF-α-Spiegels und Aktivierung der antimikrobiellen Funktion von Makrophagen (Fresszellen) (Gombart et al., 2020; Maggini et al., 2008). Die Zusammensetzung des Darmmikrobioms wird durch die Vitamine D (Cantorna et al., 2014; Ooi et al., 2013), A, B_6 und B_{12} sowie Folsäure (Biesalski, 2016; Cantorna et al., 2014; Lee und Ko, 2016; Yoshii et al., 2019) beeinflusst. Neben den Vitaminen sind auch Mineralstoffe wie z. B. Eisen und Zink wesentlich für die Entwicklung und das Wachstum von Epithelgeweben und wirken entzündungshemmend (Maggini et al., 2008). Jedes der Vitamine oder eine Kombination von Vitaminen ist erforderlich, um eine bestimmte Phase der Immunreaktion in Gang zu setzen. So spielen beispielsweise die Vitamine A, D, E und C eine wichtige Rolle bei der Anpassung des Immunsystems (Thirumdas et al., 2021).

Eine Zufuhr von Nahrungsergänzungsmitteln macht allerdings nur dann Sinn, wenn ein nachgewiesener oder abgeleiteter Mangel vorliegt, da in der Regel eine ausgewogene Ernährung ausreichend ist, um den Nährstoffbedarf abzudecken. Das inflationäre Angebot von Nahrungsergänzungsmitteln ist vielmehr als rentable Einnahmequelle der Nahrungsergänzungsmittel-Vertreiber einzuordnen.

MERKE

Wird die Einnahme von Mikronährstoffen bzw. Nahrungsergänzungsmitteln in Betracht gezogen, so sollte dies nicht ohne die ärztliche Abklärung eines vorliegenden Mangelzustandes geschehen. Mikronährstoffe sind ausschließlich bei Mangelzuständen sinnvoll und indiziert. Anderweitig sind die Versprechungen der Hersteller i. d. R. „Geldmacherei", zumal die frei verkäuflichen Dosierungen zu gering sind, um klinisch relevante Verbesserungen zu bewirken. Eine ausführliche Labordiagnostik zum Nachweis eines Mangels ist nicht sinnvoll, wenn keine klinischen Hinweise auf einen Mangel vorliegen, und muss dann von den Patienten selbst bezahlt werden.

2.7.9 Behandlungssettings

Das PCS stellt eine neue, bisher in dieser Form nicht gekannte Herausforderung dar. Die Vielzahl der Betroffenen erfordert es teilweise, neue Versorgungsstrukturen zu entwickeln. Dabei sind folgende Settings von Bedeutung:

- hausärztliche Versorgung,
- ambulante fachärztliche Versorgung in Praxen oder Spezialambulanzen,
- Krankenhausbehandlung
- Rehabilitation.

Das im Folgenden (➤ Kap. 3 und ➤ 4) vorgestellte Manual haben wir so gestaltet, dass es in Gänze oder in einzelnen Modulen in allen diesen Settings eingesetzt werden kann.

Hausärztliche Versorgung

Der Hausarzt ist der primäre Ansprechpartner für Post-COVID-Patienten und sollte die Behandlung koordinieren. Zum einen ist er der Behandler der Hauptbeschwerden, zum anderen „lotst" er den Patienten den Beschwerden entsprechend zu den passenden Fachärzten oder veranlasst eine ambulante oder eine stationäre Behandlungsmaßnahme (z. B. Post-COVID-Rehabilitation). Hierfür sollte zunächst eine ausführliche Anamnese einschließlich der Erfassung des funktionellen, psychischen und neurologischen Status (s. ➤ Kap. 2.6 zur Diagnostik) erfolgen.

Bei klinischer Stabilität der PCS-Symptomatik sollte zunächst abwartend vorgegangen werden. Hierbei sind symptomorientierte Maßnahmen anzuwenden. Um einer Chronifizierung vorzubeugen, ist bei somatischen oder psychosomatischen Beschwerden in der Anamnese oder einer hohen psychosozialen Belastung eine psychosomatische Grundversorgung zu empfehlen. Als Warnhinweise, die zu einer vertiefenden, fachspezifischen Diagnostik Anlass gegen sollten, gelten

- ein schlechter Allgemeinzustand,
- unerklärliche oder neu auftretende Auffälligkeiten (Motorik, Sensibilität, Sprache, Schlucken, Kognition),
- starke Gewichtsveränderungen (Zunahme oder Abnahme),
- schlechte somatische oder psychische Befunde oder
- neu aufgetretene Schmerzzustände.

Ambulante fachärztliche Versorgung

Die ambulante fachärztliche Versorgung dient einerseits der Differenzialdiagnostik und andererseits der symptomorientierten Behandlung im jeweiligen Fachgebiet. Hierzu kann auch die Fachpsychotherapie gerechnet werden. Bei besonders komplexen Fällen ist eine multimodale Behandlung durch verschiedene Fachdisziplinen erforderlich. Diese kann durch Post-COVID-Ambulanzen oder stationäre Behandlungsangebote in Krankenhäusern oder Rehabilitationseinrichtungen durchgeführt werden.

Stationäre Behandlung

Die stationäre Behandlung ist insbesondere dann indiziert, wenn das Ausmaß der Symptomschwere eine ambulante Versorgung nicht zulässt, der Gesamtzustand des Patienten kritisch und instabil ist, oder wenn eine umfassende Diagnostik erforderlich wird. Der Vorteil einer stationären Behandlung liegt in der Möglichkeit einer multimodalen interdisziplinären Versorgung und engmaschiger Betreuung, um den Beschwerdeverlauf hochfrequent zu erfassen.

Rehabilitation

Eine stationäre oder tagesklinische Rehabilitation ist indiziert, wenn relevante Einschränkungen in der Alltagsfunktion und somit in Aktivität und Teilhabe vorliegen. Sie kann dabei helfen, das individuell richtige Maß zwischen Über- und Unterforderung zu finden. Besonders nach langer Krankschreibung ist diese Unterstützung nötig, um wieder zurück in den Beruf zu finden.

Hinsichtlich der Wirksamkeit von Rehabilitationsprogrammen auf die Post-COVID-Symptomatik gibt es sowohl für die pneumologische als auch für die interdisziplinär-psychosomatische Rehabilitation erste Belege, dass diese sowohl die körperliche Fitness als auch die psychische Symptomatik verbessern. Als hartnäckig erweisen sich bisher jedoch die kognitiven Beeinträchtigungen, was vor allem für Menschen, die in auf diesem Gebiet anspruchsvollen Berufen arbeiten, problematisch und i. d. R. auch der Grund für eine längere Krankschreibung ist. Auch hier ist von einer langsamen Besserungstendenz auszugehen, jedoch kann es manchmal deutlich mehr als ein Jahr dauern, bis das alte Leistungsvermögen annähernd wieder hergestellt ist – und ob dies in allen Fällen gelingt, kann zum gegenwärtigen Zeitpunkt noch nicht gesagt werden.

Wenn am Ende der Rehabilitation relevante Leistungseinschränkungen verbleiben, werden diese möglichst mit strukturierten Verfahren erfasst und dokumentiert und bilden die Grundlage der sozialmedizinischen Leistungsbeurteilung (Weinbrenner et al., 2021). Auf diese Weise können schwer PCS-Betroffene entweder Zugang zu Maßnahmen der beruflichen Rehabilitation oder zu kompensatorischen Sozialleistungen erhalten.

Eine Reha-Indikation besteht, wenn aufgrund des PCS die Teilhabe am Erwerbsleben oder an der Gesellschaft reduziert oder gefährdet ist. Bei Berufstätigen ist bei einer AU-Dauer von mehr als 3 Monaten von einer Gefährdung der Erwerbsfähigkeit auszugehen, und die Indikation zur Rehabilitation sollte geprüft werden.

Zum Reha-Antrag des Patienten ist mindestens ein ärztlicher Befundbericht erforderlich – bei einem komplexen Krankheitsbild wie dem PCS können auch Berichte aus mehreren Disziplinen sinnvoll sein und erleichtern die Auswahl einer geeigneten Klinik und die Behandlungsplanung dort. Auch Befundberichte von psychologischen Psychotherapeuten sind willkommen, v. a. wenn eine psychosomatische oder multidisziplinäre Reha angestrebt wird (Köllner, 2021).

Im Befundbericht sollte möglichst als erste Diagnose U09.9 Post-COVID Syndrom angegeben werden und dann die fachspezifischen Diagnosen, z.B. F48.0 Erschöpfungssyndrom, F06.7 leichte kognitive Störung, damit die Zuweisung zu einer Klinik mit einem speziellen Konzept für PCS-Betroffene erfolgen kann. Die Patienten können auch von ihrem Wunsch- und Wahlrecht Gebrauch machen und eine Klinik mit entsprechendem Schwerpunkt vorschlagen, was dann mit höchster Priorität berücksichtigt wird. Patienten mit ME/CFS in schwerer Ausprägung sind allerdings meist nicht rehafähig. Hier bedarf es der Entwicklung besonderer akutstationärer und rehabilitativer Konzepte, um auch dieser Patientengruppe gerecht zu werden. Weitere Informationen zur Rehabilitation finden sich auch in ➤ Kap. 4.8.

Übersicht

Beispiele für Diagnosen, die eine Rehabilitation rechtfertigen

U09.9 COVID-19 in Ausprägung als …

- F48.0 Erschöpfungssyndrom
- F06.7 Kognitive Störung
- F32 Depressive Störung
- F40, F41 Angststörungen

- F43 Posttraumatische Belastungsstörung und Anpassungsstörung
- F54 Psychische Faktoren bei der Bewältigung einer körperlichen Erkrankung (z. B. Coping-Probleme, dysfunktionales Krankheitsverhalten)
- G93.3 Chronisches Müdigkeitssyndrom (Chronisches Fatigue-Syndrom)
- G62.80 Critical-illness-Polyneuropathie
- R06.0 Dyspnoe
- R51 Kopfschmerz
- R42 Schwindel
- R00.2 Palpitationen
- R47.0 Dysphasie und Aphasie
- R47.1 Dysarthrie
- R13.- Dysphagie
- R43.- Störungen des Geruchs- und Geschmackssinnes
- R26.- Störungen des Ganges und der Mobilität
- U50.- Motorische Funktionseinschränkung
- U51.- Kognitive Funktionseinschränkung ❚❚

➢ Tab. 2.8 fasst einen Überblick über die gestufte Versorgung von Post-COVID-Patienten zusammen.

Tab. 2.8 Gestufte Versorgung von Patienten mit Post-COVID-Syndrom: Behandlung und medizinische Aufgaben (vereinfachtes Schaubild, basierend auf Angaben der Kassenärztlichen Bundesvereinigung – KBV, sowie der S1-Leitlinie Long/Post-COVID der AWMF)

<table>
<tr><th>Ambulante Versorgung: hausärztlich-allgemeinmedizinisch</th><th>Ambulante Versorgung: fachärztlich-spezialisiert</th><th>Rehabilitation</th></tr>
<tr><td rowspan="6">Diagnostik bei anhaltenden Beschwerden
Überweisung zwecks Differenzialdiagnostik und fachspezifischer Behandlung bei folgenden Beschwerden:
• Erschöpfungszustände (Fatigue)
• Atembeschwerden/anhaltender Husten
• Brustschmerzen
• schlechte Blutsauerstoffsättigung
• Störung von Wahrnehmung, Konzentration, Schlaf
• kardiale Beschwerden
• psychische Beschwerden
• dermatologische Beschwerden
• Störungen von Geschmacks- und Geruchsinn</td><td>Pneumologe (Lungenfacharzt):
• Fatigue
• Atembeschwerden/Husten
• Schlafstörungen</td><td rowspan="2">Ambulante Rehabilitation:
• physikalische Medizin
• Psychotherapie
• Physiotherapie
• Ergotherapie
• Geruchs-/Geschmackstraining</td></tr>
<tr><td>Kardiologe (Herz): Fatigue, Atembeschwerden, Herzbeschwerden, Brustschmerzen, Herzrhythmusstörungen, Herz-Kreislauf-Beschwerden</td></tr>
<tr><td>Neurologe und Psychiater:
• Störungen von Wahrnehmung und Konzentration
• psychische Beschwerden
• Störungen des Geschmacks- und Geruchsinns
• Fehlempfindungen</td><td rowspan="4">Stationäre Rehabilitation:
• bei schwerer Fatigue, reduzierter Belastbarkeit, Belastungsintoleranz
• bei eingeschränkter Mobilität
• bei schweren Atembeschwerden
• nach intensivmedizinischer Behandlung
• nach Lungengefäßverschlüssen
• nach Herzinfarkt, Herzmuskelentzündung
• bei Schlaganfall, schweren neurologischen Symptome
• bei schwerer psychischer Erkrankung
• bei langer Arbeitsunfähigkeit und Gefährdung der Erwerbsfähigkeit</td></tr>
<tr><td>Psychologischer/ärztlicher Psychotherapeut, Facharzt für psychosomatische Medizin und Psychotherapie:
• Depression
• Angst
• Stress-Response-Syndrom/Traumafolgestörung</td></tr>
<tr><td>Dermatologe (Haut):
• anhaltende/wiederkehrende Hauterscheinungen</td></tr>
<tr><td>Hals-Nasen-Ohren-Arzt (HNO):
• anhaltende/wiederkehrende Störungen des Geruchs-/Geschmackssinns, Tinnitus</td></tr>
</table>

KAPITEL

3

Alexa Kupferschmitt, Volker Köllner

Psychoedukation

3.1 Grundgedanken der Psychoedukation

Psychoedukation beschreibt die systematische und strukturierte Vermittlung von wissenschaftlich fundiertem Wissen, die das Ziel verfolgt, das krankheitsbezogene Wissen der Patienten und von deren Angehörigen zu verbessern, um damit zeitgleich die Compliance/Adhärenz und die Krankheitsbewältigung zu fördern (Bäuml et al., 2016). Zentral ist hierbei, dass das fachspezifische Wissen so aufbereitet und „gedolmetscht" wird, dass es für medizinische Laien an „Bedrohlichkeit" verliert und vielmehr als hilfreiche Richtschnur empfunden werden kann, wodurch die Betroffenen Fähigkeiten entwickeln und verbessern, ihre soziale Lebenswelt und ihr Leben selbst zu gestalten, aktiv an ihrer Genesung mitzuwirken (Borbé et al., 2017) und sich nicht von außen gestalten zu lassen.

Psychoedukation hat ihre Wurzeln in der kognitiven Verhaltenstherapie, wurde inzwischen aber auch von anderen Psychotherapieverfahren adaptiert. Sie knüpft eng an den Empowerment-Gedanken an und hat das Ziel, Patienten zu Experten in eigener Sache zu machen. Psychoedukation beinhaltet folgende Aspekte:

- Aufklärung über Diagnose, Vermittlung möglichst umfassender Informationen zur Erkrankung, dem Verlauf und den Therapiemöglichkeiten,
- Aufbau eines angemessenen Störungsmodells (Korrektur von nicht selten über soziale Medien vermittelten Fehlinformationen über die Erkrankung und deren Behandlung),
- Förderung von Krankheitseinsicht, Bereitschaft, sich auf Therapien einzulassen (Compliance/Adhärenz),
- Sensibilisierung der Körperwahrnehmung mit dem Ziel der Rezidivprophylaxe (Warnsignale, Überlastungsanzeichen etc. erkennen),
- Förderung von Selbstmanagementkompetenzen und Unterstützung des Genesungsprozesses,
- Selbstverantwortlicher Umgang mit der Erkrankung (Empowerment) als „Experte" der eigenen Erkrankung.

Psychoedukative Methoden stellen ein optimales Bindeglied zwischen der professionellen Behandlung und den Selbsthilfepotenzialen der Betroffenen dar und sind nicht ausschließlich durch „expertenzentrierten Frontalunterricht" gekennzeichnet, sondern ergänzen die „Edukation" durch Maßnahmen zur Förderung von individuellen Bewältigungsfähigkeiten und Selbsthilfekompetenzen (Kupferschmitt und Köllner 2024).

3.2 Allgemeine Aspekte zu Durchführung und Didaktik

Die *individuellen Erfahrungen* der Teilnehmer mit ihrer Erkrankung bilden idealerweise den Ausgangspunkt der Psychoedukation. Durch den Austausch erleben sich die Patienten zugehörig, und der Therapeut erfährt etwas über das subjektive Erleben der Patienten. Als wichtige Voraussetzung für die Erarbeitung eines adäquaten Störungsmodells kann sich der Therapeut ein Bild über die (kognitiven und emotionalen) Sichtweisen der Patienten sowie ihre Einstellungen, Erwartungen, Vorbehalte etc. hinsichtlich der Erkrankung machen.

Unter Rückgriff auf die individuellen Krankheitskonzepte der Patienten erfolgt die *umfassende Wissensvermittlung* durch den Therapeuten. Entscheidend ist hierbei, dass der Therapeut *in klarer und laiengerechter Sprache* den aktuellen wissenschaftlich fundierten Kenntnisstand vermittelt und auch auf noch unklare Sachverhalte hinweist.

Verhaltensmodifizierende Interventionen, die sich an die Wissensvermittlung anschließen, werden z. B. durch operante Methoden (um Verhalten auf- oder abzubauen), Rollenspiele (handlungsorientiert oder in Form kognitiver Psychotherapie) oder Problemlösetraining umgesetzt.

Bei psychoedukativen Basisschulungen haben sich Vorträge (meist Präsentationen) durchgesetzt, die aber möglichst interaktiv gestaltet werden sollten. Hierbei ist hinsichtlich des Aufbaus, der Qualität sowie inhaltlicher und formaler Aspekte Verschiedenes zu berücksichtigen. Zunächst einige praktische Hinweise zur Foliengestaltung:

- Beschriftung, Legenden, Text und Grafiken sollten eindeutig und lesbar sein; der Schriftgrad sollte 24 Punkte nicht unterschreiten.
- Folien nummerieren (insbesondere ausgedruckte Folien) zwecks Orientierung und einfacher Sortierung.
- Aussagen sollten auf das Wesentliche begrenzt werden (z. B. „Immun- und Autoimmunreaktionen können zur Entstehung des PCS wesentlich beitragen." statt „Die immunologischen Aspekte, die das Post-COVID-Syndrom erklären können, sind häufig proentzündliche Zytokine, wie IL-6, TNF-α, IL-1β sowie IFN-γ, die bis zu mehreren Monaten nach Infektion noch deutlich erhöht nachgewiesen werden können.").
- Fremdwörter und Abkürzungen vermeiden (oder in Klammern erklären).
- **Der zeitsparende Einsatz der englischsprachigen Folien vom letzten Kongress ist ein absolutes No Go!**

Neben der Gestaltung der Medien ist das Verhalten des Vortragenden entscheidend. Hierbei sind folgende Punkte zu berücksichtigen:

- Frontal zu den Teilnehmern stehen, offene Körperhaltung (z. B. keine verschränkten Arme), Blickkontakt mit den Teilnehmern aufnehmen und halten.
- Laute, klare Intonation.
- Für Laien unverständliche Fachsprache vermeiden bzw. notwendige Fachbegriffe erklären.
- Metaphern, Geschichten, eingängige Sprachbilder verwenden.
- Auf keinen Fall die Folien ablesen/als Teleprompter benutzen!

PRAXISTIPP

Wie kann ich die Zuhörer aktiv mit einbeziehen und Frontalunterricht vermeiden?

- Zunächst eigene Symptome und Erfahrungen schildern lassen, bevor eine Folie mit der entsprechenden Aufzählung gezeigt wird.
- Zunächst Lösungsmöglichkeiten für ein Problem aus der Gruppe sammeln, anstatt diese sofort selbst zu präsentieren.
- Quizfragen („Was denken Sie, ist die Ursache von …") oder Fragen im Sinne von „Was würden Sie entscheiden/empfehlen?") – gern auch mit Abstimmung.
- Flüsterrunden, in denen 2–3 Teilnehmer ihre Erfahrungen untereinander austauschen.
- Am Ende eines Abschnitts Feedback-Runden mit den Fragen:
  - „Was nehmen Sie aus diesem Abschnitt mit?"
  - „Welche Informationen waren für Sie hilfreich?"
  - „Was ist offengeblieben?"

Unter Psychoedukation 2.0 werden Internetplattformen mit Informationen, Podcasts zu Gesundheitsthemen oder informierende Videos auf Social-Media-Plattformen oder Lernplattformen verstanden. Diese Formate sind weit verbreitet, niedrigschwellig und auch außerhalb von Ballungsräumen gut erreichbar. Zum Thema Post-COVID ist hier vor allem die sehr informative Seite des Bundesgesundheitsministeriums zu erwähnen (www.bmg-longcovid.de).

3.3 Besondere Bedeutung der Psychoedukation beim Post-COVID-Syndrom

Bei Patienten mit Post-COVID-Syndrom ist Psychoedukation von besonderer Bedeutung. Dies liegt weniger daran, dass zu diesem Thema keine Informationsquellen zur Verfügung stehen, sondern eher an der Fülle widersprüchlicher und teilweise auch falscher Informationen, die über die Medien und vor allem über Social Media auf die Betroffenen einströmen. Dies führt zu erheblicher Verunsicherung und macht es für die Betroffenen schwierig, mögliche Handlungsfelder zu identifizieren, mit denen sie selbst etwas zur Verbesserung ihres Gesundheitszustands tun können.

Aus diesem Grund stellen wir eine ausführliche Psychoedukation an den Anfang unseres Behandlungskonzepts. In der Rehaklinik gibt es in der Aufnahmewoche ein 75-minütiges Seminar, das einen Teil der Inhalte des hier vorgestellten Psychoedukationskonzeptes abdeckt. Im Rahmen der Therapiegruppe gibt es in der Mitte des Aufenthaltes eine ärztliche Fragestunde, in der die Patienten die Möglichkeit haben, weitere Informationen einzuholen und für sie offene Fragen zu klären. Beide Veranstaltungen werden durch den Chefarzt der Klinik durchgeführt, was die Bedeutung der Psychoedukation unterstreicht. Wir empfehlen, auch eine ambulante PCS-Therapiegruppe mit zwei psychoedukativen Sitzungen zu beginnen, auf denen dann die psychotherapeutischen Inhalte aufbauen können.

Über die Ursachen und Behandlungsmöglichkeiten des PCS wird derzeit noch intensiv und kontrovers diskutiert, was bei den Betroffenen zu erheblicher Verunsicherung führen kann. Wir empfehlen daher, dieses Thema am Anfang der Psychoedukation aufzugreifen und transparent zu machen, auf welcher Grundlage die Psychoedukation basiert und wo wissenschaftlich gesicherte Informationen selbst nachgelesen werden können. Vorschläge zum praktischen Vorgehen finden sich in der folgenden Infobox. Hierauf bezieht sich auch Folie 3 des Foliensatzes, der downzuloaden ist unter Psychoedu_Folien.

Informationsbeschaffung

Wem soll ich glauben – welche Informationen sind zuverlässig?

Cave: Das Thema Post-COVID ist „vermintes Gelände": Auch von Ärztinnen und Ärzten werden teilweise widersprüchliche Informationen verbreitet, das Thema ist emotional aufgeheizt, und hinzu kommen Verschwörungserzählungen, welche die Debatte über die Pandemie und die Impfung zusätzlich verkomplizieren. Damit die hier vorgestellte Patientenschulung für die Betroffenen nicht noch eine weitere Meinungsäußerung unter vielen anderen ist, die die Verwirrung eher steigert, ist es uns wichtig, transparent zu machen, woher unsere Informationen stammen: Wesentliche Informationsquelle sind die AWMF-Leitlinien zu Long/Post, COVID (S1) und zur Rehabilitation bei COVID-19 (S2).

Am Anfang des Vortrages investieren wir viel Zeit, zu erklären, was eine medizinische Leitlinie ist und wie sie zustande kommt. Für die Patienten ist es wichtig zu erfahren, dass die Literatur, auf der eine Leitlinie basiert, anonym begutachtet und nach transparenten Kriterien ausgewählt wurde und dass alle beteiligten Experten verpflichtet sind, Interessenkonflikte offenzulegen. Wichtig ist auch der Hinweis, dass Patientenvertreter an der Erstellung der Leitlinie beteiligt sind.

An dieser Stelle verweisen wir auch immer auf die Homepage der AWMF und die Möglichkeit, die Leitlinie sowohl in der Version für Ärzte als auch in der Patientenversion kostenlos herunterzuladen und selbst zu lesen

- zu Long/Post, COVID:
  - https://register.awmf.org/de/leitlinien/detail/080-008
- zur Rehabilitation bei COVID-19
  - https://register.awmf.org/assets/guidelines/020-027p_S1_Post_COVID_Long_COVID_2023-02.pdf
    https://register.awmf.org/assets/guidelines/020-027l_S1_Long-Post-Covid_2023-11.pdf

Unsere Erfahrung aus der Arbeit mit über 300 Post-COVID-Patienten ist, dass diese Transparenz am Anfang sehr wichtig und hilfreich ist, um glaubwürdig zu sein.

3.4 Hinweise zum Gebrauch des Foliensatzes

Psychoedukation ist beim PCS sinnvoll:

- im Rahmen der hausärztlichen/psychosomatischen Grundversorgung,
- in einer Selbsthilfegruppe als eingeladener Experte,
- als Einstieg in eine ambulante Gruppen- oder Einzelpsychotherapie,
- als Einstieg in eine Post-COVID-Rehabilitation,
- im Rahmen einer psychosomatischen Krankenhausbehandlung wegen PCS.

In den beiden ersten Fällen steht die Psychoedukation für sich allein, in den anderen dient sie als Einstieg in die weitere Therapie. Zur Unterstützung finden Sie im Online-Supplement zu diesem Buch unter Psychoedu_Folien einen Foliensatz, der in gut 80 Folien versucht, die Psychoedukation zum PCS möglichst vollständig dazustellen. Sollen diese vollständig verwendet und besprochen werden, so werden hierzu 2 Gruppensitzungen von je 90 Minuten (ggf. zuzüglich Pausen) benötigt. Die wichtigsten Inhalte können aber auch mit einer reduzierten Folienzahl in einer Sitzung besprochen werden.

Im **hausärztlichen Setting** ist eine psychoedukative Gruppe meist schwer zu realisieren – obwohl sie auch hier gewinnbringend sein kann, weil sie Patienten zu Selbsthilfeinitiativen zusammenbringt und Zeit spart, weil die Informationen nicht ständig im Einzelgespräch wiederholt werden müssen. Möglich ist aber auch, einzelne Folien zu kopieren und als Unterstützung in der Einzelberatung zu zeigen.

Sowohl in der ambulanten als auch in der stationären Psychotherapie ist es nicht immer möglich, mit einer geschlossenen Gruppe zu arbeiten. Sowohl in offenen Therapiegruppen als auch in der Einzeltherapie ist es nicht möglich, mit einer gemeinsamen Psychoedukation zu beginnen. In diesem Fall gibt es drei Alternativen:

- Die psychoedukativen Inhalte werden in die einzelnen Therapiesitzungen eingestreut.
- Ein psychoedukatives Seminar wird als Ergänzung zur Einzel- oder Gruppentherapie in regelmäßigen Abständen angeboten.
- Der Vortrag wird von Ihnen aufgezeichnet, und die Patienten können ihn sich eigenständig bei Bedarf online anschauen. Hierdurch gehen allerdings die interaktiven Möglichkeiten der Psychoedukation verloren.

PRAXISTIPP

Zur Veranschaulichung haben wir eine Version eines Vortrages aufgezeichnet und stellen diese online zur Verfügung (Psychoedu_Vortrag). Sie können diese Version auch Ihren Patienten zugänglich machen – von den Patienten wird es allerdings besser aufgenommen, wenn „ihr" Therapeut den Vortrag hält. Außerdem sind so Modifikationen mit Bezug zum eigenen Therapiekonzept und Patientenklientel möglich.

Der Foliensatz (Psychoedu_Folien) ist wie folgt gegliedert:
- Einstieg (Folie 1–3)
- Definition, Symptomatik, Geschichte (Folie 4–16)
- Befunde zu Ursachen des PCS, Abgrenzung zu ME/CFS (Folie 17–28)
- Multifaktorielles Erklärungsmodell (Folie 29–36)
- Psychische Faktoren, die den Verlauf des PCS beeinflussen können (Folie 37–42)
- Diagnostik (Folie 43–46)
- Behandlungsmöglichkeiten (Folie 47–79)
  - Allgemeine Strategien
  - Medikamente
  - Bewegungstherapie
  - Atemtherapie
  - Kognitives Training
  - Ernährung
  - Umgang mit Placebos
  - Psychotherapie
  - Rehabilitation
- Selbsthilfegruppen (Folie 79, 80)
- Prognose und Ausblick (Folie 81–83)

Von besonderer Bedeutung ist die Vermittlung des multifaktoriellen Erklärungsmodells des Post-COVID-Syndroms. Dies ist ja der Ansatzpunkt psychosozialer und psychotherapeutischer Interventionen. Viele Patienten haben jedoch am Anfang ein rein somatisch orientiertes Konzept ihrer Erkrankung und erwarten dementsprechend eher einen medikamentösen Behandlungsansatz. Daher ist es besonders wichtig, durch Vermittlung eines breiteren Verständnisses des PCS Behandlungsmotivation für einen breiteren, biopsychosozialen Ansatz aufzubauen. Von ähnlich großer Bedeutung für viele Betroffene ist das Avoidance/Endurance-Konzept. Wir haben daher zu den entsprechenden Folien hier Begleittexte geschrieben, die als Beispiel zur Vermittlung verwendet werden können.

Multifaktorielles Erklärungsmodell des PCS (Folie 30–36)

Wir möchten Ihnen nun ein multifaktorielles Modell zur Aufrechterhaltung des Post-COVID-Syndroms vorstellen. Multifaktoriell ist für uns keine vornehme Umschreibung von „Wir wissen auch nicht genau, wo es herkommt", vielmehr eröffnet der hierdurch erweiterte Blick neue Behandlungsmöglichkeiten.

Auf den ersten Blick (Folie 30) ist alles ganz einfach: Das Virus löst im Körper (hier als Blackbox gezeichnet) Veränderungen im Immun- und Gerinnungssystem sowie an den Gefäßwänden aus, die dann zu den Beschwerden führen – vergleichbar mit: „Ich falle die Treppe herunter → ich breche mir das Bein → ich kann nicht mehr laufen.

Wir wissen aber von vielen anderen Erkrankungen, dass es so einfach nicht ist (Folie 31). Gerade bei chronischen Erkrankungen, wie z. B. Diabetes oder koronare Herzkrankheit, haben psychische und soziale Faktoren einen großen Einfluss sowohl auf die Entstehung als auch auf den Verlauf der Erkrankung. Dies ist auch beim Post-COVID-Syndrom nicht anders. Wichtig ist hierbei auch der Gedanke, dass für die Entstehung einer Krankheit andere Faktoren wichtig sein können als dafür, dass sie nicht heilt.

Eine essenzielle Rolle bei der Aufrechterhaltung des Post-COVID-Syndroms spielt – ähnlich wie bei chronischen Schmerzen – die Art der Krankheitsverarbeitung (Folie 32). Günstig ist hier der goldene Mittelweg. Es ist sinnvoll, die Erkrankung ernst zu nehmen und sich die nötige Schonung zu gewähren, ohne sich dabei von Angst lähmen zu lassen.

Schauen wir zunächst auf die linke Seite (Folie 33): Die COVID-Infektion löst verständlicherweise Angst aus. Wenn uns diese lähmt und wir aus Furcht, unseren Körper hierdurch zu schädigen, körperliche Aktivität weitgehend vermeiden, lange bevor wir an unsere Grenzen kommen, entsteht Trainingsmangel, der uns immer weiter schwächt, zu chronischer Müdigkeit und Erschöpfungsgefühl führt und Atembeschwerden verstärkt. Auch das Schmerzempfinden wird verstärkt. Außerdem neigen wir dazu, bei Angst mehr zu atmen, als eigentlich notwendig ist – die Angstreaktion bereitet uns nämlich auf Situationen vor, wo wir körperlich aktiv sein müssen. Wenn wir dann in Ruhe verbleiben, besteht die Gefahr der Hyperventilation, die als Atemnot oder Druck auf der Brust erlebt wird. Gefährlich ist Hyperventilation zum Glück nicht.

Auf der rechten Seite (Folie 34) sehen wir, was passiert, wenn wir uns der Erkrankung gar nicht anpassen und so tun, als wären wir noch so leistungsfähig wie vorher. Besonders Menschen, die vor der Infektion sehr leistungsfähig waren und die es gewohnt sind, von sich und ihrem Körper ständig Höchstleistung zu erwarten, tappen nicht selten in diese Falle. Wenn man in der Erholungsphase von einem Infekt die Aktivität übertreibt, zeigt der Körper einem die gelbe Karte, und die Symptome verstärken sich. Zusätzlich entsteht durch den inneren Druck Anspannung, die Schmerzen auslöst und verstärkt. Das ständige „Gegen-die-Wand-Laufen" mit nachfolgendem Crash führt zum Erleben von Frust und Stress. Die Stimmung bricht ein, es kann bis zur Depression kommen. Viele Patienten mit Tendenz zur Selbstüberforderung wechseln auf die Vermeidungsseite, wenn sie mehrfach die Erfahrung machen mussten, dass ihnen Belastung nicht guttut.

An dieser Stelle wird es richtig spannend: Sie sehen in Folie 35 rot markiert die Begriffe Depression, Dekonditionierung und Angst – alle drei sind Risikofaktoren, nach einer Akutinfektion Post-COVID zu entwickeln. Wir können wissenschaftlich gut erklären, warum das so ist: Depression ist ein chronischer Stresszustand, der zu einer dauerhaften leichten Aktivierung sowohl der Stresshormone als auch des Immunsystems führt. Angst wiederum hat ganz ähnliche Effekte und kann zusätzlich möglicherweise auch die Gerinnung leicht aktivieren. Regelmäßiges körperliches Training hilft dem Immunsystem, in die Ruhelage zu kommen, Dekonditionierung bewirkt dementsprechend das Gegenteil. Gleichzeitig wissen wir aber auch, dass eine Aktivierung des Immunsystems wie bei einem Infekt die Stimmung trübt, ein Gefühl des Bedroht-Seins auslösen kann und das Bedürfnis nach Ruhe weckt (Folie 36). Hier haben wir also Wechselwirkungen, die zu einem Teufelskreis der Symptomverstärkung führen können.

Wir sehen aber auch, dass dieser erweiterte Blick auf das Post-COVID-Syndrom neue Türen zur Behandlung öffnet: Es kommt in der Therapie darauf an, gemeinsam mit den Patienten das richtige Maß an Aktivität herauszufinden und zu lernen, entsprechende Signale des Körpers zu spüren und zu beachten. ▮▮

▮▮ Begleittext Avoidance-Endurance-Modell (Folie 74)

Das Avoidance-Endurance-Modell beschreibt die Verhaltensmuster des *übertriebenen (dysfunktionalen) Durchhaltens* und des *ängstlichen Vermeidens.*

Dysfunktionales Durchhalten ist dadurch gekennzeichnet, dass man auf Erschöpfung oder andere Symptome mit „durchhalten" und „Zähne zusammenbeißen" reagiert. Dieses Verhalten kann entweder mit einem positiven Affekt („mir macht die Arbeit doch Spaß, das Bisschen Infekt haut mich nicht um") oder einer „verbissenen" Haltung („ich kann mir jetzt keine Schwäche leisten") erfolgen. Bei Symptomen wird versucht, sich gedanklich abzulenken, um weiterhin volle Leistung erbringen zu können. Dies führt langfristig zu Überlastung und einer Symptomzunahme.

Beim *ängstlichen Vermeiden* sind die Personen hingegen überzeugt, dass Aktivität sich schädlich auswirkt, mit der Folge, dass aus Angst immer mehr Aktivitäten vermieden werden. Langfristig führt die Inaktivität und Vermeidung von Bewegung zu Dekonditionierung und einer Chronifizierung der Symptomatik.

Folglich führen beide Verhaltensweisen – das Katastrophisieren mit folgender Angst, Schonhaltung und Vermeidung von Aktivität, wie auch das dysfunktionale Durchhalten mit Ignoranz der Symptomatik zu einer Chronifizierung.

Das an das Avoidance-Endurance-Modell geknüpfte Ziel der Post-COVID-Gruppentherapie ist deshalb, diese Mechanismen anhand praktischer Alltagsbeispiele zu verdeutlichen, um die Betroffenen in die Lage zu versetzen, ihr eigenes Verhalten zu erkennen und in einem weiteren Schritt hin zu moderater Aktivität mit ausreichenden Pausen zu flexibilisieren. ▮▮

Ein ebenso schwieriges wie wichtiges Thema im Zusammenhang mit dem Post-COVID-Syndrom ist der *Umgang mit Placebo-Effekten.* Gerade weil eine wirksame medikamentöse Therapie noch fehlt, probieren viele Betroffene in ihrer Verzweiflung Präparate ohne Wirksamkeitsnachweis aus. Dabei kann es sich sowohl um harmlose Vitamintabletten aus der Drogerie als auch um gefährlich überdosierte Nahrungsergänzungsmittel oder teure und fragwürdige Präparate aus dem Internet handeln. Aufgrund des Placebo-Effektes ist es nicht selten, dass Patienten im Anschluss an die Einnahme eine vorübergehende Besserung erleben und deswegen auf diese Präparate „schwören". Dies kann in Gruppen zu teilweise erbitterten Diskussionen führen.

Wichtig ist es hier, eine offene und wertschätzen der Haltung einzunehmen, die das subjektive Erleben der Betroffenen erst einmal annimmt. Ebenso wichtig ist es allerdings, vor gesundheitlichen oder finanziellen Nebenwirkungen und Risiken zu warnen. Wir haben diesem Thema deshalb die Folien 66–68 gewidmet und empfehlen, gesondert auf diesen Punkt einzugehen.

MERKE

Wichtig ist bei der Psychoedukation zum Post-COVID-Syndrom, die Vorträge und Folien regelmäßig auf Aktualität hin zu überprüfen und gegebenenfalls anzupassen! Auf diesem Gebiet finden erhebliche Forschungsaktivitäten statt, und es ist möglich, dass sich unsere Vorstellungen zur Pathogenese und zur Behandlung in den nächsten Monaten und Jahren noch deutlich ändern werden. Wir bitten Sie daher, ihre Folien entsprechend der aktuellen Version der Leitlinie zum Post-COVID-Syndrom und auch mithilfe der Informationen auf der Long-COVID-Seite des Bundesgesundheitsministeriums regelmäßig anzupassen.

3.4.1 Vortragsfolien

PRAXISTIPP

Der komplette Foliensatz ist downzuloaden ist ➕ Psychoedu_Folien.

Einstieg

DAS POST-COVID-SYNDROM – EINE REALE ERKRANKUNG, GEGEN DIE MAN ETWAS TUN KANN!

Definition, Diagnostik, Ursachen und Behandlungsmöglichkeiten

1

Einstieg

ÜBERBLICK

- **COVID-19 und das Post-COVID-Syndrom**
  - Die COVID-19-Pandemie
  - Definition des Post-COVID-Syndroms
  - Definition des Post-Vac-Syndroms
  - Zusammenhang zu ME/CFS
  - Wie häufig ist Post-COVID?
- **Was wissen wir über die Entstehung und Aufrechterhaltung von Post-COVID?**
  - Risikofaktoren
  - Körperliche Mechanismen
  - Psychosoziale Faktoren
  - Biopsychosoziales Erklärungsmodell

- **Diagnostik**
- **Behandlungsmöglichkeiten – was ist gesichert?**
  - Bewegungstherapie
  - Psychotherapie
  - Medikamentöse Behandlung
  - Andere somatische Ansätze
  - Wie halte ich mich auf dem Laufenden?
- **Rehabilitation**
- **Ausblick und Prognose**

2

A. Kupferschmitt, Post-Covid erfolgreich therapieren, 1. A. 2025.
Copyright © Elsevier GmbH, Deutschland. Alle Rechte vorbehalten, auch für Text- und Data-Mining, KI-Training und ähnliche Technologien.

Einstieg

WARUM SOLLEN SIE UNS GLAUBEN UND NICHT DR. GOOGLE?

- Grundlage dieses Vortrags ist die aktuelle Version der S1-Leitlinie zum Long-/Post-COVID-Syndrom.
- Leitlinien stellen regelmäßig das aktuell gesicherte Wissen zu einem Krankheitsbild zusammen und leiten hieraus Behandlungsempfehlungen ab.
- Autorinnen und Autoren kommen aus den zuständigen wissenschaftlichen Fachgesellschaften und von Selbsthilfeorganisationen der Betroffenen. Sie müssen im Vorfeld eine Erklärung über mögliche Interessenkonflikte (z. B. Besitz von Aktien einer Pharmafirma) abgeben.
- Grundlage sind nur Veröffentlichungen in wissenschaftlichen Fachzeitschriften – die Datensuche muss transparent dargestellt werden.
- Alle Leitlinien (auch zu anderen Krankheitsbildern) sind im Internet frei zugänglich. Die zu Post-COVID finden Sie unter: https://register.awmf.org/assets/guidelines/020-027p_S1_Post_COVID_Long_COVID_2023-02.pdf – oder einfach „Leitlinie – Post-COVID-Patientenversion" in die Suchmaschine eingeben.

3

A. Kupferschmitt, Post-Covid erfolgreich therapieren, 1. A. 2025.
Copyright © Elsevier GmbH, Deutschland. Alle Rechte vorbehalten, auch für Text- und Data-Mining, KI-Training und ähnliche Technologien.

Definition, Symptomatik, Geschichte

COVID-19 UND DAS POST-COVID-SYNDROM

- **COVID-19** ist eine durch das SARS-CoV-2-Virus hervorgerufene Infektionskrankheit, die vor allem die Lunge, aber auch zahlreiche andere Organe betreffen kann.
- Bei der Mehrzahl der Betroffenen bilden sich die Symptome innerhalb von 4 Wochen wieder zurück.
- Von **LONG COVID** spricht man, wenn die Symptome einer schweren COVID-19-Erkrankung mit Organschäden länger bestehen bleiben.
- **Länger anhaltende Folgezustände** auch einer leichteren oder sogar asymptomatischen Infektion werden als **Post-COVID-Syndrom** bezeichnet.

4

Definition, Symptomatik, Geschichte

COVID-19 UND DAS POST-COVID-SYNDROM

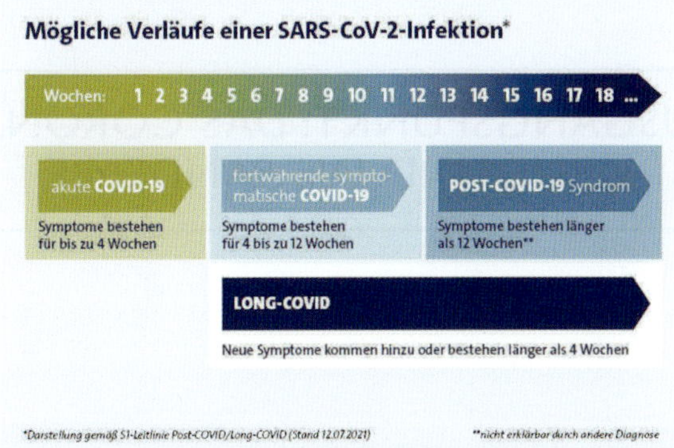

5

Definition, Symptomatik, Geschichte

DIE DEFINITION DER WHO
(OKTOBER 2021)

Post-COVID-19 Syndrom = Zustand, bei dem

- Beschwerden **nach** mutmaßlicher oder bestätigter **SARS-CoV-2-**Infektion mindestens **12 Wochen persistieren** oder neu auftreten,
- nicht durch eine andere Diagnose erklärt werden können
- und das Symptombild die **tägliche Funktionsfähigkeit im Alltag** beeinflusst.

Die häufigsten Symptome sind **Fatigue (Müdigkeit), Luftnot sowie Konzentrations- und Gedächtnisstörungen**, wobei auch häufig wechselnde körperliche Beschwerden und psychische Symptome zusätzlich auftreten.

6

DIE WICHTIGSTEN POST-COVID-SYMPTOME IM ÜBERBLICK

- **Fatigue und Fatiguability**
  - Fatigue = subjektiver Zustand der andauernden / übermäßigen Erschöpfung
  - Fatiguability = objektivierbarer Leistungsabfall (z. B. mittels TAP-Test) / vorzeitige Ermüdbarkeit
- **Kognitive Störungen**

  ↓ Gedächtnis, ↓ Konzentration, ↓ Daueraufmerksamkeit, ↓ geteilte Aufmerksamkeit, ↓ Reaktionsgeschwindigkeit und -bereitschaft, ↓ Wortfindung, ↓ komplexe Zusammenhänge (z. B. Texte, soziale Situationen) erfassen, analysieren und verstehen, zzgl. Schlüsse ziehen
- **Belastungsintoleranz / Post-Exertionelle Malaise (PEM)**

  Deutliche Symptomverschlechterung nach (Über-)Belastung (z. B. grippale Symptome, zur Ruhe zwingende Erschöpfung, Kopfschmerzen, Brainfog)
- **Schmerzen**

  Muskel- und Gelenkschmerzen, fibromyalgisch anmutende Schmerzen, Kopfschmerzen, Migräne
- **Dyspnoe** (Atembeschwerden) oder **kardiale Symptome** (z. B. Herzrasen, Herzstolpern)

AUSGANGSPUNKT: DAS CORONA-VIRUS UND DIE PANDEMIE

WAS IST DAS BESONDERE AM COVID-19-VIRUS?

- Das COVID-19-Virus führte in seinen Ursprungsvarianten und bei Ungeimpften wesentlich häufiger zu schweren und tödlichen Verläufen als z. B. das Grippevirus, es ist aber bei Weitem nicht so gefährlich wie z. B. Ebola.
- Eigentlich heißt es **SARS-CoV-2-Virus**. SARS-Cov-1 löste 2003 eine kleine Pandemie aus mit ganz ähnlichen Symptomen. Es war tödlicher, aber weniger ansteckend als SARS-CoV-2. Daher konnte eine weltweite Ausbreitung damals gerade noch verhindert werden.
- Gefährdet für einen schweren Verlauf der akuten Erkrankung sind vor allem ältere Menschen und Menschen mit Vorerkrankungen, Kinder sind zum Glück nur selten ernsthaft betroffen.

Definition, Symptomatik, Geschichte

WAS IST DAS BESONDERE AM COVID-19-VIRUS?

- Das COVID-19-Virus gehört zur Gruppe der Corona-Viren. Corona leitet sich vom lateinischen Wort für Krone ab.
- Wie jede gute Krone haben Corona-Viren zahlreiche Zacken – die sog. Spike-Proteine (siehe Grafik oben links). Andere Viren haben „glattere" Oberflächen.
- Die Spike-Proteine sind wie kleine Schlüssel, die Schalter an unseren Zellen anschalten oder Türen öffnen können.
- Das COVID-19-Virus führt zu einer stärkeren und länger anhaltenden Aktivierung des Immun- und Gerinnungssystems als viele andere Viren.

10

Definition, Symptomatik, Geschichte

DIE PANDEMIE IM ZEITVERLAUF

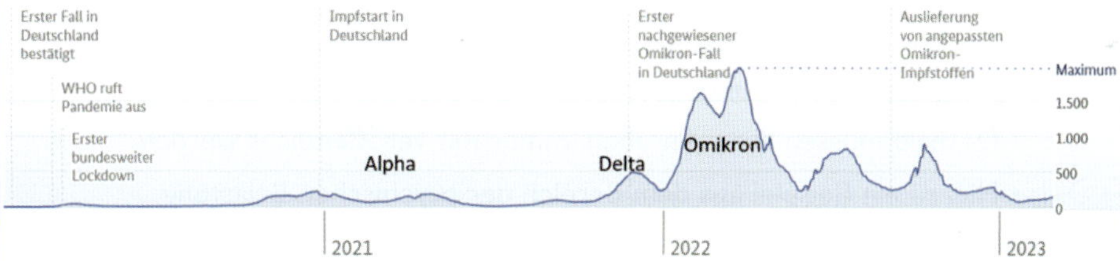

11

Definition, Symptomatik, Geschichte

WAS IST DAS BESONDERE AM COVID-19-VIRUS?

- Aufgrund seiner komplexen Oberflächenstruktur beeinflusst das COVID-Virus unseren Körper stärker als andere Viren. Das führt zu mehr Komplikationen bei der akuten Infektion (u. a. Lungenembolien) und ist auch der Ausgangspunkt für das Post-COVID-Syndrom (PCS).
- Grundsätzlich sind länger andauernde und schwer verlaufende Folgezustände (z. B. Herzmuskelentzündung) auch nach anderen Viruserkrankungen bekannt
- Bei COVID-19 scheinen diese allerdings häufiger, komplexer und länger anhaltend zu sein als bei anderen Viruserkrankungen.
- Von der Erforschung des PCS können wir aber auch vieles über andere Virusfolgeerkrankungen lernen und diese hoffentlich bald besser behandeln!

12

Definition, Symptomatik, Geschichte

WIE GEFÄHRLICH IST DAS VIRUS NOCH?

- Die neueren Virusvarianten (Omikron und Co) sind zwar ansteckender, aber weniger gefährlich als die Ursprungsvarianten. Das ist bei Vien die übliche Entwicklung. Viren wollen uns nicht töten, sondern mit unserer Hilfe überleben!
- Gleichzeitig haben wir inzwischen gelernt, Abwehrkräfte gegen das Virus zu entwickeln. Eine entscheidende Hilfe hierbei war, dass früh ein Impfstoff entwickelt werden konnte – sonst hätte es viel mehr Tote gegeben.
- Die neuen Virusvarianten scheinen auch seltener ein Post-COVID-Syndrom (PCS) zu verursachen.
- Auch die Impfung reduziert das PCS-Risiko nach einer Infektion um knapp 50%. Allerdings kann sie in seltenen Fällen auch eine PCS-ähnliche Reaktion hervorrufen, das Post-Vac-Syndrom. Unter dem Strich überwiegen aber die Vorteile der Impfung deutlich.

13

Definition, Symptomatik, Geschichte

WARUM GIBT ES SO VIELE WIDERSPRÜCHLICHE ANGABEN?

.... MACHEN DIE FORSCHER IHRE ARBEIT SCHLECHT?

- Die Erkrankung gibt es erst seit 3 Jahren – wir stehen noch am Anfang ihrer Erforschung.
- Studien bringen unterschiedlich Ergebnisse in Abhängigkeit davon, wer wann und wo untersucht wurde.
- Deshalb müssen diese Angaben immer mit veröffentlicht werden.
- Hierzu ein Beispiel aus dem Bereich der psychischen Belastung durch die Pandemie:

14

Definition, Symptomatik, Geschichte

UNTERSCHIEDLICHE STUDIEN ZUR PSYCHISCHEN BELASTUNG DURCH DIE PANDEMIE:

- Wo wurde untersucht? (Deutschland, China, USA, Italien...)
  ➔ eher günstige Daten aus Deutschland, weil hier das Gesundheitssystem nie kollabiert ist.
- Wann wurde untersucht? ➔ Zu Beginn der Pandemie hohe Belastung durch Angst, während der ruhigen Zwischenphase im Sommer 2020 sehr niedrige Belastung, ab Herbst 2020 zunehmende Depression)
- Wer wurde untersucht?
  - Patienten nach ITS- oder Krankenhausaufenthalt ➔ hohe Belastung
  - Patienten einer Post-COVID Spezialambulanz ➔ hohe Belastung
  - Patienten, die sich selbst im Internet melden ➔ eher hohe Belastung
  - Repräsentative Erhebungen an großen Stichproben (wie bei Wahlumfragen) ➔ niedrige Belastung

15

Definition, Symptomatik, Geschichte

…ES GIBT BEI POST-COVID NOCH VIEL ZU ERFORSCHEN!

- Alle diese Studien bringen unterschiedliche Ergebnisse, je nachdem, wer wann und wo untersucht hat!
- Die Widersprüche bestehen also nur scheinbar – wenn man die Ergebnisse vorschnell verallgemeinert – leider neigen Medien dazu, das zu tun.
- Jede einzelne Studie ist wie ein Puzzle-Stück. Sie ist nicht das ganze Bild, hilft uns aber, dieses zu verstehen und zu entschlüsseln!
- Derzeit sehen wir beim Post-COVID-Puzzle schon einige Teile des Bildes – aber auch noch sehr viel „Tischdecke".
- Wir brauchen auch IHRE Bereitschaft, an Studien mitzuwirken, damit die Tischdecke verschwindet!!!

16

Befunde zu Ursachen des PCS, Abgrenzung zu ME/CFS

WAS WISSEN WIR ÜBER DAS POST-COVID-SYNDROM (PCS)

17

Befunde zu Ursachen des PCS, Abgrenzung zu ME/CFS

WAS KÖNNEN ALLES SYMPTOME VON POST-COVID SEIN?

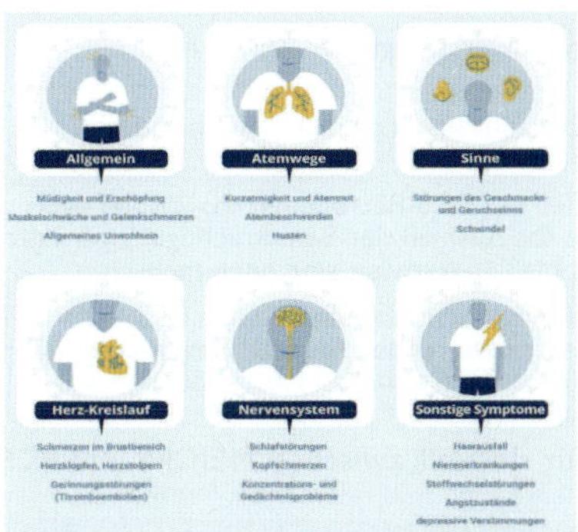

MERKE:
Die Diagnose eines Post-/LONG COVID-Syndrom kann weder durch eine einzelne Laboruntersuchung noch durch ein Panel an Laborwerten diagnostiziert bzw. objektiviert werden. Ebenso schließen normale Laborwerte ein Post-/LONG COVID-Syndrom nicht aus!

18

ZUSAMMENHANG ZU ME/CFS

ME/CFS = myalgische Enzephalomyelitis (ME)/ Chronic-Fatigue Syndrom (CFS)

Problematik: ME unterstellt eine Ursache, für die bisher eindeutige wissenschaftliche Belege fehlen (Enzephalomyelitis = Enzephalomyelitis = demyelinisierende Erkrankung des Zentralnervensystems/ Entzündung des Gehirns).

Symptome ME/CFS:

- Schwere Erschöpfung/Fatigue und Zustandsverschlechterung nach Belastung (Belastungsintoleranz/Post Exertionale Malaise PEM) → im schlimmsten Fall Bettlägerigkeit und Pflegebedürftigkeit
- Zusätzlich Symptome: Schlafstörungen, Konzentrationsstörungen, Herz-Kreislaufsymptome (z. B. Herzrasen, Schwindel), Überempfindlichkeit gegen Geräusche und Licht...
- Symptomatik persistiert mindestens 6 Monate, wobei relevante Beeinträchtigungen in unterschiedlichen Lebensbereichen und der Teilhabe und Partizipation vorliegen

19

Befunde zu Ursachen des PCS, Abgrenzung zu ME/CFS

ZUSAMMENHANG ZU ME/CFS

Kanadische ME/CFS-Kriterien

1. Erschöpfung/Fatigue und Zustandsverschlechterung nach Belastung

- ☐ deutliches Ausmaß einer neu aufgetretenen, anderweitig nicht erklärbaren, andauernden körperlichen oder mentalen Erschöpfung, die zu einer erheblichen Reduktion des Aktivtätsniveaus führt
- ☐ Erschöpfung, Verstärkung des schweren Krankheitsgefühls und/oder Schmerzen nach Belastung mit einer verzögerten Erholungsphase (meist mehr als 24 Stunden, kann Tage dauern)
- ☐ Die Symptome können durch jede Art von körperlicher oder mentaler Anstrengung oder Stress verschlechtert werden

2. Schlafstörungen

- ☐ Einschlafstörungen
- ☐ Durchschlafstörungen
- ☐ Veränderter Tag-Nacht-Rhythmus
- ☐ Schlaf führt zu keiner Erholung

3. Schmerzen

- ☐ Gelenkschmerzen
- ☐ Muskelschmerzen
- ☐ Kopfschmerzen

4. Neurologische/Kognitive Manifestation

- ☐ Beeinträchtigung der Konzentrationsfähigkeit und des Kurzzeitgedächtnisses
- ☐ Schwierigkeiten mit der Informationsverarbeitung
- ☐ Wortfindungsstörungen
- ☐ Lesestörungen
- ☐ Wahrnehmungs- und Sinnesstörungen
- ☐ Desorientierung oder Verwirrung
- ☐ Bewegungskoordinationsstörungen
- ☐ Es kommt zu Überlastungserscheinungen (Rückfälle und/oder Ängste) durch: zu viele Informationen, zu viele Sinneseindrücke (zB Licht, Lärm) zu viel Stress

5. Autonome Manifestation

- ☐ Schnelle Lagewechsel (v.a. Liegen zum Stehen) führen zu Schwindel und/oder "Schwarzwerden vor Augen"
- ☐ Bei Lagewechsel tritt Herzrasen auf (POTS)
- ☐ Schwindel und Benommenheit
- ☐ Extreme Blässe
- ☐ Darmstörungen (diffuse Schmerzen, Brennen, Blähungen)
- ☐ Blasenstörungen
- ☐ Palpitation (Herzklopfen)
- ☐ Atemnot bei leichter Belastung

6. Neuroendokrine Manifestation

- ☐ Anpassung Köpertemperatur gestört
- ☐ Schwitzen, fiebriges Gefühl
- ☐ Hitze oder Kälte nicht gut vertragen
- ☐ Kalte Extremitäten (kalte Hände oder Füße)
- ☐ Gewichtszunahme oder abnormaler Appetit
- ☐ Gewichtsabnahme
- ☐ Stress ist schlechter zu verarbeiten Stress führt zu einer Verstärkung der Erschöpfung und emotionaler Unsicherheit

7. Immunologische Manifestationen

- ☐ Schmerzhafte Lymphknoten
- ☐ Wiederkehrende Halsschmerzen
- ☐ Neue Allergien/ Bereits bestehende Allergien haben sich verändert
- ☐ Grippe Ähnliche Symptome oder allgemeines Krankheitsgefühl
- ☐ Überempfindlichkeit, Unverträglichkeit von Nahrungsmitteln, Medikamenten, Chemikalien

Carruthers BM, Kumar Jain A, De Meirleir KL, et al. Myalgic Encephalomyelitis/Chronic Fatigue Syndrome: Clinical Working Case Definition, Diagnostic and Treatment Protocols. Journal of Chronic Fatigue Syndrome 2003;11(1):7-97

20

Befunde zu Ursachen des PCS, Abgrenzung zu ME/CFS

SIND POST-COVID (PCS) UND MYALGISCHE ENZEPHALOMYELITIS/CHRONISCHES FATIGUE-SYNDROM (ME/CFS) DASSELBE?

- Ein voll ausgeprägtes ME/CFS stellt den schwerstmöglichen Verlauf einer Virusfolgeerkrankung dar.
- ME/CFS war schon vor der Pandemie bekannt und kann auch durch andere Viren verursacht werden.
- Zum Glück entwickelt nur ein kleiner Teil der PCS-Betroffenen das Vollbild eines schweren PCS – bei den meisten bleibt das Ausmaß der Beeinträchtigung geringer – d. h. Selbstversorgung und ein gewisses Maß an Aktivität sind noch möglich.
- Auch das Ansprechen auf die Behandlung ist unterschiedlich – viele PCS-Patienten können von Rehabilitation und vorsichtig aktivierenden Ansätzen profitieren, während beim ME/CFS die Grenzen durch PEM (Post-Exertionelle Malaise) deutlich enger gesteckt sind und oft keine Rehafähigkeit besteht.
- **Aus diesem Grund halten wir es für sinnvoll, zwischen ME/CFS und PCS zu unterscheiden.**

21

Befunde zu Ursachen des PCS, Abgrenzung zu ME/CFS

WIE HÄUFIG IST DAS POST-COVID-SYNDROM?

- Wenn man alle Menschen erfasst, die 12 Wochen nach der Infektion noch Symptome haben, sind dies über 10% aller Infizierten – also allein in Deutschland etwa 5 Millionen!
- Wenn man nur diejenigen betrachtet, die durch die Symptome in ihrem Alltag relevant beeinträchtigt sind (WHO-Definition), sind es 1–2% der Infizierten – immer noch etwa ½–1 Million Menschen!
- Bei Personen, die wegen der akuten Infektion im Krankenhaus oder auf der Intensivstation behandelt werden mussten, ist das PCS-Risiko deutlich höher.

22

Befunde zu Ursachen des PCS, Abgrenzung zu ME/CFS

WIE VERLÄUFT DAS PCS?

- Nach der akuten Infektion gehen die Symptome bei der Mehrzahl der Betroffenen schnell zurück. Eine dänische Studie fand z. B. bei leichter Betroffenen (Akutinfektion):
  - 13,3% der Test-positiven Personen hatten einschränkende Symptome länger als 4 Wochen,
  - 4,5% länger als 8 Wochen und
  - 2,3% hatten Symptome 12 Wochen und länger.
- In den ersten 6 Monaten sind die Aussichten auf eine schnelle und vollständige Erholung gut.
- Wenn nach 12 Monaten noch deutlich einschränkende Symptome bestehen, ist nur noch mit einer langsamen und kleinschrittigen Verbesserung zu rechnen.
- Auch hier kommt es aber schlimmstenfalls zu einem Stillstand. Fortschreitende Verschlechterung wie bei MS (Multiple Sklerose) oder sogar bei BSE (Rinderwahnsinn) werden beim PCS nicht beobachtet.

23

Befunde zu Ursachen des PCS, Abgrenzung zu ME/CFS

RISIKOFAKTOREN FÜR POST-COVID

Was beeinflusst das persönliche Risiko, an Post-COVID zu erkranken?

- **Alter** und weibliches **Geschlecht**
- Vorbestehende **Gesundheitsrisiken**
  - Rauchen, Adipositas
  - **Vorerkrankungen**: Asthma, COPD (chronisch obstruktive Lungenerkrankung), KHK (koronare Herzerkrankung), Diabetes, Autoimmunerkrankungen, Angst und Depression
- **Schwerer Verlauf** einer COVID-19-Erkrankung bzw. **mind. 5 Symptome** während der Akuterkrankung

24

Befunde zu Ursachen des PCS, Abgrenzung zu ME/CFS

WAS IST DAS POST-VAC-SYNDROM?

- Länger andauernde Beschwerden nach COVID-19-Impfung, die nicht anderweitig erklärbar sind. Eine Ursache kann eine (Auto-)Immunreaktion auf das durch die Impfung produzierte Spike-Protein sein.
- Die nach einer COVID-19-Impfung anhaltende Symptome ähneln der Post-COVID-Symptomatik: chronisches Erschöpfungssyndrom, post-exertionale Malaise (PEM; Unwohlsein nach Belastung), kognitive Störungen, posturales Tachykardiesyndrom (POTS).

Das Post-Vac-Syndrom ist bisher noch wenig erforscht, es wird jedoch angenommen, dass ähnliche Krankheitsmechanismen greifen wie beim Post-COVID-Syndrom. Post-Vac kann analog zu Post-COVID behandelt werden.

25

Befunde zu Ursachen des PCS, Abgrenzung zu ME/CFS

Was wissen wir über die Ursachen von Post-COVID?

26

Befunde zu Ursachen des PCS, Abgrenzung zu ME/CFS

WAS WISSEN WIR ÜBER DIE URSACHEN?

- „Die Pathogenese des Post-/Long-COVID-Syndroms ist nicht geklärt, sie ist multifaktoriell und nicht bei jedem Patienten gleich. Mögliche Trigger sind langdauernde Gewebeschäden, eine Persistenz von Viren oder Virusbestandteilen sowie eine chronische (Hyper-)Inflammation und/oder Autoimmunphänomene." (S1-Leitlinie Long-/Post-COVID, 2023)
- Multifaktoriell bedeutet, dass unterschiedliche körperliche, seelische und verhaltensbezogene Faktoren Entstehung und Verlauf beeinflussen. Weltweit wird auf vielen Gebieten intensiv geforscht, um die Ursachen des PCS besser verstehen zu können.
- Dabei können von Mensch zu Mensch unterschiedliche Faktoren ein unterschiedliches Gewicht haben – nicht alle PCS-Patienten sind gleich, und es benötigt eine individuelle Behandlung!

27

Befunde zu Ursachen des PCS, Abgrenzung zu ME/CFS

6 mögliche Ursachen des Post-COVID-Syndroms aus organmedizinischer Sicht

Chronische Entzündung und Autoimmunität	Viruspersistenz – der Körper schafft es nicht, Erreger zu beseitigen	Schädigung von Körperzellen durch das Virus	Beeinträchtigung der Funktion von Endothelien und Neigung zu Blutgerinnseln	Energiemangel durch gestörte Mitochondrien-funktion	Veränderungen im Darm und überempfindliche Mastzellen
• Entzündungsprozesse und übersteigerter Autoimmunantwort rufen Post-COVID-Symptome hervor • Autoantikörper richten sich gegen Strukturen in Gehirn, Blutgefäßen, Verdauungsorganen etc.	• „Virusüberbleibsel" stimulieren das Immunsystem dauerhaft → anhaltende Alarmbereitschaft des Körpers	• Lungenschädigung (vernarbtes Gewebe) → Luftnot • Gehirn und Nervensystem: Gerinnsel, Einblutungen, Abnahme der grauen Substanz, reduzierter Gehirnstoffwechsel • Herz: Entzündungen + Gefäßverschlüsse → Abnahme der Schlagkraft	• Endothel = „Schutzschicht" der Gefäße • Schädigung der Gefäßinnenwände → Durchblutungsstörungen von Minderversorgung mit Sauerstoff bis Gefäßverschlüsse durch Tromben	• Mitochondrien = „Kraftwerke der Zellen" • Verminderte Energie durch Schädigung der Mitochondrienfunktion • „Stoffwechsel gerät ins Stocken"	• Energiemangel durch veränderte Zusammensetzung von Darmmikrobiota + überempfindliche Mastzellen (z. B. auf Histamine)
Ehrenfeld, 2020; Hohberger et al., 2021; Wang et al., 2021; Zuo et al., 2021; Zuniga et al., 2021	Arnold et al., 2021; Gogoll et al., 2021	Greulich et al., 2021; Hemans et al., 2021; Nune et al., 2021; Kanberg et al., 2021; Wenzel et al., 2021; Müller, 2021; Douaud et al., 2021; Blazhenets et al., 2022; Ritschel et al., 2021; Llach et al., 2022; Beitzke et al., 2021; Bisaccia et al., 2021	Charfeddine et al., 2021; Lei et al., 2021; Magro et al., 2020; Bonaventura et al., 2021; Protorius et al., 2021;	Bojkova et al., 2021; Grober, 2021	Kim et al-, 2021; Afrin et al., 2020; Wechsel et al., 2021

28

Multifaktorielles Erklärungsmodell

Ein multifaktorielles Erklärungsmodell für die Entstehung und Aufrechterhaltung des PCS

29

Multifaktorielles Erklärungsmodell

Es könnte so einfach sein:

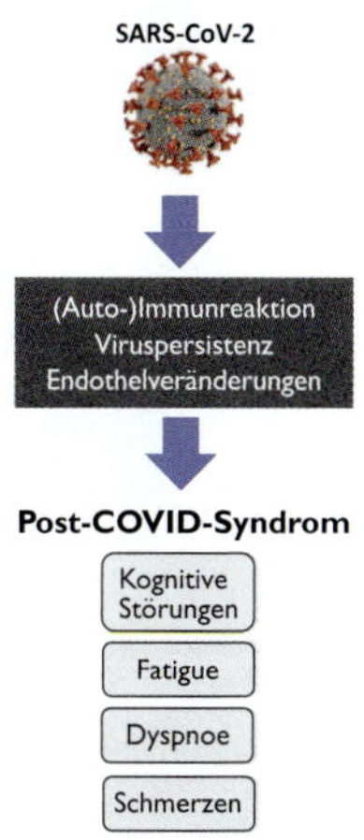

30

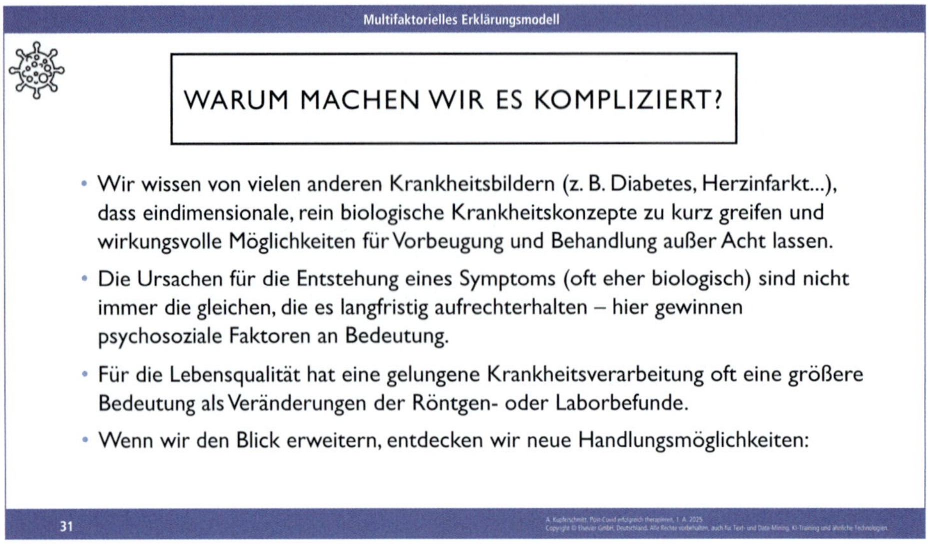
Multifaktorielles Erklärungsmodell
WARUM MACHEN WIR ES KOMPLIZIERT?
• Wir wissen von vielen anderen Krankheitsbildern (z. B. Diabetes, Herzinfarkt...), dass eindimensionale, rein biologische Krankheitskonzepte zu kurz greifen und wirkungsvolle Möglichkeiten für Vorbeugung und Behandlung außer Acht lassen.
• Die Ursachen für die Entstehung eines Symptoms (oft eher biologisch) sind nicht immer die gleichen, die es langfristig aufrechterhalten – hier gewinnen psychosoziale Faktoren an Bedeutung.
• Für die Lebensqualität hat eine gelungene Krankheitsverarbeitung oft eine größere Bedeutung als Veränderungen der Röntgen- oder Laborbefunde.
• Wenn wir den Blick erweitern, entdecken wir neue Handlungsmöglichkeiten:
31
A. Kupferschmitt: Post-Covid erfolgreich therapieren, 1. A. 2025
Copyright © Elsevier GmbH, Deutschland. Alle Rechte vorbehalten, auch für Text- und Data-Mining, KI-Training und ähnliche Technologien.

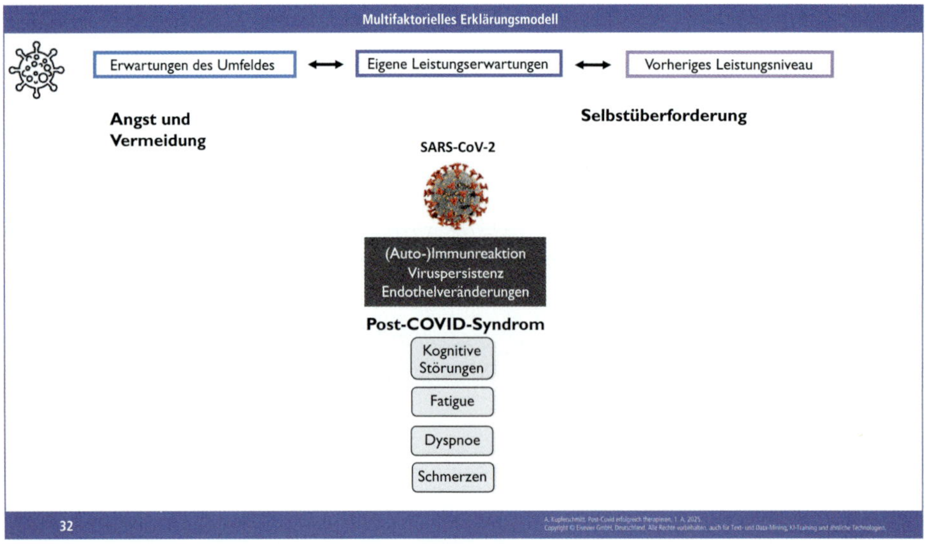
Multifaktorielles Erklärungsmodell
Erwartungen des Umfeldes
Eigene Leistungserwartungen
Vorheriges Leistungsniveau
Angst und Vermeidung
Selbstüberforderung
SARS-CoV-2
(Auto-)Immunreaktion
Viruspersistenz
Endothelveränderungen
Post-COVID-Syndrom
Kognitive Störungen
Fatigue
Dyspnoe
Schmerzen
32
A. Kupferschmitt: Post-Covid erfolgreich therapieren, 1. A. 2025
Copyright © Elsevier GmbH, Deutschland. Alle Rechte vorbehalten, auch für Text- und Data-Mining, KI-Training und ähnliche Technologien.

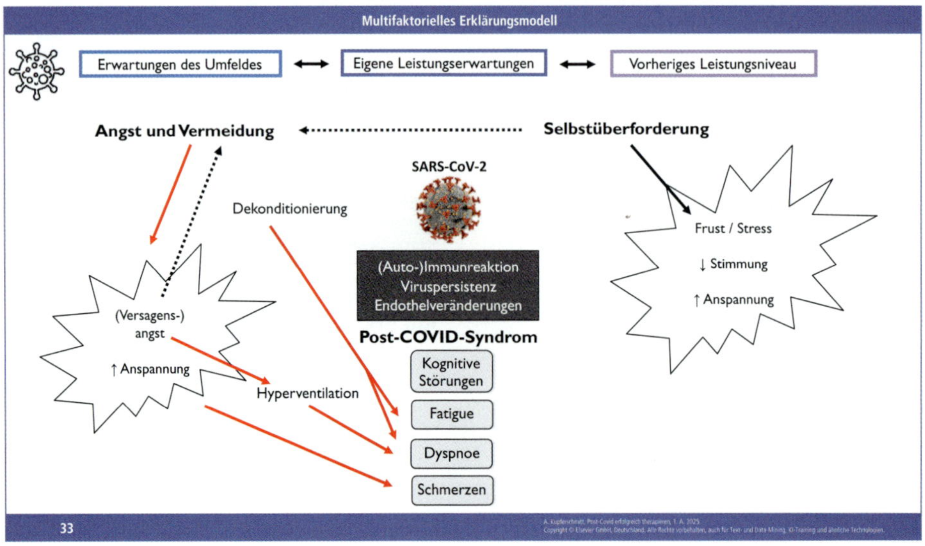
Multifaktorielles Erklärungsmodell
Erwartungen des Umfeldes
Eigene Leistungserwartungen
Vorheriges Leistungsniveau
Angst und Vermeidung
Selbstüberforderung
SARS-CoV-2
Dekonditionierung
(Versagens-) angst
↑ Anspannung
Hyperventilation
Frust / Stress
↓ Stimmung
↑ Anspannung
(Auto-)Immunreaktion
Viruspersistenz
Endothelveränderungen
Post-COVID-Syndrom
Kognitive Störungen
Fatigue
Dyspnoe
Schmerzen
33
A. Kupferschmitt: Post-Covid erfolgreich therapieren, 1. A. 2025
Copyright © Elsevier GmbH, Deutschland. Alle Rechte vorbehalten, auch für Text- und Data-Mining, KI-Training und ähnliche Technologien.

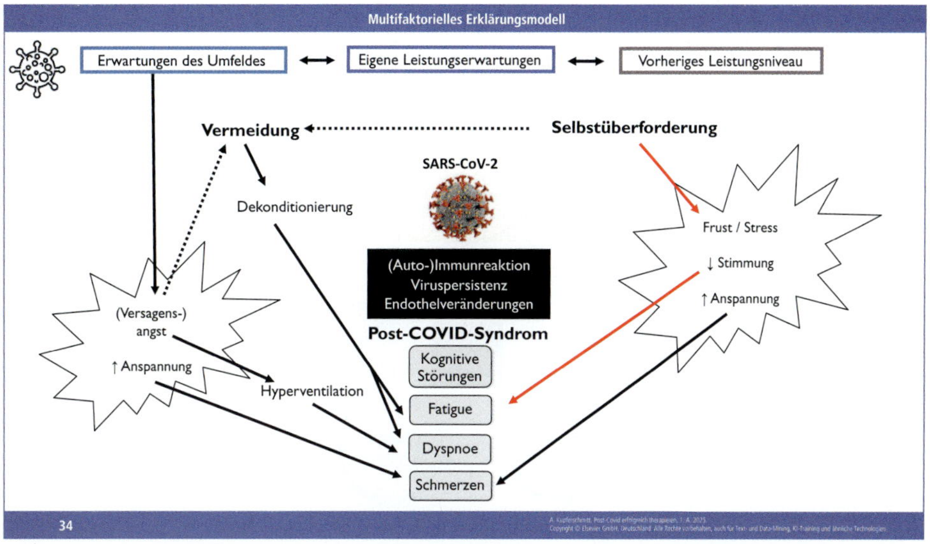
Multifaktorielles Erklärungsmodell
Erwartungen des Umfeldes
Eigene Leistungserwartungen
Vorheriges Leistungsniveau
Vermeidung
Selbstüberforderung
SARS-CoV-2
Dekonditionierung
Frust / Stress
↓ Stimmung
↑ Anspannung
(Auto-)Immunreaktion
Viruspersistenz
Endothelveränderungen
(Versagens-)
angst
↑ Anspannung
Post-COVID-Syndrom
Kognitive Störungen
Hyperventilation
Fatigue
Dyspnoe
Schmerzen
34
A. Kupferschmitt, Post-Covid erfolgreich therapieren, 1. A. 2025.
Copyright © Elsevier GmbH, Deutschland. Alle Rechte vorbehalten, auch für Text- und Data-Mining, KI-Training und ähnliche Technologien.

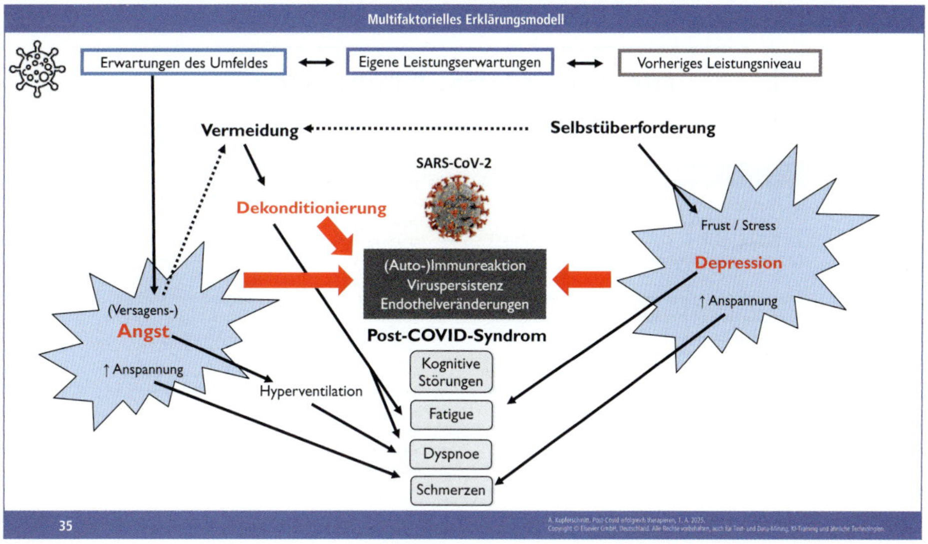
Multifaktorielles Erklärungsmodell
Erwartungen des Umfeldes
Eigene Leistungserwartungen
Vorheriges Leistungsniveau
Vermeidung
Selbstüberforderung
SARS-CoV-2
Dekonditionierung
Frust / Stress
Depression
↑ Anspannung
(Auto-)Immunreaktion
Viruspersistenz
Endothelveränderungen
(Versagens-)
Angst
↑ Anspannung
Post-COVID-Syndrom
Kognitive Störungen
Hyperventilation
Fatigue
Dyspnoe
Schmerzen
35
A. Kupferschmitt, Post-Covid erfolgreich therapieren, 1. A. 2025.
Copyright © Elsevier GmbH, Deutschland. Alle Rechte vorbehalten, auch für Text- und Data-Mining, KI-Training und ähnliche Technologien.

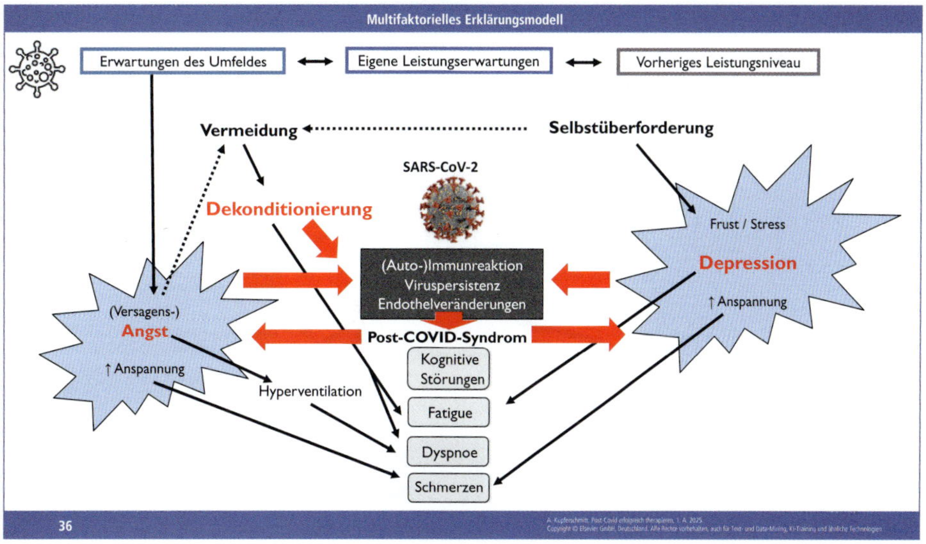
Multifaktorielles Erklärungsmodell
Erwartungen des Umfeldes
Eigene Leistungserwartungen
Vorheriges Leistungsniveau
Vermeidung
Selbstüberforderung
SARS-CoV-2
Dekonditionierung
Frust / Stress
Depression
↑ Anspannung
(Auto-)Immunreaktion
Viruspersistenz
Endothelveränderungen
(Versagens-)
Angst
↑ Anspannung
Post-COVID-Syndrom
Kognitive Störungen
Hyperventilation
Fatigue
Dyspnoe
Schmerzen
36
A. Kupferschmitt, Post-Covid erfolgreich therapieren, 1. A. 2025.
Copyright © Elsevier GmbH, Deutschland. Alle Rechte vorbehalten, auch für Text- und Data-Mining, KI-Training und ähnliche Technologien.

3

Psychische Faktoren, die den Verlauf des PCS beeinflussen können

TEUFELSKREIS DER ANGST

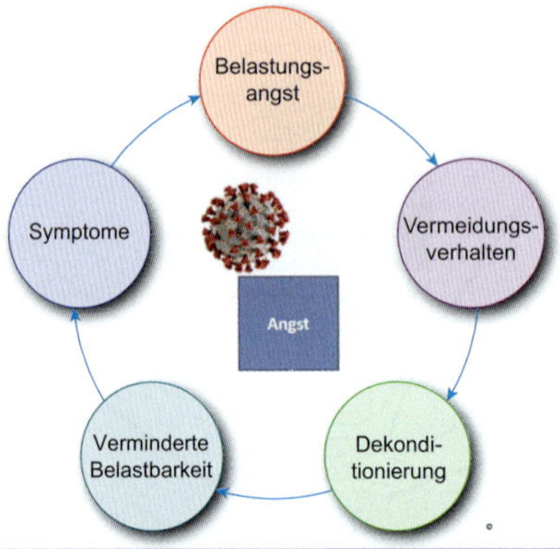

Psychische Faktoren, die den Verlauf des PCS beeinflussen können

DIE ROLLE VON DEPRESSION

Post-COVID-Syndrom	Depression
• Kognitive Störungen: Gedächtnis, Wortfindung etc. • Belastungsintoleranz • Fatigue: verminderter Antrieb, erhöhte Ermüdbarkeit	• Gedrückte Stimmung, • Freudlosigkeit • Interessenverlust • Verminderter Antrieb, erhöhte Ermüdbarkeit
Die Verminderung der Energie führt zu einer erhöhten Ermüdbarkeit und Aktivitätseinschränkungen. Deutliche Müdigkeit tritt oft nach nur kleinen Anstrengungen auf.	Die Verminderung der Energie führt zu einer erhöhten Ermüdbarkeit und Aktivitätseinschränkungen. Deutliche Müdigkeit tritt oft nach nur kleinen Anstrengungen auf.
• Verminderte Konzentration und Aufmerksamkeit • Vermindertes Selbstwertgefühl und Selbstvertrauen • Atemnot • Schmerzen • Schlafstörungen	• Verminderte Konzentration und Aufmerksamkeit • Vermindertes Selbstwertgefühl und Selbstvertrauen • Schuldgefühle und Gefühle von Wertlosigkeit • Negative und pessimistische Zukunftsperspektiven • Schlafstörungen • Verminderter Appetit

38

Psychische Faktoren, die den Verlauf des PCS beeinflussen können

DIE DEPRESSION-SPIRALE

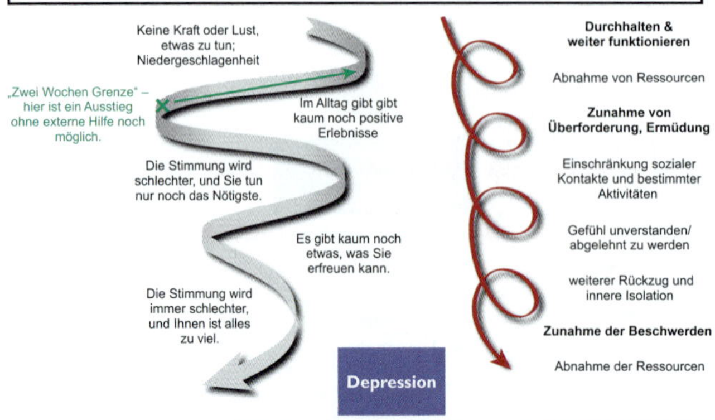

39

A. Kupferschmitt, Post-Covid erfolgreich therapieren, 1. A. 2025.
Copyright © Elsevier GmbH, Deutschland. Alle Rechte vorbehalten, auch für Text- und Data-Mining, KI-Training und ähnliche Technologien.

Psychische Faktoren, die den Verlauf des PCS beeinflussen können

ANGST UND DEPRESSION

- … sind Risikofaktoren, nach der akuten Infektion ein PCS zu entwickeln.
- … können auch als Folge der PCS-Symptomatik und der hieraus folgenden Verschlechterung der Lebensqualität entstehen.
- Dies ist vergleichbar mit anderen körperlichen Erkrankungen, wie z. B. Herzinfarkt.
- Etwa jeder 3. Deutsche erkrankt im Laufe seines Lebens einmal an einer psychischen Störung…
- … allerdings reden die meisten Menschen nicht darüber!
- Etwa die Hälfte unserer PCS-Patienten berichtet, schon vor der COVID-Infektion belastet oder erschöpft gewesen zu sein, bei der anderen Hälfte haben die Probleme erst mit der Infektion angefangen.

40

Psychische Faktoren, die den Verlauf des PCS beeinflussen können

ERSCHÖPFUNG BURN-OUT

"Meiner Meinung nach stellt das PCS einen Ausdruck der Überforderung der Menschen in unserer Gesellschaft dar: Es gilt, im Beruf sowie in der Familie alles zu geben und auch sich selbst zu entfalten. Die Menschen sind sowieso immer an der Kante, bis dann irgendetwas passiert, was stört und das System destabilisiert."

Prof. Dr. med. T. Welte, MH Hannover, Deutsches Ärzteblatt 2022

41

Psychische Faktoren, die den Verlauf des PCS beeinflussen können

BEDEUTUNG PSYCHOSOZIALER FAKTOREN

- Wir gehen nicht davon aus, dass das PCS eine psychisch ausgelöste Erkrankung ist – Ausgangspunkt ist die Reaktion auf das Virus!
- Etwa die Hälfte unserer Patienten hatte bereits vor der Infektion Probleme mit Depression, Angst oder Erschöpfung/Burn-out.
- Bei einigen zeigte sich auch, dass sie schon länger über ihre Grenzen gegangen waren, ohne es zu merken.
- Ein anderer großer Teil wurde vom PCS aus vollem Wohlbefinden erwischt („wie ein Blitz aus heiterem Himmel"). Bei ihnen kann es als Reaktion auf die Erkrankung zu psychischen Problemen kommen.
- Psychische Symptome sind gut zu behandeln, und das wirkt sich meist auf den Verlauf des PCS günstig aus!

42

Diagnostik

DIAGNOSTIK

Gängige Diagnoseschlüssel

U09.9 Post-COVID in Ausprägung als …

- F48.0 Erschöpfungssyndrom
- F06.7 Leichte kognitive Störung
- F54 Psych. Faktoren bei der Bewältigung einer körperlichen Erkrankung (z. B. dysfunktionales Krankheitsverhalten)
- G93.3 Chronisches Fatigue-Syndrom
- R06.0 Dyspnoe
- R51 Kopfschmerz
- R42 Schwindel
- R00.2 Palpitationen

MERKE:
Die Diagnose eines Post-/Long-COVID-Syndroms kann weder durch eine einzelne oder mehrere Laboruntersuchungen noch durch Bildgebung (z. B. Röntgen) diagnostiziert bzw. objektiviert werden. Ebenso schließen normale Laborwerte ein Post-/Long-COVID-Syndrom nicht aus!

DIAGNOSTIK

Was sollte bei entsprechenden Symptomen untersucht werden ?

Basisprogramm bei klinischem V.a. ein Post-COVID Syndrom	
Anamnese und klinische Untersuchung	Insbesondere eingehend auf mögliche vor der SARS-CoV-2-Infektion bestehende Beschwerden
Labor	Blutbild, Diff.BB, Elektrolyte, Harnstoff, Kreatinin, Transaminasen, CrP oder BSG, Urinstix, TSH
Vitalparameter	Blutdruck, Temperatur, Herzfrequenz, Atemfrequenz, Sauerstoffsättigung
Funktionsdiagnostik	Spirometrie, Ruhe-EKG, Belastungs-EKG mit Pulsoxymetrie, BGA, 6 MWT
Psychosomatische Erhebung	Screeningfragen zu Belastungsintoleranz, Erschöpfung, Schmerzen, kognitiven Störungen, depressiven Verstimmungen, Angststörung Depression (PHQ9), Angst (GAD-7), Somatisierung, Fatigue Assessment Scale (FAS)

3

Diagnostik

ZIELE DER DIAGNOSTIK BEIM PCS

- Nicht selten stecken andere Krankheiten hinter den Symptomen, auch wenn man selbst ein PCS vermutet (z. B. Schilddrüsenunterfunktion oder Eisenmangel bei Fatigue) – deshalb ist es wichtig, andere Krankheitsbilder auszuschließen.
- Ausgangspunkt sind Anamnese und körperliche Untersuchung beim Hausarzt – der kennt Sie am besten und kann am besten einschätzen, welche weiteren Untersuchungen notwendig sind.
- Die Diagnostik vor einer Reha hilft einzuschätzen, auf welchem Belastungsniveau Sie trainieren können.
- Zur Diagnostik gehört auch die Abklärung seelischer Belastungen mit gezielten Fragen oder Fragebögen.
- Viele der Untersuchungen, von denen Sie in den Medien lesen, sind nur in der Forschung sinnvoll und helfen bei der Behandlung nicht weiter. **Untersuchungen, die von der Kasse nicht übernommen werden, sind in der Regel weder notwendig noch sinnvoll!**

46

Behandlungsmöglichkeiten

Behandlungsmöglichkeiten

- Allgemeine Strategien
- Medikamente
- Bewegungstherapie
- Atemtherapie
- Kognitives Training
- Ernährung
- Umgang mit Placebos
- Psychotherapie
- Rehabilitation

47

Behandlungsmöglichkeiten

WIR UNTERSCHEIDEN

- **Allgemein wirksame Behandlungsmaßnahmen zur Unterstützung des Immunsystems und zur Reduktion von oxidativem Stress:**
  - Ausdauertraining, Entspannungsverfahren, Stressbewältigungstraining, gesunde Ernährung, regelmäßige Tagesstruktur, Verzicht auf Genussgifte wie Alkohol und Nikotin
- **Gezielte Behandlungsmaßnahmen gegen einzelne Symptome:**
  - Kognitives Training bei Konzentrationsstörungen
  - Gezieltes Training bei Konditionsverlust
  - Atemtherapie bei Dyspnoe
  - Geruchstraining bei andauernden Geruchs- und Geschmacksstörungen

Die aufeinander abgestimmte Kombination mehrerer Behandlungsmaßnahmen (multimodale Therapie) ist besonders effektiv!

48

Behandlungsmöglichkeiten

ELEMENTE MULTIMODALER THERAPIE

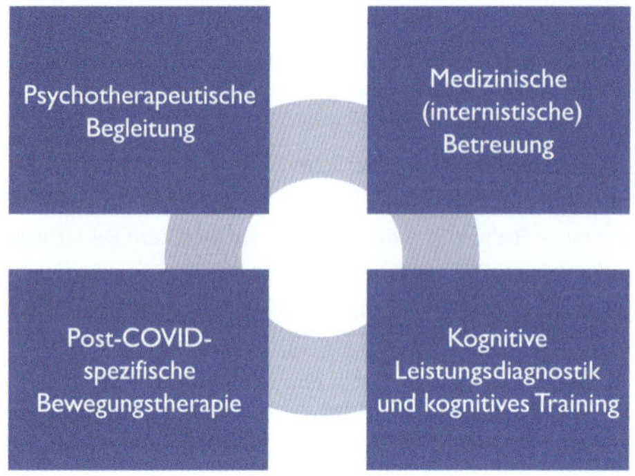

49

Behandlungsmöglichkeiten

Medikamente und Co.

50

Behandlungsmöglichkeiten

WELCHE BEHANDLUNGSMÖGLICHKEITEN GIBT ES?

- Gezielt auf das PCS einwirkende Medikamente gibt es bisher (März 2024) noch nicht
- Medikamente/Therapiemaßnahmen für einzelne Symptome stehen aber zur Verfügung, und ihr Effekt ist wissenschaftlich belegt:
  - POTS (posturales Tachykardiesyndrom) → Kompressionsstrümpfe, Stehtraining, Ivabradin
  - Migränekopfschmerz: Triptane
  - Angst/Depression: Psychotherapie, Bewegungstherapie, Antidepressiva
  - Fatigue: Verhaltenstherapie, Bewegungstherapie
  - Konditionsmangel: Bewegungstherapie
  - Atemprobleme: Atemtherapie

51

Behandlungsmöglichkeiten

UND WAS IST MIT...?

- Apherese: („Blutwäsche"): Aufwendige und nebenwirkungsreiche Therapie; bisher kein Effet nachgewiesen.
- Hyperbare Sauerstofftherapie: Sehr aufwendig, bisher kein Effet nachgewiesen.
- Kortison-Stoßtherapie: Sehr nebenwirkungsreich; bisher kein Effet nachgewiesen.
- BC007 (Medikament aus der Erlanger Augenklinik): Studie läuft derzeit, berechtigte Hoffnung auf Effekt.

Vorsicht vor Medikamenten / Behandlungen, die Sie selbst bezahlen sollen: In der Regel sind weder die Wirksamkeit noch die Nebenwirkungen ausreichend erforscht!

52

Behandlungsmöglichkeiten

WARUM GIBT ES NOCH KEIN WIRKSAMES MEDIKAMENT?

- Die Grundlagen des PCS sind noch zu wenig erforscht, um gezielt mit einem Medikament eingreifen zu können.
- Die Entwicklung eines sicheren Medikaments braucht viel Zeit – bei der Impfung hatten wir Glück, dass wir auf Vorerfahrungen mit SARS-CoV-1 und neuen Entwicklungen in der Krebstherapie aufbauen konnten! Es hätte auch viel länger dauern können...
- Die Wunderpille, die alle PCS-Betroffenen schnell und vollständig heilt, wird es wahrscheinlich nicht geben.
- Berechtigt ist aber die Hoffnung, dass es mehrere Medikamente geben wird, die jeweils einem Teil der Betroffenen bei Symptomen helfen können.
- Medikamente sind nicht die einzige Lösung – und der Effekt von Verhaltenstherapie und Bewegungstherapie ist bereits jetzt gut belegt!

53

Behandlungsmöglichkeiten

Bewegungstherapie

54

Behandlungsmöglichkeiten

ZIELE DER BEWEGUNGSTHERAPIE

- Verbesserung der Körperwahrnehmung, Erkennen von Frühwarnsymptomen von PEM (post-exertionale Malaise)
- Verbesserung der Leistungsfähigkeit des Herz-Kreislauf-Systems und der Sauerstoffausschöpfung im Gewebe (Trainingseffekt)
- Verbesserung von Koordination und Gleichgewicht
- Verbesserung der Atemregulation
- Verbesserung der kognitiven Leistungsfähigkeit
- Selbstvertrauen in den Körper zurückgewinnen!

Es geht also nicht darum, möglichst schnell das Leistungsniveau zu erhöhen!

55

Behandlungsmöglichkeiten

WIE WIRKT BEWEGUNGSTHERAPIE?

- Trainingseffekt auf die Muskulatur und das Herz- Kreislauf-System
- Die eigenen Grenzen besser kennenlernen
- Neurobiologische Effekte: günstige Beeinflussung von
  - Immunsystem,
  - Stresshormonen und
  - Reduktion von oxidativem Stress
- Antidepressiver Effekt (wirkt so stark wie ein chemisches Antidepressivum!)

56

Behandlungsmöglichkeiten

IST BEWEGUNGSTHERAPIE GEFÄHRLICH?

In den Medien wird immer wieder über negative Folgen von Bewegung berichtet (zunehmende Erschöpfung, PEM (post-exertionale Malaise), „von der Reha in den Rollstuhl"). Hierzu ist Folgendes zu sagen:

- In systematischen Untersuchungen an PCS-Betroffenen ist das so nicht festzustellen, hier sind im Gegenteil die positiven Effekte von Bewegungstherapie gut belegt.
- Negative Effekte sind aber möglich, wenn das Training nicht sachgemäß angeleitet wird oder man sich beim Training allein ständig überfordert.
- Kurzzeitige Erschöpfung nach dem Training darf nicht mit PEM verwechselt werden! Sie ist als normal anzusehen und hilft uns, unsere Belastungsgrenzen zu erkennen!

57

Behandlungsmöglichkeiten

WORAUF MUSS MAN ACHTEN?

- Die richtige Balance finden zwischen Über- und Unterforderung!
- Mehrere kürzere Übungsintervalle
- Bereits nach wenigen Wochen Krankheit ist die Leistungsfähigkeit deutlich reduziert, und es braucht einige Wochen Training, um wieder das gewohnte Niveau zu erreichen. In dieser Phase geben viele zu viel Gas und erleiden Rückfälle!
- Wenn man sich unsicher ist, bewegungstherapeutische Unterstützung (z. B. Rehasport) holen!
- Infos unter: https://dvgs.de/images/2022/06/DVGS_09_Long_COVID_Factsheet_Finalversion_Web.pdf

58

Behandlungsmöglichkeiten

ATEMTHERAPIE

- Wird gezielt bei Luftnot und anderen Atemproblemen eingesetzt.
- Auch die Bewegungstherapie hilft, wieder in einen gesunden Atemrhythmus zu finden.
- Wichtig sind vor allem Techniken, die die Atmung beruhigen und vertiefen. Diese lassen sich gut in Gruppen vermitteln.
- Wenn nach einer schweren COVID-Infektion noch Atemblockaden bestehen, kann auch Einzel-Physiotherapie (z. B. reflektorische Atemtherapie) sinnvoll sein.

59

3

Behandlungsmöglichkeiten

Kognitives Training

60

Behandlungsmöglichkeiten

KOGNITIVES TRAINING

Ausgangslage

- Viele Post-COVID-Patienten berichten über ausgeprägte Konzentrations- und Gedächtnisstörungen, die im ersten Eindruck jedoch nicht ersichtlich werden. Auch grob orientierende Tests, die in der ärztlichen Praxis zur Demenzdiagnostik angewendet werden, sind (zum Glück) meist unauffällig.
- Trotzdem führen diese Störungen zu erheblichen Beeinträchtigungen – gerade bei Berufen mit hohen Anforderungen an Aufmerksamkeit und Konzentrationsfähigkeit.
- Das Ausmaß der Beeinträchtigung wird meist erst über eine subtile neurokognitive Testung ersichtlich (z. B. TAP-Test = Testbatterie zur Aufmerksamkeitsprüfung). Diese Tests finden am PC statt und dauern meist über eine Stunde.

61

A. Kupferschmitt, Post-Covid erfolgreich therapieren, 1. A. 2025.
Copyright © Elsevier GmbH, Deutschland. Alle Rechte vorbehalten, auch für Text- und Data-Mining, KI-Training und ähnliche Technologien.

Behandlungsmöglichkeiten

KOGNITIVES TRAINING...

- ...wird in neuropsychologischen oder ergotherapeutischen Praxen oder im Rahmen einer Post-COVID-Rehabilitation angeboten.
- Es kann auch eigenständig online durchgeführt werden. Hierfür stehen Apps wie z. B. NeuroNation® zur Verfügung, die als DiGa (digitale Gesundheitsanwendung) vom Haus- oder Facharzt und Psychologischen Psychotherapeuten verordnet werden können.
- Sinnvoll ist zunächst ein therapeutisch begleiteter Beginn und dann eigenständiges Weiterüben, da der Trainingseffekt über viele Monate anwachsen kann und daher längerfristiges Üben erforderlich ist. Hierbei ist es wichtig, sich nicht zu überfordern!
- Effekte sind gut belegt, aber kognitives Training ist kein Wundermittel. Nicht alle Patienten profitieren davon, und nicht immer kann das frühere Niveau wieder erreicht werden.
- **Wenn Sie vom Training nicht profitieren oder wenn sich Ihre Leistungen sogar verschlechtern, besprechen Sie dies unbedingt mit Ihrem Arzt!**

62

A. Kupferschmitt, Post-Covid erfolgreich therapieren, 1. A. 2025.
Copyright © Elsevier GmbH, Deutschland. Alle Rechte vorbehalten, auch für Text- und Data-Mining, KI-Training und ähnliche Technologien.

Behandlungsmöglichkeiten

Welchen Einfluss hat die Ernährung?

63

Behandlungsmöglichkeiten

ERNÄHRUNG UND PCS

- Ein Effekt von Ernährungstherapie oder bestimmten Diäten beim PCS ist bisher **nicht nachgewiesen**.
- Es gibt aber Daten, die allgemein dafür sprechen, dass man das Immunsystem mit einer gesunden Ernährung positiv beeinflussen kann:
- Sinnvoll und gut im Alltag umzusetzen ist **mediterrane Kost**:
  - Viel Fisch, gesunde Fette (Olivenöl!), bunte Gemüse, Obst, Salat, dafür weniger fettes Fleisch.
  - Wirksam gegen oxidativen Stress scheinen vor allem die komplexen Moleküle der Pflanzenfarbstoffe zu sein (buntes Gemüse wie Brokkoli, Möhren etc.)
- Fast Food und industriell verarbeitete Nahrungsmittel unterhalten hingegen Entzündungsreaktionen und oxidativen Stress → **möglichst viel frisch und selbst kochen, Fertigprodukte meiden!**

64

Behandlungsmöglichkeiten

UND WAS IST MIT NAHRUNGSERGÄNZUNGSMITTELN?

- Ein positiver Effekt von Nahrungsergänzungsmitteln oder Vitaminpräparaten beim PCS ist bisher **nicht** nachgewiesen.
- Beides wird im Internet und von Influencern mit teilweise eindrucksvollen Fallberichten intensiv beworben. Hierbei stehen aber so gut wie immer kommerzielle Interessen im Vordergrund.
- Nicht-kommerzielle Informationsquellen (z. B. die Leitlinie) empfehlen zwar eine gesunde Ernährung, aber keine Zusatzprodukte.
- Nahrungsergänzungsmittel sind im besten Fall teuer und nutzlos, im ungünstigen Fall können sie durch Überdosierung schaden!
- **Investieren Sie Zeit und Geld besser in frische und gesunde Nahrungsmittel!**

65

Behandlungsmöglichkeiten

"Aber es hat mir doch geholfen" – Zum Umgang mit Placebos

- Wenn Menschen an an die Wirksamkeit einer Behandlung glauben, so hat diese in den meisten Fällen tatsächlich eine Wirkung – wir nennen sie „Placebo-Effekt".
- Dieser ist nicht eingebildet, sondern in vielen Fällen (z. B. bei der Behandlung von Bluthochdruck) auch messbar. Die Erwartung einer Besserung löst im Körper offensichtlich Effekte auf das vegetative Nervensystem und/oder das Immunsystem aus, die tatsächlich zu einer Besserung führen.
- Eigentlich unwirksame Präparate wie Nahrungsergänzungsmittel können so durchaus zu einer Verbesserung führen, die einen selbst im Glauben an deren Wirksamkeit verstärken.
- Allerdings ist der Placebo-Effekt oft nur von vorübergehender Natur.

66

Behandlungsmöglichkeiten

Können Placebos schaden?

- In Medikamentenstudien eingesetzte Scheinpräparate sind eigentlich unschädlich – es gibt aber eine „dunkle Seite der Macht": den Nocebo-Effekt. Wenn ich bei einem Medikament Nebenwirkungen erwarte, habe ich ein höheres Risiko, diese zu bekommen. Deshalb gibt es in Studien Nebenwirkungen auch in der Placebo-Gruppe, diese sind aber in der Regel harmlos.
- Ein Placebo, das einen Wirkstoff enthält (z. B. Nahrungsergänzungsmittel), kann aber durchaus zu schwereren Nebenwirkungen führen, etwa wenn die Substanz zu hoch dosiert ist. So wirken viele Vitaminpräparate z. B. in sehr hohen Dosen schädlich.
- Eine weitere Nebenwirkung ist, dass der Glaube an Placebos davon abhalten kann, evtl. verfügbare wirksame Medikamente zu nehmen.

67

Behandlungsmöglichkeiten

Was soll ich tun, wenn mir mein Placebo hilft?

- Zunächst ist es wichtig, dass Ihr Arzt weiß, welche Medikamente Sie nehmen. Auch scheinbar harmlose Präparate aus der Drogerie können mit anderen Medikamenten in Wechselwirkung treten.
- Medikamente, deren Effekt wissenschaftlich nicht erwiesen ist, sollten abgesetzt werden, wenn sie mit Risiken, Nebenwirkungen oder hohen Kosten verbunden sind. Vor allem bei Präparaten aus dem Internet ist diese Gefahr groß. **Deshalb nicht der Werbung vertrauen, sondern Ihrem behandelnden Arzt!**
- Wenn Sie nach der Einnahme eines Präparats, gegen das Ihr Arzt keine Bedenken hat, eine nachhaltige Besserung verspüren, spricht allerdings nichts dagegen, dieses weiter einzunehmen und hiervon zu profitieren.

68

Behandlungsmöglichkeiten

Psychotherapie

69

Behandlungsmöglichkeiten

DOCH ALLES PSYCHO?

- Kein seriöser Wissenschaftler geht heute noch davon aus, dass das PCS eine rein psychisch ausgelöste Erkrankung ist.
- Es sprechen jedoch immer mehr Erkenntnisse dafür, das psychische und soziale Faktoren eine wichtige Rolle bei der Schwere der Symptome, der Chronifizierung und dem Ausmaß der Beeinträchtigung im Alltag spielen.
- Dies ist bei vielen anderen körperlichen Erkrankungen auch so. Beim Herzinfarkt oder einer Herzschwäche erhöht eine begleitende Depression sogar die Sterblichkeit.
- **Genau hier setzt Psychotherapie auch beim PCS an!**

70

Behandlungsmöglichkeiten

WAS KANN PSYCHOTHERAPIE BEIM PCS *NICHT?*

- Psychotherapie vollbringt auch keine Wunderheilungen.
- Durch Psychotherapie allein wird das PCS nicht verschwinden!

71

Behandlungsmöglichkeiten

WAS KANN PSYCHOTHERAPIE BEI PCS-BETROFFENEN BEWIRKEN?

Sie kann...

- ...Begleit- und Folgeerkrankungen (z. B. Angststörungen oder Depression) behandeln, die den Verlauf des PCS verschlechtern würden,
- ...helfen, besser mit der Situation der Erkrankung (z. B. plötzlich ausgebremst zu sein) fertig zu werden,
- ...Wege aus ungünstigen Krankheitsverarbeitungsstrategien, die mit dazu führen, dass das PCS chronisch wird, aufzeigen,
- ...durch Stressabbau und besseres Gesundheitsverhalten indirekt auch auf das Immunsystem und das vegetative Nervensystem und oxidativen Stress einwirken.

72

Behandlungsmöglichkeiten

WAS IST PSYCHOSOMATIK?

- Die Psychosomatische Medizin ist ein Fachgebiet, das sich mit den Wechselwirkungen zwischen Körper und Seele beschäftigt.
- Hierbei geht es ebenso um die körperlichen Folgen seelischer Probleme wie auch um die seelischen Folgen körperlicher Erkrankungen.
- Körper und Seele gehören zusammen – sie isoliert zu betrachten, greift zu kurz.
- „Psychosomatische Medizin heißt nicht, dem Körper weniger, sondern der Seele mehr Aufmerksamkeit zu schenken" (Thure v. Uexküll, Begründer der Psychosomatik in Deutschland).

73

Behandlungsmöglichkeiten

EIN BEISPIEL FÜR (UN)GÜNSTIGE KRANKHEITSVERARBEITUNG

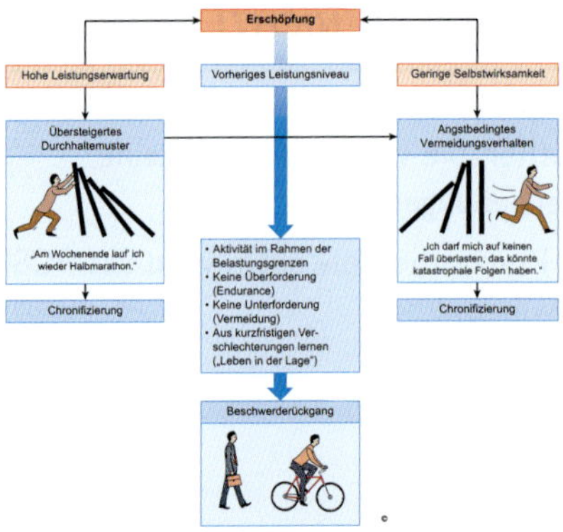

74

Behandlungsmöglichkeiten

Wo bekomme ich überhaupt Energie her?

Energie beim Fahren/Tun

Positiver Energieverbrauch
- Freunde treffen
- Bewegung
- einer erfüllenden Arbeit nachgehen

Energie aus der Ladesäule
- Schlaf
- Essen/Trinken
- Entspannung
- Ruhepause

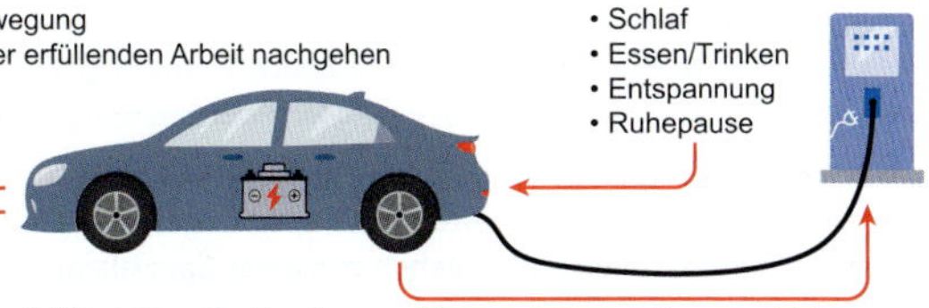

Unproduktiver Energieeinsatz
- durch das Fernsehprogramm zappen
- stundenlang durch Social Media scrollen

Unangenehmer, aber produktiver Energieeinsatz
monotoner/ätzender Job, der Ressourcen (Geld) für die Lebensgestaltung bringt

© Stefan Dangl, München/Alexa Kupferschmitt M.Sc., Teltow

Behandlungsmöglichkeiten

Energie- und Symptommanagement

Wochenprotokoll: Energiekurve

Tag	Montag			Dienstag			Mittwoch			Donnerstag			Freitag			Samstag			Sonntag		
Datum																					
Tageszeit	morgens	mittags	abends	morgens	mittags	abends	morgens	mittags	abends	morgens	mittags	abends	morgens	mittags	abends	morgens	mittags	abends	morgens	mittags	abends
	10	10	10	10	10	10	10	10	10	10	10	10	10	10	10	10	10	10	10	10	10
	9	9	9	9	9	9	9	9	9	9	9	9	9	9	9	9	9	9	9	9	9
	8	8	8	8	8	8	8	8	8	8	8	8	8	8	8	8	8	8	8	8	8
	7	7	7	7	7	7	7	7	7	7	7	7	7	7	7	7	7	7	7	7	7
	6	6	6	6	6	6	6	6	6	6	6	6	6	6	6	6	6	6	6	6	6
	5	5	5	5	5	5	5	5	5	5	5	5	5	5	5	5	5	5	5	5	5
	4	4	4	4	4	4	4	4	4	4	4	4	4	4	4	4	4	4	4	4	4
	3	3	3	3	3	3	3	3	3	3	3	3	3	3	3	3	3	3	3	3	3
	2	2	2	2	2	2	2	2	2	2	2	2	2	2	2	2	2	2	2	2	2
	1	1	1	1	1	1	1	1	1	1	1	1	1	1	1	1	1	1	1	1	1
	0	0	0	0	0	0	0	0	0	0	0	0	0	0	0	0	0	0	0	0	0
Tagesaktivitäten*																					
Morgens																					
Mittags																					
Abends																					
Verfügbare Energie: Schätzung & Realitäts-Check**																					
Einschätzung																					
Realität																					
Vorkommnisse																					

* **Aufgabenstellung 1:** Planen Sie jeweils am Vortag die anstehenden Aufgaben für den kommenden Tag (Wann ist was zu tun?). Berücksichtigen Sie dabei ihre persönliche Energiekurve

** **Aufgabenstellung 2:** Schätzen Sie einmal morgens ein, wie der Stand ihres Akkus am Abend sein wird und markieren Sie dies mit einem X beim entsprechenden Akkustand. Tragen Sie abends ein, wie ihr Akkustand tatsächlich ist und tragen Sie in das Feld darunter ein, falls es Vorkommnisse gab (z.B. deutliche Überlastungssymptome).

Behandlungsmöglichkeiten

WIE FINDE ICH DIE GEEIGNETE PSYCHOTHERAPIE BEI PCS?

- Psychotherapie kann ambulant durchgeführt werden, ist aber auch als Bestandteil einer Rehabilitation oder Krankenhausbehandlung sinnvoll.
- Psychotherapie wird von allen Gesetzlichen Krankenkassen bei entsprechender Indikation bezahlt.
- Die besten Wirksamkeitsnachweise beim PCS liegen für die Kognitive Verhaltenstherapie vor. Hier konnten Effekte auf Fatigue, Angst, Depression und auf die Lebensqualität belegt werden.
- Wir haben positive Erfahrungen mit Gruppentherapie speziell für Betroffene von PCS gemacht, weil hierdurch Selbsthilferessourcen aktiviert werden und ein gezieltes Eingehen auf die PCS-Probleme möglich wird.
- Diese Patientenschulung ist Teil eines Gruppentherapieprogramms, das sich an die Schulung anschließen kann.

Behandlungsmöglichkeiten

WANN IST EINE REHABILITATION SINNVOLL?

- Eine Rehamaßnahme sollte überlegt werden, wenn die Symptome zu einer deutlichen Beeinträchtigung im Alltag führen und:
  - trotz ambulanter Behandlung innerhalb von 3 Monaten nicht besser werden oder sich sogar anhaltend verschlechtern (in diesem Fall ist zunächst nochmalige Diagnostik sinnvoll)
  - oder wegen des PCS Arbeitsunfähigkeit besteht oder die Selbstständigkeit gefährdet ist.
- Wenn ein schweres ME/CFS (myalgische Enzephalomyelitis/chronisches Fatigue-Syndrom) mit Pflegebedürftigkeit besteht, ist in der Regel die Rehafähigkeit nicht gegeben – hier sollte das weitere Vorgehen mit einer Spezialambulanz geplant werden.
- Ansonsten ist es sinnvoll, einen Rehaantrag zu stellen. Hierbei sollte man eine Klinik bevorzugen, die die Kriterien des Eckpunkte-Papiers der Deutschen Rentenversicherung (DRV) für die medizinische Rehabilitation bei Post-COVID (online verfügbar) erfüllt.

78

Selbsthilfegruppen

Selbsthilfegruppen

79

Selbsthilfegruppen

SELBSTHILFEGRUPPEN

- Viele PCS-Betroffene fühlen sich von ihrem Umfeld und oft auch von ihren Ärzten nicht verstanden.
- Hier kann der Austausch mit anderen Betroffenen in einer Selbsthilfegruppe sehr hilfreich sein.
- Eine Selbsthilfegruppe kann auch während der Wartezeit auf eine Psychotherapie wertvolle Unterstützung geben und sie ergänzen, wenn man einen Platz gefunden hat.
- Kontakt finden Sie über die Long-COVID-Plattform der Bundesarbeitsgemeinschaft Selbsthilfe: **https://www.long-covid-plattform.de**

80

Prognose und Ausblick

Was wissen wir über die Prognose?

81

Prognose und Ausblick

WIE GEHT ES WEITER?

- Wir haben noch zu wenig Erfahrung mit dem PCS, um eine sichere Aussage über die Prognose zu machen.
- Bei den meisten Betroffenen bilden sich die Symptome innerhalb eines Jahres weitgehend oder (nahezu) vollständig zurück.
- Wenn nach einem Jahr noch Symptome bestehen, braucht es meist Geduld. Auch hier kommt es in den meisten Fällen zu einer weiteren Besserung, es geht aber deutlich langsamer. Hier kann z. B. eine Reha einen Schub nach vorn bringen.

82

Prognose und Ausblick

WIE GEHT ES WEITER?

- Die gute Nachricht: Es gibt keine Hinweise auf chronisch fortschreitende Verläufe, wie sie z. B. bei BSE (Rinderwahnsinn) oder M. Alzheimer die Regel sind.
- Angesichts der vielen Forschungsprojekte ist es wahrscheinlich, dass es in den nächsten Jahren wirksame Medikamente zumindest für einen Teil der Betroffenen gibt – sicher ist das allerdings leider nicht.
- Mit Bewegungstherapie, Atemtherapie, Psychotherapie und Rehabilitation haben wir aber jetzt schon wirksame Behandlungs- und Unterstützungsmöglichkeiten, die auf unterschiedlichen Niveaus der PCS-Symptomatik **die Lebensqualität deutlich verbessern** können!

83

KAPITEL

4

Alexa Kupferschmitt, Volker Köllner

Verhaltenstherapeutische Begleitung zur Krankheitsbewältigung des Post-COVID-Syndroms

PRAXISTIPP

Wir empfehlen, die psychoedukativen Sitzungen aus ➤ Kap. 3 zwischen die Sitzungen 1 und 2 dieses Manuals zu legen, sodass die Gruppe dann insgesamt 2 Termine mehr hat. Alternativ können die psychoedukativen Inhalte auch in die Sitzungen eingestreut werden.

Einführung in das Manual und Hinweise zur Anwendung

Als Behandler können Sie auf unterschiedlichem Weg mit Patienten mit Post-COVID-Syndrom (PCS) in Kontakt kommen:

- Dadurch, dass Sie als Psychotherapeut in einer Einrichtung arbeiten, die PCS-Behandlung oder Rehabilitation explizit anbietet. Hier wenden sich hilfesuchende Personen an Sie mit der Erwartungshaltung, auf Experten im Umgang mit PCS-Beschwerden zu stoßen und eine professionelle Behandlung zu erhalten. In dieser Konstellation kommen Patienten gezielt mit der Problematik des PCS, und Sie bieten als Behandler aktiv Hilfestellung an.
- Dadurch, dass Patienten, die zur Bewältigung ihrer Erkrankung psychotherapeutische Hilfe aufsuchen, sich bei Ihnen vorstellen, obwohl Sie oder Ihre Einrichtung kein explizites Angebot machen. Angesichts der Zahl der Betroffenen und des Mangels an spezifischen Angeboten wird diese Gruppe schnell wachsen.

PRAXISTIPP

Mit diesem Manual wollen wir Sie ausdrücklich ermutigen, ein solches Therapienagebot zu machen, denn der Bedarf wird in den nächsten Jahren groß sein.

- Dadurch, dass einer Ihrer Patienten, der sich bis dato mit einer anderen Problematik bei Ihnen in Behandlung befand, an PCS erkrankt und Sie nun vor der Herausforderung stehen, Ihren Patienten mit dieser Thematik zu begleiten.
- Dadurch, dass Patienten mit einer entsprechenden Krankheitsattribution auf COVID-19 bei Ihnen Hilfe suchen. Dies kann vor allem die Patienten mit hypochondrischen oder somatoformen Störungen betreffen, die ihre wahrgenommenen Beschwerden nun unter anderem aufgrund der erheblichen Medienpräsenz von COVID-19 auf dieses Krankheitsbild attribuieren und so davon ausgehen, an PCS erkrankt zu sein.

FAZIT

Psychotherapeutische Behandler können über unterschiedliche Wege mit PCS in Berührung kommen: eigeninitiatives Behandlungsangebot und direkte Hilfegesuche von Betroffenen, PCS-Erkrankung bei einem bekannten Patienten, der sich aufgrund einer anderen Symptomatik in Behandlung befindet, Krankheitsattribution auf COVID-19, v.a. bei hypochondrischen oder somatoformen Störungsbildern.

Psychotherapeutische (Gruppen-)Begleitung von Post-COVID-Patienten

Ziele dieses Manuals sind, mit der Erkrankung einhergehende psychische Belastungen zu verringern, die Krankheitsverarbeitung der Patienten zu unterstützen und ihnen zu helfen, ihre Lebensqualität zu verbessern. Die Behandlung einer psychischen Komorbidität, die bei ca. 50 % der Betroffenen vorliegt, ist explizit nicht inbegriffen und sollte ggf. in einer kombinierten Einzeltherapie erfolgen.

Das Manual adaptiert und integriert bereits existierende und wissenschaftlich validierte Behandlungsansätze aus der Fatigue- und Schmerztherapie (Gaab, 2020; von Wachter, 2021). Bisher liegt eine RCT zur Wirksamkeit von Kognitiver Verhaltenstherapie (KVT bzw. CBT) bei PCS vor (Kuut et al., 2021). Die positiven Ergebnisse sprechen dafür, auf bereits vorhandenen Konzepten der KVT aufzubauen und diese für die Behandlung von PCS-Patienten zu adaptieren.

Das Avoidance-Endurance-Konzept (Hasenbring und Verbunt, 2010), bekannt aus der Schmerztherapie, hat sich in der Behandlung von PCS Betroffenen als hilfreich erwiesen. Dieses Modell greift relevante Verhaltensweise auf, welche in der Chronifizierung von Schmerzen eine wesentliche Rolle spielen. Die Adaption des Avoidance-Endurance-Modells auf das PCS beschreibt die Verhaltensmuster des „dysfunktionalen Durchhaltens“ und des „ängstlichen Vermeidens“. „Dysfunktionales Durchhalten“ kennzeichnet sich dadurch, dass auf Erschöpfung oder andere Symptome mit „Durchhalten“ und „Zähne zusammenbeißen“ reagiert wird. Dieses Verhalten kann entweder mit einem überkompensatorischen positiven Affekt („fröhliches Durchhalten“) oder einer „verbissenen“ Haltung erfolgen. Infolge der wahrgenommenen Symptome wird versucht, sich gedanklich abzulenken, um weiterhin volle Leistung erbringen zu können. Dies führt langfristig zu Überlastung und einer Symptomzunahme.

Beim „ängstlichen Vermeiden“ liegt wiederum die Überzeugung vor, dass Aktivität sich symptomintensivierend oder schädlich auf die Grunderkrankung auswirkt, mit der Folge, dass aus Angst immer mehr Aktivitäten vermieden werden. Langfristig führt die Inaktivität und Vermeidung von Bewegung zu Dekonditionierung und einer Chronifizierung der Symptomatik.

Folglich führen beide Verhaltensweisen – das Katastrophisieren mit folgender Angst, Schonhaltung und Vermeidung von Aktivität, als auch das dysfunktionale Durchhalten mit Ignoranz der Symptomatik – zu einer Chronifizierung. Die an das Avoidance-Endurance-Modell geknüpften Interventionen zielen darauf ab, diese Mechanismen anhand praktischer Alltagsbeispiele und mittels ABC-Modell zu verdeutlichen, um die Betroffenen in die Lage zu versetzen, ihr eigenes Verhalten zu erkennen und in einem weiteren Schritt hin zu moderater Aktivität mit ausreichenden Pausen zu flexibilisieren.

Das ACT-basierte (Kuba und Weißflog, 2017) (Gruppen-) Konzept zeichnet sich durch einen supportiven Fokus aus, beinhaltet psychoedukative Elemente und bietet zugleich den Raum für ein gering vorstrukturiertes, prozessorientiertes Vorgehen, welches der Bearbeitung von individuellen Patientenanliegen/-themen dient. Als Basis für die verhaltenstherapeutische Arbeit ist der Aufbau einer verständnisvollen, unterstützenden Beziehung zwischen Therapeut und Patient und zwischen den Gruppenteilnehmern essenziell, weswegen dem Beziehungsaufbau beim Gruppenstart besonders viel Aufmerksamkeit gegeben werden sollte.

Hieran sollte sich die in ➤ Kap. 3 geschilderte Psychoedukation anschließen. Es bietet sich an, die psychoedukativen Sitzungen nach Sitzung 1 (also nach der ersten Sitzung zum Kennenlernen) einzuschieben. Alternativ können die psychoedukativen Inhalte auch in die Sitzungen des VT-Manuals eingestreut werden. Wir empfehlen jedoch eine kompakte Psychoedukation, deren Inhalte dann immer wieder aufgegriffen werden können.

Aufgrund der großen Verunsicherung, die über dieses Krankheitsbild herrscht, trägt dieses Modul sehr zu Entlastung der Patienten bei und stärkt ebenfalls die therapeutische Beziehung. Nach unserer Erfahrung ist es für die Betroffenen sehr wichtig, dass die Therapeuten über Kompetenz auf dem Gebiet Post-COVID verfügen und dass deutlich wird, dass das Therapieprogramm speziell auf dieses Krankheitsbild zugeschnitten ist.

PRAXISTIPP

Wenn sich in der Gruppe auch Post-Vac-Betroffene (s. ➤ Kap. 2.6.1) befinden, ist es hilfreich, bereits in Sitzung 1 kurz anzusprechen, dass das Programm für diese ebenso geeignet ist. Im Psychoedukationsteil sollte dann etwas ausführlicher darauf eingegangen werden, warum nach derzeitigem Wissensstand bei beiden Krankheitsbildern ähnliche Behandlungsstrategien effektiv sind.

Von dieser stabilen Basis aus kann dann die Auseinandersetzung mit den zentralen Themen und existenziellen Fragen im Zusammenhang mit einer PCS-Erkrankung erfolgen (z. B. Auseinandersetzung mit existenziellen Ängsten, verändertes Körper- und Selbstbild, Verlust von Rollen und Aufgaben). Hier wird eine emotionsgesteuerte Bewältigung angestrebt.

MERKE

Ziele der ACT-basierten psychotherapeutische (Gruppen-)Begleitung von PCS-Patienten sind:

- die mit der Erkrankung einhergehenden psychischen Belastungen zu verringern,
- die Krankheitsverarbeitung der Patienten zu fördern,
- die Lebensqualität zu verbessern.

Das Therapiemanual soll mit seinen Sitzungen dabei helfen, Schwierigkeiten in der Krankheitsakzeptanz und -verarbeitung zu reduzieren. Psychoedukativ wird das erforderliche Basiswissen (z. B. Multifaktorielles Bedingungsmodell, Avoidance-Endurance-Modell der Symptomchronifizierung) vermittelt, des Weiteren kommen klassische Techniken der kognitiven Verhaltenstherapie, wie geleitetes Entdecken, sokratischer Dialog sowie Techniken der Achtsamkeits- und Commitment-Therapie zum Einsatz, um Kompetenzen und Fähigkeiten auf Wahrnehmungsebene (z. B. Körperwahrnehmung, eigene Grenzen spüren) und Verhaltensebene (z. B. eigene Grenzen respektieren und adäquates Energiemanagement) zu trainieren. Zum Einsatz kommen auch exemplarische Verhaltensanalysen (Kanfer et al., 2012) und Analysen von belastenden Situationen einzelner Teilnehmer nach dem ABC-Modell (Radkovsky und Berking, 2012).

Übersicht Booster-Sitzungen

Sitzung	Inhalt/Thema
1	Einführung: Kennenlernen/Erfahrungsaustausch: Das Post-COVID-Syndrom – eine Krankheit mit vielen Facetten. Was können wir mit diesem Programm erreichen? Berechtigte Hoffnung und falsche Versprechen
Psychoedukation	Was ist Post-COVID? Erklärungsansätze, Multifaktorielles Bedingungsmodell, Behandlungsoptionen
2	Veränderte Lebensrealität: plötzlich ausgebremst sein
3	Grenzen spüren und Warnsignale entdecken
4	Bange machen gilt nicht! Umgang mit Ängsten
5	Pacing 1: Die goldene Mitte finden beim Energie- und Pausenmanagement
6	Pacing 2: Die goldene Mitte finden beim Energie- und Pausenmanagement
7	Energieräuber
8	Den Akku aufladen vs. Energie sparen
9	Sich in der Krankheit neu erfinden: Selbstwert und Selbstwertregulation
10	"Was die Stimmung runterzieht" – depressive Verstimmung und Depression
11	Wie sage ich es meinem Umfeld? Reden über Post-COVID und Medienkompetenz
12	Ausklang und Abschied – wie geht es weiter? (Alltagstransfer und Nachsorgemöglichkeiten)
13	Angehörigen-Sitzung
14	Booster-Sitzungen

Kombination mit Bewegungstherapie

MERKE

Es ist sinnvoll, die Psychotherapiegruppe mit einer Bewegungstherapiegruppe (s. u.) zu verknüpfen. In der Bewegungstherapie können sowohl problematische Verhaltensmuster (z. B. Schonverhalten oder Selbstüberforderung) deutlich werden, über die Patienten in der

Therapie nicht unbedingt berichten, als auch alternative Verhaltensweisen erprobt werden. Daher ist es besonders effektiv, wenn sich die Gruppenleiter regelmäßig austauschen. Hier besteht bei guter Kommunikation zwischen den Gruppenleitern ein hoher Synergieeffekt.

Im stationären Setting lässt sich diese Verknüpfung vergleichsweise gut organisieren. Im ambulanten Sektor fehlen für solche sehr sinnvollen Kooperationen bisher weitgehend die Organisations- und Vergütungsstrukturen. Nach unserer Erfahrung besteht aber bei Institutionen wie KVen und Krankenkassen beim Thema PCS eine vergleichsweise hohe Offenheit, und wir möchten Sie ausdrücklich ermutigen, eine interprofessionelle Kooperation zu beginnen. Dies könnte paradigmatisch auch für andere Krankheitsbilder sein. Kooperationspartner im Bereich Bewegungstherapie lassen sich z. B. über den DVGS finden, der auch entsprechende Schulungen für seine Mitglieder durchführt. Weitere Hinweise hierzu finden sich in ➤ Kap. 5.

4

Anwendungssettings – offenes oder geschlossenes Gruppenformat?

Die Post-COVID spezifische Psychotherapiegruppe kann sowohl im ambulanten als auch im stationären Setting stattfinden. Je nach Setting bedingt dies häufig den formalen Ablauf der Behandlung. Eine Gruppe kann **geschlossen** sein, das heißt, die Gruppe besteht vom Anfang bis zum Ende aus den gleichen Teilnehmern. Häufiger – insbesondere in der ambulanten Versorgung – sind jedoch **offene** Gruppen, bei denen Teilnehmer, die die Therapie beendet haben, die Gruppe verlassen, und die freiwerdenden Plätze durch neue Teilnehmer besetzt werden.

Im **stationären Setting** (z. B. psychosomatische Rehabilitation) ist durch die geplante Patientenaufnahme die Umsetzung eines geschlossenen Gruppenformats erleichtert. Das geschlossene Gruppenformat, in welchem alle Gruppenteilnehmer gleichzeitig die Gruppe beginnen und durchlaufen, bietet den Vorteil, dass die ersten Sitzungen zum Kennenlernen und zur Vermittlung von Basiswissen zu Post-COVID genutzt werden können. Auf Basis eines gemeinsamen Kenntnisstandes lassen sich weitere psychotherapeutische Themen gut erarbeiten und aufeinander aufbauen.

Im **ambulanten Setting** hat sich das Konzept der offenen bzw. halboffenen Gruppen als praktikablen erwiesen. Hier stoßen neue Patienten in langen Abständen zur Gruppe hinzu oder verlassen die Gruppe. Dieses Vorgehen ist aus organisatorischer Sicht für die ambulante Versorgung zu empfehlen. Auch weil dieses Manual einen modularen Charakter hat und die Sitzungen weitgehend in sich geschlossen sind, besteht die Möglichkeit, dass Patienten zu jedem Thema ab Sitzung 3 einsteigen können. Wird die Gruppe im halboffenen Format durchgeführt, so sollten die persönlichen Geschichten der Patienten immer wieder bei Bedarf in einer „Sondersitzung“ Raum finden. Die Psychoedukation erfolgt im Rahmen der Vorgespräche, welche im Einzelsetting stattfinden und der Gruppe vorgelagert sind.

PRAXISTIPP

Zu Beginn jeder Psychotherapie (egal ob Gruppen oder Einzeltherapie) findet eine Sprechstunde bzw. ein Vorgespräch in einem Eins-zu-Eins-Gespräch statt, hier werden neben der Aufnahme der aktuellen Situation des Patienten unter anderem gemeinsam die Möglichkeiten der Therapie und der weitere Ablauf besprochen.

Stationäres Setting

Im stationären und teilstationären Setting ist es in der Regel nicht möglich, dass sich Therapeuten ihre Gruppen selbst zusammenstellen. Die Patienten sind meist schwerer beeinträchtigt, und freiwerdende Behandlungsplätze müssen rasch wieder belegt werden. Diese Setting-spezifischen Faktoren schaffen eine spezielle Gruppendynamik in stationären und teilstationären Gruppentherapien. Zudem wird durch die strikte Begrenzung der Behandlungszeiten ein hoher Zeitdruck generiert. Aufgrund des zeitlich begrenzten Aufenthalts sind stationäre und teilstationäre Gruppenpsychotherapien Kurzzeitgruppen, in denen ganz anders geleitet und interveniert werden muss als in ambulanten Gruppen, welche von deutlich längerer Dauer sein können. Daher bietet sich insbesondere im stationären Setting eine manualbasierte Vorgehensweise an.

Beim stationären Setting lassen sich wiederum Krankenhaus oder Rehaklinik unterscheiden. Psychosomatische Rehakliniken oder Fachabteilungen haben in der Regel eine Größe von 100 Betten oder mehr. Dies bietet die Möglichkeit, eine störungsspezifische Gruppe für PCS-Betroffene anzubieten. Wenn die Klinik einen entsprechenden Behandlungsschwerpunkt hat, ist es in der Regel gut möglich, eine spezifische Gruppe zu füllen. Dafür ist der Behandlungszeitraum in der Psychosomatik auf 5–6 Wochen begrenzt. Wenn die Gruppe – wie meist üblich – mit 2×90 Minuten/Woche angeboten wird, können nicht alle der unten dargestellten Inhalte bearbeitet werden.

In der psychosomatischen Krankenhausbehandlung sind die Abteilungen in der Regel kleiner, sodass eine spezifische Gruppe nur zustande kommt, wenn die Klinik sich sehr stark auf dieses Störungsbild fokussiert. Eine Alternative kann es sein, die Gruppe in der Institutsambulanz anzubieten und stationäre Patienten teilnehmen zu lassen. Dies würde eine Teilnahme über einen längeren Zeitraum auch nach der Entlassung ermöglichen, wovon die Patienten sehr profitieren könnten.

Ambulantes Setting

Im ambulanten Setting hat der Therapeut die Möglichkeit, die Gruppe selbst zusammenzustellen und so prüfen, wie die Gruppenteilnehmer zueinander passen.

Probatorik in der Gruppe Das Ziel der Probatorik liegt darin, „zu schauen, ob die Chemie zwischen den neuen Patienten, der Gruppe und dem Therapeuten stimmt". Nach einem Termin in der Sprechstunde oder der Gruppentherapeutischen Grundversorgung finden vor Beginn der Richtlinienpsychotherapie mindestens 2 probatorische Sitzungen statt. Die Probatorik wird nicht vom Kontingent der Richtlinienpsychotherapie abgezogen. Die gesetzliche Krankenkasse übernimmt bei Erwachsenen bis zu 4 „Probesitzungen" à 50 Minuten.

Kombination von Einzel- und Gruppentherapie In der ambulanten Versorgung besteht die Möglichkeit, Gruppensitzungen und Einzelsitzungen zu kombinieren. In der Gruppe können Patienten sozialen Rückhalt erleben, der eine zusätzliche Unterstützung bietet. Ferner nehmen verschiedene Patienten meist unterschiedliche Perspektiven ein, woraus in der Gruppe ganz neue Lösungsansätze entwickelt werden können.

In der Einzeltherapie können Patienten wiederum die in der Gruppentherapie angestoßenen Prozesse noch einmal tiefer verarbeiten. Sie können bewegende Situationen, die sie in der Gruppe erlebt haben, mit dem Psychotherapeuten noch einmal ausführlich zu zweit bearbeiten. Gleichzeitig können in den Einzelsitzungen sensible Themen überhaupt erst einmal angesprochen und der Umgang damit so vorbereitet werden, dass sie vom Patienten dann auch in der Gruppe eingebracht werden können.

Abrechnungsmöglichkeiten

Bei Vorliegen einer entsprechenden Zulassung erfolgt die Vergütung der Gruppe anhand der EBM (Einheitlicher BewertungsMaßstab) im Rahmen der Richtlinienpsychotherapie.

Der pro Patienten abrechnungsfähige Betrag richtet sich nach der Anzahl der Gruppenteilnehmer. Je mehr Teilnehmer eine Gruppe hat, desto geringer wird der Betrag, der pro Patient pro vollendete 100 Minuten Gruppensitzung abgerechnet werden kann.

Indikationen und Kontraindikationen

In der (Gruppen-)Psychotherapie richtet sich die Indikationsentscheidung zunächst auf die Frage, ob eine Psychotherapie überhaupt angezeigt ist, und welche Methode (VT, TP etc.), bzw. Setting (Gruppe- oder Einzeltherapie; stationär, teilstationär oder ambulant) erfolgversprechend scheint.

Aufnahmekriterien für eine Gruppenbehandlung gruppieren sich um folgende Kriterien (Eckert, 2010):

- Motivation, an der vorgesehenen Gruppenbehandlung aktiv teilzunehmen,
- Mindestmaß an interpersonellen Fähigkeiten,
- keine aktuellen gruppenbezogenen Ängste.

Eine ausführliche Darstellung der allgemeinen Indikationen und Kontraindikationen zur Gruppentherapie finden sich z. B. bei Strauß und Mattke (2007). Bei Patienten mit einem schwer ausgeprägten PCS kann die körperliche Belastbarkeit zur Gruppenteilnahme nicht mehr gegeben sein. Bei Patienten mit einer Ausprägung als ME/CFS kann die Teilnahme an der Gruppe zu viele Energieressourcen verbrauchen und den Handlungsspielraum für die kommende Woche deutlich einschränken. Diese Patienten benötigen eher aufsuchende Angebote oder kürzere Online-Termine, da oft auch eine Einzelsitzung von 50 Minuten zumindest initial eine Überforderung darstellen kann. Deshalb sollte im Vorgespräch gründlich evaluiert werden, ob der Besuch der Gruppe mit vertretbarem Aufwand möglich ist.

PRAXISTIPP

Die beiden einzelnen Sitzungen erwähnten Arbeitsblätter befinden sich im ➤ Anhang dieses Buchs und stehen darüber hinaus online zum Download zur Verfügung unter ⊞.

4

4.1 Sitzung 1: Einführung: Kennenlernen/Erfahrungsaustausch: Das Post-COVID-Syndrom – eine Krankheit mit vielen Facetten

In der 1. Sitzung der geschlossenen Post-COVID-Gruppe soll der Grundstein für eine gute und vertrauensvolle Zusammenarbeit gelegt werden, indem die Gruppenmitglieder und der Therapeut einander (besser) kennenlernen und zudem verbindliche Regeln für die kommenden Sitzungen und das Miteinander festlegen.

Patienten mit Post-COVID-Syndrom (PCS) haben häufig die Erfahrung gemacht, dass ihr Umfeld in vergleichsweise kurzer Zeit weitgehend ohne Folgesymptome von der SARS-CoV-2-Infektion genesen ist und sie als PCS-Betroffene mit ihrer persistierenden Symptomatik anfänglich auf Rücksichtnahme und Verständnis stoßen, dieses jedoch mit Fortschreiten der Zeit zunehmend abnimmt und Unverständnis weicht. Viele Betroffene geraten sodann unter Erklärungsdruck und ziehen sich emotional und sozial zurück oder „setzen eine Maske auf". Der emotionale und soziale Rückzug wiederum befördert das Ausmaß der bereits durch die Leistungs-, Funktions- und Teilhabeeinschränkung vorhandene psychische Belastung.

Das Kennenlernen anderer Betroffener und der Austausch ähnlicher Erlebensinhalte wirkt auf die Gruppenmitglieder sehr entlastend und endpathologisierend, dergestalt, dass sie die Erfahrung machen, „dass ich nicht an meinem Verstand zweifeln muss, weil ich mir das nur einbilde, sondern dass es anderen auch so geht".

Übersicht Sitzung 1

Materialien	Flipchart Arbeitsblatt 1 „Gruppenregeln" (s. a. ➤ Anhang) Arbeitsblatt 2 „Kennenlernen" (s. a. ➤ Anhang)
Lernziele	Kennenlernen der anderen Gruppenmitglieder, Vertrauensbildung/Gruppenkohäsion, emotionale Öffnung; Gruppenregeln
Leitfragen	Welche Bedeutung hat PCS in meinem Leben? Was wünsche ich mir von der Gruppe (Gruppenregeln)?
Ablauf der Sitzung	• Vorstellung der Gruppenleiter und des Konzepts der Gruppe (Gruppenregeln, Organisatorisches; Klärung, ob es eine Pause geben soll). (etwa 10 Minuten) • Vorstellungsrunde der Teilnehmer (ausführlich mit Beschreibung des Verlaufs der akuten Infektion und des folgenden Verlaufs, Schwerpunkt: aktuelle Beschwerden) (etwa 50 Minuten) • Zusammenfassung und Strukturierung durch die Gruppenleiterin: Welche Erfahrungen wurden berichtet? Wo sind Gemeinsamkeiten? Wo gibt es unterschiedliche Erfahrungen? Gegebenenfalls Rückfrage: Wie geht es Ihnen, nachdem Sie die anderen Berichte gehört haben (Ressource: Ich bin nicht mehr allein …) (etwa 5 Minuten) • Frage an die Teilnehmer: Warum eine Psychotherapiegruppe bei einer Viruserkrankung? Welche Erwartungen gibt es an die Gruppe? (etwa 15 Minuten) • Hieraus abgeleitet: Ziele, Möglichkeiten und Grenzen der Gruppe. Was ist unser Konzept (Psychosomatik ≠ Psychogenese, Gruppenleiter ≠ Lehrer) (etwa 5 Minuten) • Schlussrunde (etwa 5 Minuten)

Einstieg Die Gruppenteilnehmer werden vom Gruppentherapeuten begrüßt und gebeten, sich in einem Stuhlkreis einzufinden. Der Gruppenleiter prüft die Anwesenheitsliste auf Vollständigkeit der vorab eingetragenen Teilnehmer. Nach der Begrüßung erläutert der Therapeut zunächst die Ziele und Rahmenbedingungen der Gruppe (➤ Tab. 4.1) und stellt die Gruppenregeln vor. Zusätzlich kann den Teilnehmern das Arbeitsblatt 1 (s. a. im ➤ Anhang) ausgeteilt werden. Die Klärung der Frage, inwiefern eine Pause gewünscht ist, kann bereits als erster diagnostischer Prozess genutzt werden, indem der Therapeut die in der Box genannten Fragen stellt.

„Bitte Handzeichen – wer von Ihnen kann sich nur begrenzte Zeit konzentrieren?" (i. d. R. zeigt der überwiegende Teil der Gruppe auf.)
„Und wer von Ihnen ist es von sich gewohnt, dann trotzdem durchzuhalten, weil er z. B. gerade in einer Veranstaltung sitzt, die eben noch eine Weile geht, oder die Aufgabe, an der er gerade arbeitet, noch nicht erledigt ist?" (meist zeigt hier etwas mehr als die Hälfte der Gruppenteilnehmer auf.)

Tab. 4.1 Formalia: Ziele und Rahmenbedingungen der Post-COVID-Gruppe

Ziele	• Erfahrungsaustausch über Erlebnisse im Rahmen der COVID-19-Pandemie (z. B. Isolation, Hospitalisierung, Verlust von Angehörigen, Arbeitsplatz etc.) • Erfahrungsaustausch über eigene PCS-Erkrankung • Erarbeiten von Strategien im Umgang mit der Erkrankung • Besprechen anderer Themen, die für die Gruppe relevant sind
Rahmenbedingungen/ Gruppenregeln	• Geschlossenes Gruppenformat • Aktive Eigeneinbringung der Patienten mit eigenen Themen gewünscht, Themenvorschläge seitens des Therapeuten zweitrangig im Vorgehen **Gruppenregeln:** • Schweigepflicht: Alles, was man in der Gruppe an persönlichen Details von den Mitteilnehmern erfährt, bleibt in der Gruppe und darf nicht an Dritte weitergegeben werden. Der Austausch im Familien- und Bekanntenkreis über das, was man selbst aus der Gruppe mitgenommen hat, ist natürlich erwünscht. • Ein stets wohlwollender und unterstützender Umgang miteinander. • Eigenverantwortung: Jeder Teilnehmer der Gruppe übernimmt Verantwortung dafür, was er/sie aus der dieser Stunde macht (von Themen, Anliegen selbst einbringen) • Im Kontakt mit den anderen in der Gruppe bleiben, sich für die anderen Teilnehmer und deren Themen interessieren. • Offenes Mitteilen des eigenen Erlebens: In der Gruppe kann und soll man alles sagen können, was einem durch den Kopf geht, außer es wäre beleidigend für eine andere Person. Die wichtigsten Beiträge sind meist eher spontan – auch wenn sie manchmal unsinnig oder peinlich erscheinen. • Sich gegenseitig ausreden lassen. • Verbot von Beleidigungen und Gewalt. • Eine pünktliche und regelmäßige Gruppenteilnahme.
Weitere Formalia	Pausenoption bei kognitiver Fatiguability (bei Sitzungsdauer von 90 Minuten ca. nach 40 Minuten)

Da viele PCS-Patienten es eher gewohnt sind, „durchzuhalten" und über ihre Beschwerden hinwegzugehen, ist die Klärung der Frage, inwiefern die Gruppe zwischendurch eine Pause machen möchte, bedeutsam. Das bewusste Einlegen einer Pause kann eine Übung sein, um zu lernen, auf die eigenen Grenzen und Bedürfnisse einzugehen und Pausen als einen wichtigen Teil des Energie- und Symptommanagements anzuerkennen.

Neben der inhaltlichen Klärung der Pausenfrage stellt dies auch einen Teil des diagnostischen Prozesses dar: Screening kognitiver Störungen und Ersterfassung des Krankheitsverhaltens (hier: Durchhalter-Typ, vgl. Avoidance-Endurance-Modell). Zudem erleben die Gruppenteilnehmer sich dadurch unmittelbar einander zugehörig, nämlich dass sie erleben, dass auch die anderen unter kognitiven Störungen leiden und zudem zum „Durchhalten" neigen. Dies fördert gleich zu Beginn das Zugehörigkeitsgefühl und die Gruppenkohäsion, welche durch die folgende ausführliche Vorstellungsrunde noch weiter gestärkt werden soll.

Die Ziele und Rahmenbedingungen der Post-COVID-Gruppe fasst ➤ Tab. 4.1 zusammen.

Kennenlernen Nach dem die Formalia besprochen sind, stellt sich der Gruppenleiter mit folgenden Angaben selbst vor: Name, Berufsgruppe, Arbeitsschwerpunkt, Funktion in der Institution/Praxis, Erfahrungen mit dem Thema und der Behandlung von PCS. Im Anschluss bittet der Therapeut die Teilnehmer, sich zunächst mit Vornamen (für die anderen Gruppenmitglieder) und Nachnamen (für den Therapeuten) vorzustellen. Es empfiehlt sich, dass die Gruppenteilnehmer sich untereinander duzen und mit Vornamen ansprechen, da die informelle Ansprache ein Gefühl von Vertraulichkeit, Nähe und Zugehörigkeit fördert. Darauf erfolgt in Abhängigkeit der Gruppengröße das weitere Kennenlernen entweder direkt in der Gruppe (optimal bei ca. 6–8 Patienten) oder zunächst in Kleingruppen (bei 12 Patienten 3 Kleingruppen à 4 Patienten). Beim Kennenlernen in der Kleingruppe findet danach ein Zusammentragen des Gehörten aus den Kleingruppen in der Großgruppe statt.

Für das Kennenlernen in der Gruppe eignen sich die Begleitfragen auf dem Flipchart, für das Kennenlernen in den Kleingruppen kann das ✚ Arbeitsblatt 2 „Kennenlernen" (s. a. ➤ Anhang) mit den entsprechenden Begleitfragen genutzt werden.

Wenn die Teilnehmer in der ersten Runde etwas wortkarg waren und Sie noch Zeit übrig haben, können Sie eine weitere Runde mit folgender Leitfrage machen:

LEITFRAGE

„Wie geht es Ihnen, nachdem Sie die anderen Berichte gehört haben?" (Ressource: Ich bin nicht mehr allein…)

Abschlussrunde mit Sammlung von Fragen und Themen der Teilnehmer Die Abschlussrunde dient einem ersten Zwischenfazit dazu zu ermitteln, wie sich die Teilnehmer in der Gruppe angekommen fühlen und welche Themen in den weiteren Gruppensitzungen besonders im Vordergrund stehen sollen. Um Inhalte und Ablauf der einzelnen Gruppensitzungen auf die Interessen und Bedürfnisse der Gruppenmitglieder abzustimmen, werden die Patienten dazu ermutigt, gemeinsam ihre Fragen, Themen und Erwartungen an und für die Gruppe zu äußern und stichwortartig zu sammeln (→ auf dem Flipchart, um diese im Verlauf der Sitzungen aufzuarbeiten). Je nach Gruppe variiert der Fokus und damit auch die Reihenfolge oder Auswahl der Module. Es hat sich bisher als hilfreich erwiesen, auf die Themenwünsche der Patienten einzugehen, um eine möglichst individuelle Behandlung bei zugleich inhaltlich strukturierter Vorgehensweise zu gewährleisten.

4.2 Sitzung 2: Veränderte Lebensrealität – plötzlich ausgebremst sein

Einführung in die Thematik der Sitzung Die Auswirkungen von PCS reißen die Betroffenen oft aus ihrem bisherigen Leben. Ihre körperliche und mentale Leistungsfähigkeit ist meist derart eingeschränkt, dass bisher Selbstverständliches plötzlich zur Herausforderung wird, und alles, was vor COVID-19 nebenbei und ohne großen Aufwand erledigt werden konnte, nun spürbar Energie kostet. Einige Betroffene sind nicht mehr in der Lage, ihrem Beruf nachzugehen oder ihren Haushalt zu erledigen – das Gefühl von Hilfsbedürftigkeit und Ohnmacht sind die Folge. Weniger schwer Betroffene „schleppen" sich noch zur Arbeit, sind am Ende des Arbeitstages allerdings so erschöpft, dass „nichts mehr geht außer Liegen". Auch hier „bleibt das bisherige Leben liegen".

Beschreibung eines Patienten

„Das Leben ist wie ein Zug, der an mir vorbeirauscht, und ich versuche verzweifelt aufzuspringen, der Zug ist aber einfach zu schnell und ich werde abgehängt oder falle raus."

Viele Lebensbereiche sind aufgrund der umfänglichen Erschöpfung, der mentalen Überforderung, der Reizüberflutung und der körperlichen Beschwerden (z. B. Schmerzen, Atembeschwerden) eingeschränkt. Aktivitäten, die bisher Freude und Entspannung gebracht haben, können zu überfordernden Terminen werden. Nicht mehr das leisten zu können, was einst gewohnt und selbstverständlich war, kann sehr belastend sein, zudem stellt eine so umfängliche Veränderung oft die Ich-Identität in Frage. Die Betroffenen erleben sich selbst dann als hilflos, haben das Gefühl, ihr Leben aufgrund der schwankenden Symptomatik nicht mehr planen und regulieren zu können und erleben sich häufig minderwertig. Sowohl Personen mit einem hohen Anspruch an sich selbst und einem vorherig sehr aktiven Lebensstil als auch Personen, die bisher ihre eigenen Bedürfnisse für andere zurückgestellt haben, erleben ihre Einschränkung besonders krisenhaft, was sich in negativen Gefühlen wie Angst, Verzweiflung und Wut äußert.

Eine natürliche Reaktion auf unliebsame Veränderungen ist, diese neue Realität nicht wahrhaben zu wollen, zumal die

Auseinandersetzung mit negativen Gefühlen und den belastenden Implikationen eines rudimentär veränderten Leistungsniveaus belastend und anstrengend sind. Häufig gehen Betroffene in den Anfängen ihrer PCS-Erkrankung daher über ihre Beschwerden hinweg, versuchen, die bisherige Lebensführung mit aller Kraft aufrechtzuerhalten und stoßen so wiederholt schmerzhaft an Grenzen. „Das darf doch wohl nicht wahr sein" ist eine häufig von Ärger begleitete Reaktion, die den Unwillen, die Realität als gegeben anzuerkennen, ausdrückt.

Viele Betroffene scheuen sich, ihre aktuelle Situation als gegeben anzunehmen und die Einschränkungen und Implikationen hinsichtlich der Lebensführung zu akzeptieren. Akzeptanz, bzw. Annehmen, was ist, ist allerdings der erste Schritt zu einem funktionalen Umgang mit der Erkrankung und daher entscheidend für eine Besserung der psychischen Begleitbeschwerden. Studien belegen, dass Menschen, die in Akzeptanz geübt sind, psychisch stabiler sind und mit Veränderungen besser umgehen können, da sie schwierige Lebensphasen eher als überwindbar einstufen und daher flexibler reagieren können (Kuba und Weißflog, 2017).

Inhalte und Ziele der Sitzung Ziel der 2. Gruppensitzung ist ein vertieftes Kennenlernen und die Bildung einer Allianz innerhalb der Gruppenmitglieder dadurch, dass gemeinsam erarbeitet wird, welche Lebensbereiche und Rollen sich durch PCS verändert haben bzw. an welcher Stelle bisherige Bewältigungsstrategien (z.B. „Durchhalten", „alles selber machen", „für andere zuerst sorgen" oder „sich schonen und Ruhe geben") nicht mehr „funktionieren". Ferner sollen die Gruppenteilnehmer über geleitetes Entdecken dazu angeregt werden, ihre bisherigen (meist dysfunktional kämpferischen, die Realität ablehnenden) Bewältigungsversuche hinsichtlich ihrer Effektivität zu hinterfragen, mit dem Ziel, zu erkennen, dass die Annahme der aktuellen Realität erst dazu führt, dass eine realitätsnahe Krankheitsbewältigung beginnen kann. Hier kommt der Unterscheidung zwischen Akzeptieren und Aufgeben eine entscheidende Rolle zu.

Patientenbeispiel

Frau R. ist eine dynamische Mitvierzigerin, vor COVID-19 sehr aktiv im Beruf wie auch im Privatleben (Wandern, Rennrad fahren, großer Freundeskreis). Aufgrund ihrer Post-COVID-Symptomatik ist sie nun körperlich häufig zu erschöpft, um wandern zu gehen oder mit dem Rennrad zu fahren. Auch Treffen mit ihrem großen Freundeskreis erlebt sie aufgrund von Reizüberflutung als belastend. Im Beruf versucht sie trotz deutlicher Konzentrations- und Merkfähigkeitsstörungen „die Fassade zu wahren". Die kognitiven Einschränkungen versucht sie durch „Zettel" und mehrfache Nachkontrolle zu kompensieren, was zusätzlich zu ihrer schnellen Ermüdbarkeit ihre Arbeitsgeschwindigkeit erheblich reduziert, was zu Überstunden führt. Frau R. entwickeln zunehmend Überforderungsängste und die Angst, Fehler zu machen, weshalb sie sich „noch mehr zusammenreißt" und „immer mehr kontrolliert". Im Privatleben versucht sie auch, ihr bisheriges Aktivitätsniveau zu halten – „egal wie". Bei Wandertouren tut sie sich schwer, um eine kürzere Strecke zu bitten, auch die Treffen mit ihren Freunden „halte ich einfach nur durch". „Gute Tage" nutzt Frau R., um alles zu erledigen, was liegen geblieben ist.

Auf ihr Durchhaltemuster angesprochen, äußert Frau R., dass sie „aufgeben" würde, wenn sie nicht mehr versuchen würde, dasselbe Aktivitäts- und Leistungsniveau zu halten, wie sie es gewohnt sei.

Um ihr dysfunktionales Krankheitsverhalten der Selbstüberforderung zugunsten eines Gesundheitsverhaltens mit ausreichend Pausen bei möglichst hoher Aktivität und Teilhabe modifizieren zu können, wird es für Frau R. essenziell sein, das Akzeptieren ihrer momentanen Situation vom „Aufgeben" und Resignieren zu unterscheiden.

Navi-Metapher

„Erst wer weiß, wo er steht (Ortung/Start eingeben) und wo er hin möchte (Ziel festlegen), kann die Route (auch mit Umwegen) berechnen."

Übersicht Sitzung 2

Materialien	Flipchart (für Zusammenfassung des Erarbeiteten) Arbeitsblatt 3 „Akzeptanz" (s. a. ➤ Anhang)
Lernziele	Definition von Akzeptanz, unterscheiden lernen zwischen akzeptieren und aufgeben oder gut finden, begleitende negative Emotionen erkennen und spüren
Leitfragen	Wie erleben Sie es, plötzlich ausgebremst zu sein? Was haben Sie schon alles versucht, um Ihre Situation zu verändern? Wieviel Kraft hat es gekostet? Was davon war erfolgreich? Wenn das alles nicht wirklich erfolgreich war, was bedeutet das für Ihre weitere Lebensführung? Was verstehen Sie unter Akzeptanz? Welche Gedanken und Gefühle löst das in Ihnen aus? Warum könnte Akzeptanz hilfreich sein, um mit Ihren anhaltenden Beschwerden umzugehen?
Ablauf der Sitzung	• Einstiegsrunde: Wie geht es Ihnen damit, plötzlich ausgebremst/nicht mehr so leistungsfähig zu sein? (etwa 25 Minuten) • Genaue Betrachtung von zwei Situationen nach dem ABC-Modell (etwa 30 Minuten) • Was hat mir mein bisheriges Bewältigungsmuster gebracht? Was kann ich weiterempfehlen – wovor würde ich die anderen warnen? (etwa 30 Minuten) – erste Einführung des Themas Akzeptanz • Schlussrunde (etwa 5 Minuten)

Einstieg Die Gruppenteilnehmer werden vom Gruppentherapeuten begrüßt und gebeten, sich in einem Stuhlkreis einzufinden. Der Gruppentherapeut prüft die Anwesenheitsliste auf Vollständigkeit der vorab eingetragenen Teilnehmer. Nach der Begrüßung führt der Gruppentherapeut das Thema ein, indem er die Patienten auffordert, zu der Überschrift „plötzlich ausgebremst" mit Bezug zu ihrer eigenen Lebenssituation zu assoziieren, und den dabei aufkommenden Klagen Raum gibt. Es hat sich bewährt, zunächst auf das Erleben des Plötzlich-ausgebremst-Seins zu fokussieren und in einer weiteren Runde mittels geleiteten Entdeckens oder sokratischen Dialogs das Thema Akzeptanz zu erarbeiten.

Folgende Fragen können als Leitfaden dienen, um von der Klage auf das Thema Akzeptanz als Voraussetzung für Genesung hinzuführen:

1. Runde (Fokus „plötzlich ausgebremst sein):
- Wie erleben Sie es, plötzlich ausgebremst zu sein?
- Was haben Sie schon alles versucht, um Ihre Situation zu verändern? Wie viel Kraft hat es gekostet? Was davon war erfolgreich?
- Wenn das alles nicht wirklich erfolgreich war, was bedeutet das für Ihre weitere Lebensführung?

2. Runde (Fokus Akzeptanz):
- Was verstehen Sie unter Akzeptanz? Welche Gedanken und Gefühle löst das in Ihnen aus?
- Warum könnte Akzeptanz hilfreich sein, um mit Ihren anhaltenden Beschwerden umzugehen?

Es hat sich bewährt, zunächst intensiv zu erarbeiten, wie die Gruppenteilnehmer ihre aktuelle Situation erleben und wie sie dazu emotional und gedanklich stehen. Hierfür sollen die Gruppenteilnehmer zunächst darüber berichten, und im Anschluss erfolgt eine genauere Betrachtung einer Beispielsituation mittels ABC-Modells, welches in zwei Richtungen (Endurance und Avoidance) ausgeführt wird.

Beispiele ABC-Modelle

ABC-Modell Endurance/Durchhalteverhalten

A (Auslöser): Treffen mit Familie/Freunden steht an und die Person ist zu erschöpft für das Treffen.

B (Bewertung/innerer Dialog): „Reiß' Dich zusammen und geh' da hin. Du kannst nicht absagen, sonst sind die anderen sauer."

C (Konsequenz kurzfristig – Verhalten und innere Verarbeitung): Aufsetzen einer „fröhlichen Fassade", Hinweggehen über Beschwerden; dabei einerseits Gefühl von Überforderung, gleichzeitig kurzfristig das Gefühl, „das Leben doch im Griff zu haben" (=positive Verstärkung).

C (Konsequenz langfristig – Verhalten und innere Verarbeitung): Aufgrund von dysfunktionalem Durchhalten und Hinweggehen über Belastungsgrenzen zunehmende Überlastung und Angst vor erneuten Belastungssituationen.

ABC-Modell Avoidance/Vermeidungsverhalten

A (Auslöser): Treffen mit Familie/Freunden steht an, und die Person ist zu erschöpft für das Treffen.

B (Bewertung/innerer Dialog): „Das wird bestimmt total anstrengend, ich kann eh nicht richtig teilnehmen, und dann geht es mir wieder tagelang schlecht. Ich bleibe lieber zu Hause."

C (Konsequenz kurzfristig – Verhalten und innere Verarbeitung): Zu Hause bleiben; dabei kurzfristig das Gefühl von Entlastung (= negative Verstärkung).

C (Konsequenz langfristig – Verhalten und innere Verarbeitung): Aufgrund von Vermeidung und zunehmendem sozialem Rückzug soziale Isolation (Wegfall positiver Verstärker/sozialer Unterstützung), ausbleibende positive Erfahrungen, trotz Symptomen an sozialen Treffen teilnehmen zu können.

PRAXISTIPP

Das Avoidance-Endurance-Modell wird erst in Sitzung 4 erarbeitet, kann aber schon hier durch die ABC-Modelle vorbereitet werden. In der Regel werden sich sowohl Teilnehmer, die hauptsächlich zu den Durchhaltern (Endurance-Typ) gehören, als auch Vermeider (Avoidance-Typ) in der Gruppe befinden. Das Mischungsverhältnis kann jedoch je nach Setting wechseln. Es empfiehlt sich daher, wie in der Infobox oben dargestellt, das ABC-Modell in beide Richtungen zu erarbeiten, um zu verdeutlichen, dass beide Verhaltensweisen in dieser Gruppe Raum haben.

Im Anschluss soll erarbeitet werden, welche „Kosten" der Status quo bzw. das jeweilige Bewältigungsmuster (z. B. „Die Zähne zusammenbeißen" und die Einschränkungen „nicht wahrhaben wollen") mit sich bringen. Hierfür kann der Therapeut folgende Leitfragen nutzen:

LEITFRAGE

„Was haben Ihnen Ihre bisherigen Bewältigungsversuche (Verhaltensweisen und Interventionen) gebracht? Was können Sie empfehlen, und wovor würden Sie andere warnen?"

Über geleitetes Entdecken sollen die Gruppenteilnehmer erkennen, dass das Negieren der Symptome und die fehlende Akzeptanz der Erkrankung mit wiederholter Selbstüberforderung, Überlastung und Symptomintensivierung einhergehen und somit nicht Teil des Genesungsprozesses sein kann („*Was ist Teil der Lösung, was Teil des Problems?*"). Die Gruppenteilnehmer sollen sich so dem Thema der Krankheitsakzeptanz annähern.

Mögliche Zielpunkte der Diskussion sind:
- Akzeptanz bedeutet, zunächst die Situation als Realität anzuerkennen (Aufgabe von „Das darf doch wohl nicht wahr sein" = innerer Widerstand).
- Akzeptanz bedeutet, das Gefühl zu der Situation zu akzeptieren/anzunehmen, selbst wenn es negativ ist.
- Akzeptanz bedeutet *nicht* zwangsläufig, die Situation gutzuheißen. Man muss nicht gut finden, was man erlebt

oder fühlt. Entscheidend ist, das Gefühl da sein zu lassen, zu beobachten, ohne zu bewerten, und versuchen, es nicht wegzudrängen.
  - Wenn es gelingt, unangenehme Gefühle zu tolerieren, obwohl die Ursachen/Umstände erstmal nicht verändert werden können, dann besteht die Möglichkeit, den erlebten Schmerz zu reduzieren.
- Akzeptanz bedeutet *nicht* aufgeben und alle Bemühung für eine Veränderung sein zu lassen, sondern gnädig mit sich selbst und realitätsbezogen das Leben unter Berücksichtigung der aktuellen Umstände zu planen und sich entsprechend der Situation zu verhalten (statt sich gemäß dem Motto „weiter wie bisher" zu verhalten und frustrierend an die engeren Leistungsgrenzen zu stoßen).

Zur Vertiefung kann das Arbeitsblatt 3 „Akzeptanz" (s. a. im ➤ Anhang) als Hausaufgabe mitgegeben werden.

Die Abschlussrunde kann im Sinne einer „Quintessenz" der Zusammenfassung der in der Sitzung besprochenen wesentlichen Punkte dienen und bietet zudem die Möglichkeit, das Thema der nächsten Gruppensitzung festzulegen.

4.3 Sitzung 3: Grenzen spüren und Warnsignale entdecken

Einführung in die Thematik der Sitzung Beansprucht, erschöpft, gestresst, überlastet – verschiedene Begriffe beschreiben unterschiedliche Abstufungen von permanenter Anspannung, welche im „gesunden" Zustand bis zu einem gewissen Punkt gut kompensiert werden kann. Wann eine Herausforderung zur Überforderung wird, hängt davon ab, welche Fähigkeiten, Kompensationsmöglichkeiten und Erholungsmöglichkeiten einem Menschen zur Verfügung stehen. Häufig ist es nicht nur für das Umfeld nicht leicht zu erkennen, wann jemand seine Belastungsgrenzen erreicht hat und gegebenenfalls über einen längeren Zeitraum darüber hinaus geht. Da sich die Belastungsgrenze bei PCS-Patienten häufig erheblich verschiebt, sind sie damit konfrontiert, ihre neue persönliche Belastungsgrenze auszuloten und vor allem sich einzugestehen und anzuerkennen, dass es nicht mehr so geht wie früher.

Inhalte und Ziele der Sitzung Um Belastungsgrenzen zu erkennen, ist eine gute Introspektionsfähigkeit bzw. Körperwahrnehmung notwendig. Die Körperwahrnehmung kann über Achtsamkeitsübungen und Körperreisen geschult werden; die Nachbesprechung in der Gruppe oder schriftliche Reflexion in Eigenarbeit (z. B. Tagebuch) fördert die Introspektionsfähigkeit. Häufig fällt den Betroffenen im Rahmen von Achtsamkeitsübungen auf, wie eingeschränkt ihre Fähigkeiten sind, ihren Körper und ihre Belastungsgrenzen wahrzunehmen. Dies geht häufig mit der Erkenntnis einher, dass auch die Wahrnehmung von Erschöpfung und Belastungsgrenzen schwierig ist, was durch das Praktizieren von Achtsamkeit verbessert werden kann.

Übersicht Sitzung 3

Materialien	Text Achtsamkeitsübung (s. unten) Flipchart Arbeitsblatt 5 „Komfortzone, Wachstumszone, Überlastungszone" (s. a. ➤ Anhang)
Lernziele	Körperwahrnehmung und ggf. Erkennen, dass die Körperwahrnehmung gering ausgeprägt ist; Bezug zu selbstüberforderndem Verhalten aufgrund von unzureichender Wahrnehmung von Grenzen und Erschöpfungssignalen. Kennenlernen des Avoidance/Endurance-Konzepts.
Leitfragen	Wie gut spüren Sie ihren Körper? Können Sie Ihre Körperempfindungen differenziert wahrnehmen und die Bedeutung verstehen? Wie leicht fällt es Ihnen, Ruhebedürfnisse und Erschöpfung wahrzunehmen?
Ablauf der Sitzung	• Blitzlicht zu aktuellem Befinden (5 Minuten) • Einstieg mit Achtsamkeitsübung (30 Minuten) • Nachbesprechung mit dem Fokus auf „Wie gut und differenziert spüre ich meinen Körper, und wie interpretiere ich das, was ich spüre?" (Wohlgefühl vs. Bedrohung) (15 Minuten) • Mini-Vortrag „Unterschiedliche Bewertungen von Körpergefühlen im ABC-Modell" (5 Minuten) • Ausfüllen des Endurance-Fragebogens und nachfolgende Besprechung unter dem Aspekt: Bin ich ein Durchhalter? Gibt es Aspekte davon, die besonders ungünstig sind (Item 4)? (25 Minuten) • Mini-Vortrag: „Komfortzone…" (5 Minuten) • Schlussrunde und Hausaufgabe (5 Minuten, Blatt ausgeben)

Einstieg Die Gruppenteilnehmer werden vom Gruppentherapeuten begrüßt und gebeten, sich in einem Stuhlkreis einzufinden. Der Gruppentherapeut prüft die Anwesenheitsliste auf Vollständigkeit der Teilnehmer. Ferner kann eine kurze Blitzlichtrunde erfolgen, in der die Teilnehmer gebeten werden, ihr aktuelles emotionales Befinden zu benennen. Daraufhin wird die Achtsamkeitsübung durchgeführt.

Text Achtsamkeitsübung

Nehmen Sie für die nachfolgende Übung eine bequeme Sitzposition ein, aufrecht, aber entspannt. Legen Sie die Hände locker auf die Oberschenkel und stellen Sie beide Füße fest auf den Boden.

Schließen Sie entspannt die Augen. Beobachten Sie einen Moment, wie sich bei jedem Ein- und Ausatmen der Brustkorb hebt und wieder senkt – hebt und wieder senkt. Nehmen Sie sich noch einige Augenblicke Zeit, wahrzunehmen, wie Sie jetzt gerade da sind. Spüren Sie den Kontakt zum Boden, den sanften Druck zur Sitz-/Auflagefläche. Und nehmen Sie Ihren Körper als Ganzes wahr, von Kopf bis Fuß.
Gehen Sie nun mit all Ihrer Aufmerksamkeit zum Scheitel Ihres Kopfes. Nehmen Sie dabei Ihre Empfindungen wahr, registrieren Sie diese erst einmal so, wie sie sind. Vielleicht spüren Sie Kälte, Wärme, Druck; vielleicht aber auch gar nichts. Alles ist in Ordnung.
Erweitern Sie dann Ihre Aufmerksamkeit auf den oberen Schädel, den Hinterkopf, die Seiten des Kopfes. Spüren Sie Ihren Haaransatz?
Gehen Sie dann weiter mit der Aufmerksamkeit zu Ihren Empfindungen im Gesicht. In der Stirn, in den Schläfen, in den Ohren, den Augenbrauen, den Augenlidern, den Augen. Wie fühlt sich Ihre Nase an? Wie die Wangen, die Lippen oder der Mundinnenraum? Gehen Sie weiter zu den Empfindungen im Kiefer, im Kinn.
Spüren Sie nun in Ihren Nacken hinein. Der Nacken ist oft ein Barometer dafür, wie viel Spannung sich gerade in unserem Körper befindet. Wie fühlt sich der Nacken gerade, in diesem Moment, an?
Gehen Sie nun mit Ihrer Aufmerksamkeit in den Hals. Nehmen Sie in diesem Bereich alles wahr. Lassen Sie die Aufmerksamkeit dann in die Schlüsselbeine und in den vorderen Schulterbereich wandern. Was spüren Sie dort in diesem Moment? Spüren Sie den Kontakt zur Kleidung?
Gehen Sie nun mit Ihrer Aufmerksamkeit in Ihre Arme und Hände. Nehmen Sie alle Empfindungen wahr. In den Oberarmen, den Unterarmen, den Handflächen, in jedem einzelnen Finger.
Atmen Sie nun einmal tief ein und lassen Sie die Aufmerksamkeit zu Ihrem Brustraum gleiten. Vielleicht können Sie Ihren Herzschlag spüren? Was geht Ihnen durch den Kopf?
Gehen Sie weiter zu den Rippen. Vielleicht spüren Sie die Bewegungen des Atmens. Einen Druck. Ein Ziehen. Oder nichts. Was auch immer es ist – nehmen Sie es einfach nur wahr.
Wenn die Gedanken abschweifen, ist das ganz normal. Der Moment, in dem Sie wahrnehmen, dass Sie abgeschweift sind, ist wieder ein Moment der Achtsamkeit. Kehren Sie dann einfach sanft, aber bestimmt wieder zurück zur Übung, zur jeweiligen Körperregion.
Gehen Sie mit Ihrer Aufmerksamkeit in den oberen Bauchraum, dann in den unteren Bauchraum. Was auch immer es ist, nehmen Sie diesen Bereich einfach nur wahr.
Atmen Sie tief ein und lassen Sie Ihre Aufmerksamkeit in den Rücken wandern. Spüren Sie die die Schulterblätter, den oberen Rücken, dann den unteren Rücken, die Wirbelsäule, die Ihren Kopf mit dem unteren Teil Ihres Körpers verbindet. Werden Sie sich dieser gesamten Einheit „Rücken" gewahr.
Nach einer Weile im Sitzen kann es passieren, dass Sie vermehrt unangenehme Gefühle wie Spannungen, Unruhe, Druck oder Schmerz wahrnehmen. In dieser Übung gibt es kein Richtig oder Falsch. Sie müssen nicht nur angenehme Dinge in Ihrem Körper wahrnehmen. Nehmen Sie auch Spannungen, Druck oder Langeweile einfach nur wahr und versuchen Sie, diese wertfrei zu betrachten.
Nehmen Sie dann alle Empfindungen im Beckenraum wahr, beispielsweise Anspannung. Gehen Sie weiter zum Gesäß. Gehen Sie nun weiter mit Ihrer Aufmerksamkeit zu den Empfindungen in den Hüften, den Oberschenkeln. Wie fühlen sie sich an? Sind sie locker oder verspannt? Dann weiter zu den Empfindungen in den Knien, den Schienbeinen, in den Waden. So viele Muskeln und Gelenke, die Ihren aufrechten Gang ermöglichen.
Gehen Sie nun mit all Ihrer Aufmerksamkeit in Ihre Fußsohlen, den Fußrücken und die Zehen. Nehmen Sie Ihre Füße als Ganzes wahr, die jeden Tag Ihr Gewicht tragen und das Laufen ermöglichen.
Und nun nehmen Sie nochmal bewusst einige Atemzüge. Spüren Sie, wie sie durch Ihren Körper strömen. Und nehmen Sie dann Ihren Körper als Ganzes wahr.
Wenn Sie möchten, können Sie zum Schluss mit jeder Ausatmung bewusst Anspannung gehen lassen – und sich mit jedem Einatmen mit Energie füllen. Beenden Sie nun diese Übung, indem Sie einige Male tief ein- und ausatmen, die Hände und Füße bewegen und diese Bewegungen langsam größer werden lassen. Öffnen Sie dann langsam die Augen.
(modifiziert nach Aok, n. d.) ❚❚

Nach Beendigung der Achtsamkeitsübung soll die Introspektionsfähigkeit bzw. Wahrnehmung des Körpererlebens näher betrachtet werden. Der Therapeut fragt hierfür, welche Erfahrungen die Patienten während der Übung gemacht haben, ob es ihnen leicht fiel, die einzelnen Körperpartien wahrzunehmen, sich auf die Übung einzulassen, oder ob sie eher Schwierigkeiten hatten oder ob sich unangenehme Gefühle eingestellt haben (z. B. Nervosität, Unruhe, Ungeduld).

Therapeuten-Fragen

„Welche Wahrnehmungen haben Sie während der Übung gemacht?"
„Wie gut und differenziert spüre ich meinen Körper?"
„Wie interpretiere ich das, was ich spüre?"

Häufig sind Teilnehmer dabei, die berichten, dass sie entweder gar nicht wussten, „wie ich meine Kopfhaut spüren soll" oder dass sich bei der Übung ein Gefühl von Unruhe und Nervosität einstellte. Beides kann als Indizien für die Problematik der unzureichenden Wahrnehmungsfähigkeit von (Belastungs-)Grenzen und der Schwierigkeit, Pausen und Ruhe auszuhalten, angesprochen werden. Der Therapeut kann hierfür die Frage stellen, ob – ähnlich wie bei der Wahrnehmung einzelner Körperpartien – auch Schwierigkeiten bei der Wahrnehmung von Belastungsgrenzen und Überlastung bestehen, welche zu einer plötzlichen und unerwarteten Verschlechterung führen kann.

Mittels der Frage, inwiefern die Patienten es von sich kennen, Aufgaben schnell, ohne Pause und gemäß dem Motto „Zähne zusammenbeißen und durchhalten" zu erledigen, wird das dysfunktionale Durchhalteverhalten (s. Psychoedukation: Avoidance-Endurance-Modell) angesprochen.

Therapeuten-Fragen

„Wenn Sie bei der Übung Schwierigkeiten hatten, Ihre einzelnen Körperpartien wahrzunehmen, kann es sein, dass Sie auch Schwierigkeiten haben, Belastungsgrenzen und Frühwarnzeichen für Überlastung wahrzunehmen?"
„Kennen Sie es von sich, dass sie grundsätzlich Aufgaben schnell, ohne Pause und gemäß dem Motto ‚Zähne zusammenbeißen und durchhalten' erledigen?"
„Neigen Sie dazu, ‚durchzuhalten' und weiterzumachen, auch wenn es Ihnen nicht gut geht?"

Ergänzend sollte thematisiert werden, inwiefern die Gruppenteilnehmer sich bereits vor der SARS-CoV-2-Infektion erschöpft gefühlt haben, oder ob „bis dahin alles im grünen Bereich war". Nach unserer Erfahrung zeigt sich, dass ca. 50 % der PCS-Patienten bereits vor ihrer COVID-19-Erkrankung deutliche Überlastungs- und Erschöpfungsanzeichen aufwiesen, diese jedoch meist ignoriert und stets „durchgehalten" haben; bei den übrigen 50 % ist der Symptomstart zeitlich eindeutig COVID-19 zuzuordnen.

Bei anderen Teilnehmern können durch die mit dieser Übung verbundene Intensivierung der Körperwahrnehmung gesundheitsbezogene Ängste aktiviert und hierdurch unangenehme Körpersensationen ausgelöst werden.

Zur Klärung können folgende Fragen genutzt werden:

Therapeuten-Fragen

„Wie bewerten Sie das, was Sie in Ihrem Körper gerade gespürt haben?"
„Wie hätten Sie es vor der COVID-19-Erkrankung bewertet?"

Viele PCS-Patienten sind durch die neu aufgetretenen Körpersymptome sehr verunsichert und sie bewerten diese als Gefahrensignal.

Im Anschluss an die Nachbesprechung der Achtsamkeitsübung erfolgt eine kurze psychoedukative Einheit, in welcher der Therapeut anhand des ABC-Modells auf unterschiedliche Bewertungsmöglichkeiten von Körpergefühlen eingeht. Das ABC-Modell soll im Idealfall anhand eines Patientenbeispiels aus der Gruppe erarbeitet werden. Ist dies nicht möglich (z. B. weil keiner der Teilnehmer ein Beispiel bringen möchte), so können die hier dargestellten Beispiele genutzt werden.

Beispiel ABC-Modell

Bewertung von Körpergefühlen – ängstliche Verarbeitung

A (Auslöser): Wahrgenommener Druck und Ziehen in der Brust.
B (Bewertung/innerer Dialog): „Oh Gott – ist mit meinem Herzen etwas nicht in Ordnung?"
C (Konsequenz – Verhalten und innere Verarbeitung): Gefühl von Angst, Aktivierung des Sympathikus mit Folge von Stresssymptomen wie zunehmende Verspannung, Herzklopfen, Schwitzen etc.; Verschiebung der Aufmerksamkeit weg von der Umgebungssituation, Fokus auf das körperliche Missempfinden → Einstieg in den Angst-/Panikkreislauf (siehe Sitzung 4)

Bewertung von Körpergefühlen – gelassene Verarbeitung

A (Auslöser): Wahrgenommener Druck und Ziehen in der Brust.
B (Bewertung/innerer Dialog): „Oh, es zieht in meiner Brust. Ich wurde im Rahmen von COVID-19 gut durchuntersucht. Bestimmt habe ich jetzt eine Verspannung."
C (Konsequenz – Verhalten und innere Verarbeitung): Neutrales Gefühl; Fähigkeit, sich wieder auf die aktuelle Situation einzulassen, dadurch abgelenkt zu werden und das Missempfinden nicht mehr wahrzunehmen.

Nach der psychoedukativen Kurzeinheit sollen die Gruppenteilnehmer den Fragebogen zum Umgang mit Fatigue (AE-FS) ausfüllen. Der „Fragebogen zum Umgang mit Fatigue (AE-FS)" (Arbeitsblatt 4) soll als Grundlage für die anschließende Reflexion der eigenen Verhaltensmuster in der Gruppe dienen.

Nachdem der Fragebogen zum Umgang mit Fatigue ausgefüllt wurde, soll sich die Gruppe unter der Fragestellung *„Bin ich ein Durchhalter?"* darüber austauschen, inwiefern dieses Verhaltensmuster hilfreich ist (z. B. auch unter widrigen Bedingungen langfristiges Verfolgen von Zielen) oder ob es auch Aspekte gibt, die ungünstig sind (v. a. Item 4 „… sage ich mir: „Stell' dich nicht so an!" → harscher, selbstbeschädigender Umgang mit sich selbst/sich selbst in seinem Befinden nicht ernst nehmen) und z. B. ein aufrechterhaltender Faktor der Erschöpfungssymptomatik sein kann.

Therapeuten-Fragen zur Besprechung des Fragebogens

„Was lösen diese Fragen in Ihnen aus? Können Sie damit etwas anfangen/sich identifizieren?"
„Bei wem gibt es zwischen dem Ankreuzen von leichten und starken Beschwerden einen Unterschied?" [Wenn kein Unterschied vorhanden ist → „Warum ist das so?"]

„Könnte es sinnvoll sein, zwischen leichten und starken Beschwerden einen Unterschied zu machen?"

Bei der Besprechung von Item 4 kann folgende Intervention hilfreich sein:

Therapeuten-Intervention

„'Stell' Dich nicht so an!' – Das klingt für mich so, als würden Sie Ihr eigenes Befinden abtun. Das erinnert mich daran, dass Sie Ähnliches aus ihrem Umfeld berichtet haben. Da haben Sie gesagt, dass Sie das Gefühl gehabt haben, dass Ihre Beschwerden nicht ernst genommen wurden. … Wie soll das Umfeld einen ernst nehmen, wenn man sich selbst nicht ernst nimmt?"

Bei Bedarf kann anhand von Item 4 auch eine kurze Reflexionsrunde dazu erfolgen, wo dieses Verhaltensmuster seinen Ursprung hat:

Therapeuten-Fragen

„Wer hat sowas wie ‚Stell Dich nicht so an!' früher schon einmal gehört?" (→ Kindheit/Jugend)
„Wie wurde in Ihrer Familie mit Krankheit umgegangen?"

Die Gruppenteilnehmer sollen sich über ihre Erfahrungen seit der COVID-19-Erkrankung hinsichtlich Selbstüberlastung und der Schwierigkeit, „das richtige Maß" zu finden austauschen. Im Anschluss an die Reflexion des Fragebogens und die kurze Diskussionsrunde greift der Therapeut dies auf, indem er im Rahmen einer kurzen Psychoedukationseinheit am Flipchart das Modell der Komfort-, Wachstums- und Überlastungszone (➤ Abb. 4.1) anzeichnet und die Beispiele

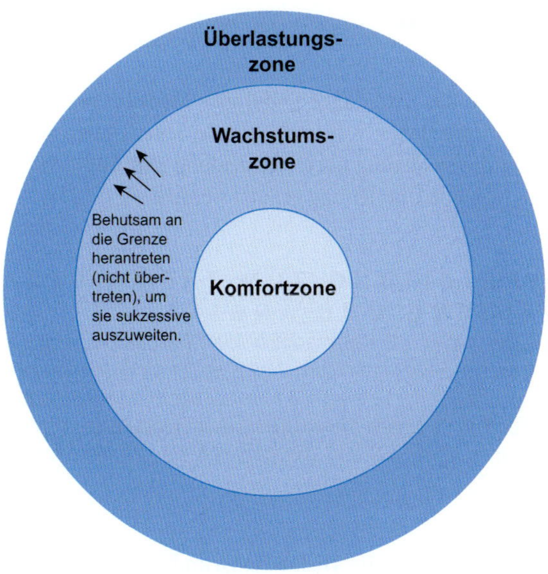

Abb. 4.1 Komfortzone, Wachstumszone, Überlastungszone

der Patienten einordnet. Als Handout kann das Arbeitsblatt 5 „Komfortzone, Wachstumszone, Überlastungszone" ausgeteilt werden.

Abschluss und Hausaufgabe Im Anschluss an die kurze Psychoedukationseinheit führt der Gruppenleiter die Hausaufgabe ein (Arbeitsblatt 5). Die Gruppenteilnehmer sollen im Rahmen einer Selbstbeobachtungsaufgabe in den kommenden Tagen beobachten, in welchen Zonen sie sich hauptsächlich aufhalten, und herausfinden, welche Aktivitäten in welchen Zonen verortet sind. Diese sollen sie in die entsprechenden Zonen eintragen (z. B. zu Hause Filme anschauen = Komfortzone, den Wocheneinkauf am Samstagnachmittag allein erledigen = Überlastungszone). Zusätzlich sollen bei den Aktivitäten, die in der Überlastungszone liegen, die dazugehörigen (meist dysfunktionalen Durchalte-)Gedanken aufgeschrieben werden.

4.4 Sitzung 4: Bange machen gilt nicht! Umgang mit Ängsten

Einführung in die Thematik der Sitzung Zahlreiche Menschen leiden nach einer COVID-19-Erkrankung unter psychischen Beschwerden wie z. B. diversen Ängsten:

- Angst vor spezifischen Symptomen (z. B. nicht ausreichend Luft zu bekommen, Angst vor Herzrhythmusstörungen),
- Angst davor, nicht wieder richtig gesund zu werden,
- Angst vor erneuter Ansteckung und ggf. Verschlechterung der Symptomatik,
- Existenzängste, wie z. B. langfristiger Verlust der Erwerbsfähigkeit, Frühberentung in Verbindung mit finanziellen Sorgen bzw. Altersarmut.

Durch die Minderbelastung und die kognitiven Störungen sind PCS-Betroffene in ihrer Lebensführung deutlich eingeschränkt, was zu Gefühlen permanenter Überforderung, Frust und Stress führen kann. „Gefühle finden im Körper statt" – somit haben psychische Symptome i. d. R. auch immer körperliche Folgen, bzw. können eine bereits vorhandene körperliche Symptomatik noch verstärken. Folglich besteht die Gefahr, in einen Teufelskreis aus Symptomen und zunehmender Angst einzusteigen, welche häufig in Vermeidung (z. B. von Bewegung) mündet.

Inhalte und Ziele der Sitzung Inhalt der Sitzung ist das Zusammenspiel von Angst und Vermeidungsverhalten. Die Patienten sollen einen Einblick in den Teufelskreis der Angst gewinnen und Vermeidung als relevanten aufrechterhaltenden und symptomintensivierenden Faktor erkennen. Hierfür wird das Avoidance-Endurance-Modell mit Fokus auf Avoidance näher betrachtet. Ferner werden Wege aus der Vermeidung besprochen.

Übersicht Sitzung 4

Materialien	Flipchart Avoidance-Endurance-Modell (➤ Abb. 4.2) Angst-Vermeidungs-Kreislauf (➤ Abb. 4.3)
Lernziele	Tiefer gehendes Verständnis des Avoidance-Endurance-Konzepts; Einordnung von körperlichen Angstsymptomen und Benennen von angstinduzierenden Kognitionen; Kennenlernen des Teufelskreises aus Angst und Vermeidung; Wege aus der Vermeidung eruieren
Leitfragen	Wann bekommen Sie Angst? Wo im Körper spüren Sie Angst, und mit welchen Gedanken gehen diese Empfindungen einher? Wie reagieren (Verhalten) Sie, wenn Sie Angst haben? Welchen Nachteil hat Vermeidungsverhalten im Kontext von Angst? Welche Wege gibt es aus der Vermeidung?
Ablauf der Sitzung	• Blitzlicht (5 Minuten) • Nachbesprechen der Beobachtungsübung: Welche Gedanken dringen mit in die Überlastung? (15 Minuten) • Mini-Vortrag: Das Avoidance-Endurance-Konzept (5 Minuten) • Runde: Was löst bei mir Angst aus, und wie verhalte ich mich als Folge der Angst? (20 Minuten) • Ein exemplarisches ABC-Modell (10 Minuten) • Mini-Vortrag: Angst-Vermeidungs-Kreislauf und Panik-Teufelskreis (10 Minuten) • Wege aus der Vermeidung (20 Minuten) • Schlussblitzlicht Hausaufgabe: Selbstbeobachtung: Wann habe ich vermieden und wann war ich selbstfürsorglich? (5 Minuten)

Einstieg Der Einstieg erfolgt wie immer. Anschließend soll die Hausaufgabe aus der vorhergehenden Sitzung (Arbeitsblatt 5; s. a. ➤ Anhang; Beobachtungsaufgabe Komfort-, Wachstums-, Überlastungszone, zuzüglich der Gedanken, die in die Überlastungszone treiben) nachbesprochen werden. Es kann davon ausgegangen werden, dass die Gruppenteilnehmer auch von Situationen berichten, in denen sie in die Überlastungszone gekommen sind. Die hier notierten Gedanken (z. B. „Reiß' dich zusammen") können in der folgenden psychoedukativen Kurzeinheit, in der das Avoidance-Endurance-Modell vorgestellt werden soll, aufgegriffen werden.

Beispielhafte Vorstellung des Avoidance-Endurance-Modells

„Das Avoidance-Endurance-Modell ist ein aus der Schmerztherapie bekanntes Modell, das sich gut eignet, um zu verstehen, wie Post-COVID-Beschwerden chronisch werden. Es beschreibt zwei gegensätzliche Verhaltensmuster, die beide auf unterschiedliche Art dazu beitragen, dass die Beschwerden chronisch werden: das „dysfunktionale – also ungünstige – Durchhalten" und das „ängstliche Vermeiden". – Frage in die Runde, ganz intuitiv: *„Wer ist eher Vermeider, wer eher Durchhalter? Wer war mal Durchhalter und ist aus Angst vor Symptomverschlechterung mittlerweile Vermeider?"* … (Bis zu diesem Punkt sollten auf dem Flipchart beide Verhaltensweisen angeschrieben worden sein.)

Das „dysfunktionale Durchhalten" kennzeichnet sich dadurch, dass auf Erschöpfung oder andere Symptome mit „Durchhalten" und „Zähne Zusammenbeißen" reagiert wird. Dieses Verhalten kann entweder mit positiven Gefühlen wie „die Arbeit macht mir doch Freude" (fröhliches Durchhalten) oder einer „verbissenen" Haltung („ich kann mir jetzt keine Auszeit erlauben") erfolgen. Infolge der wahrgenommenen Symptome wird versucht, sich gedanklich abzulenken, um weiterhin volle Leistung erbringen zu können. – Wer erkennt sich wieder? … Das führt aber langfristig zu Überlastung und einer Symptomzunahme.

Beim „ängstlichen Vermeiden" liegt wiederum die Überzeugung vor, dass Aktivität sich verstärkend auf die Beschwerden auswirkt und die Krankheit verschlimmert – vielleicht sogar in einen gefährlichen Bereich hinein. Die Folge ist, dass aus Angst immer mehr Aktivitäten vermieden werden. Langfristig führt die Inaktivität und Vermeidung von Bewegung zum Abbau von Kondition und einer Chronifizierung der Symptomatik. – Nochmal die Frage mit der Bitte um Handzeichen: *„Wer ist eher Vermeider, wer Durchhalter und wer war Durchhalter und wurde Vermeider?"*

Wie wir nun gesehen haben, führen beide Verhaltensweisen – das Katastrophisieren mit folgender Angst, Schonhaltung und Vermeidung von Aktivität – wie auch das übertriebene Durchhalten mit Ignorieren der Symptomatik zu einer Chronifizierung." ▮▮

Nachdem das Avoidance-Endurance-Modell (➤ Abb. 4.2) vom Gruppenleiter vorgestellt wurde, leitet dieser auf das Thema dieser Sitzung über: Vermeidung und Angst. Hierfür kann folgende Überleitung genutzt werden:

ÜBERLEITUNG ZUM THEMA VERMEIDUNG UND ANGST

„Bisher haben wir hauptsächlich über ‚Durchhalten' bzw. die ‚Endurance-Seite' gesprochen. Heute wollen wir uns der anderen Seite, nämlich der Vermeidung bzw. der ängstlichen Vermeidung zuwenden … Lassen Sie uns gemeinsam reflektieren: Was löst bei Ihnen Angst aus und wie verhalten Sie sich als Folge der Angst?"

Im Anschluss an die Diskussionsrunde bittet der Gruppenleiter die Gruppenteilnehmer um eine konkrete Bei-

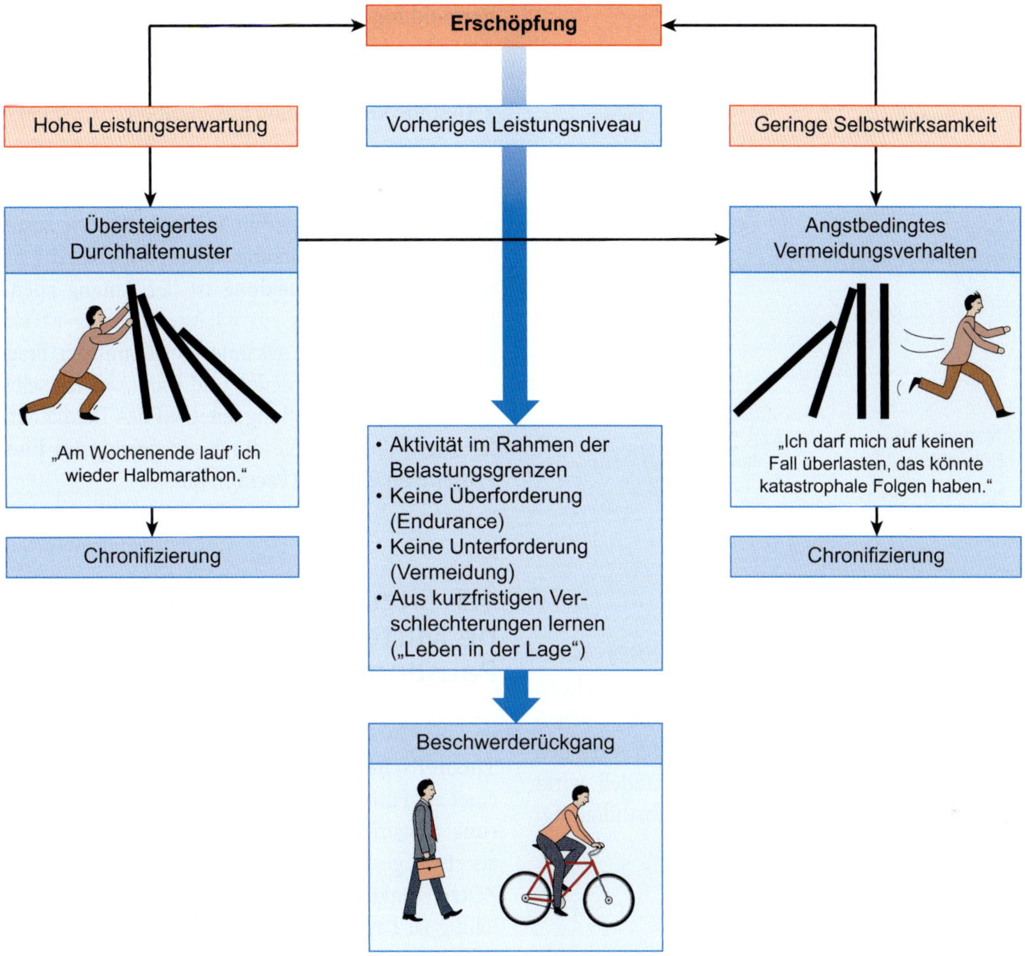

Abb. 4.2 Avoidance-Endurance-Modell

spielsituation, die mittels ABC-Modell genauer analysiert wird.

Beispiel ABC-Modell

Vermeidung und Angst

A (Auslöser): Zügiger Spaziergang, dabei Wahrnehmung von beschleunigtem Herzschlag, Ziehen in der Brust, Kurzatmigkeit und Schwindel.
B (Bewertung/innerer Dialog): „Oh Gott – ich habe bestimmt zu viel gemacht, deshalb spielt mein Herz jetzt verrückt. Ich werde sicherlich wieder tagelang im Bett liegen."
C (Konsequenz kurzfristig – Verhalten und innere Verarbeitung): Gefühl von Angst, Aktivierung des Sympathikus mit Folge von Stresssymptomen wie zunehmende Verspannung, Herzklopfen, Schwitzen etc.; Verschiebung der Aufmerksamkeit weg von der Umgebungssituation, Fokus auf das körperliche Missempfinden → Einstieg in den Angst-/Panikkreislauf [folgend]).
C (Konsequenz langfristig: Reduktion oder Vermeidung von körperlicher Aktivität aus Angst → zunehmende Dekonditionierung → aufgrund von Dekonditionierung körperliche Schwäche und Symptome bei immer leichteren Tätigkeiten.

Im Anschluss an das ABC-Modell erfolgt eine kurze Psychoedukationseinheit zum Angst-Vermeidungs-Kreislauf und zum Teufelskreis der Angst/Panik, um den Gruppenteilnehmern die sich selbstverstärkende und in Wechselwirkung stehende Dynamik der Angst/Panik und Vermeidung bildlich zu verdeutlichen. Nach unserer Erfahrung ist bei Patienten mit PCS vor allem der in ➤ Abb. 4.3 dargestellte, eher langfristig wirkende Teufelskreis aus Vermeidung und Dekonditionierung relevant. Dieser Zusammenhang sollte deshalb in der Psychoedukation zunächst bearbeitet werden.

Es kann aber auch vorkommen, dass Patienten in der Gruppe von Panikanfällen im engeren Sinne berichten. In diesem Fall sollte zusätzlich der sich schnell aktivierende

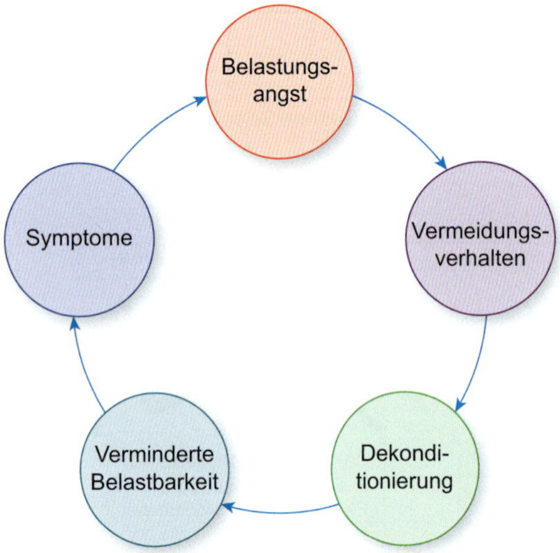

Abb. 4.3 Angst-Vermeidungs-Kreislauf

Panik-Teufelskreis (Margraf und Schneider, 2013) vorgestellt werden. Besonders hervorzuheben ist hierbei die Rolle der Hyperventilation, die bei PCS-Patienten nicht selten vorkommt. Allein das Wissen um die Genese der schnellen Symptomverstärkung nach dem Teufelskreismodell wirkt für viele Betroffene entlastend und aktiviert Selbsthilfemöglichkeiten.

PRAXISTIPP

Bei hartnäckigen Atembeschwerden hilft die Unterstützung atemberuhigender Techniken (z. B. 4-7-1-1 → 4 Sekunden einatmen, 7 Sekunden ausatmen; 11 Minuten lang.) oder die Empfehlung zur begleitentenden Atemtherapie, z. B. in einer hierfür qualifizierten physiotherapeutischen Praxis.

Neben der Vermittlung der sich aufschaukelnden Aspekte von Angst ist das Ziel der Psychoedukation, den Patienten zu vermitteln, dass „Vermeidung der Anfang allen Übels ist", sodass in einem weiteren Schritt gemeinsam erarbeitet werden kann, welche Wege aus der Vermeidung denkbar sind (Denkanstöße s. Infobox).

Denkanstöße – Wege aus der Vermeidung

Vermeidung von Bewegung

- Fachliche Beratung durch einen Arzt dahingehend, welche Bewegung und welches Maß an Bewegung unbedenklich ist.
- Hilfreiche Informationen zu Bewegung bei Post-COVID finden sich auf der Internetseite der DVGS (dvgs.de).
- Kompetente Begleitung bei der Durchführung von Bewegung (z. B. durch einen geschulten Bewegungstherapeuten).

Vermeidung von angstbesetzten Situationen

- Analyse von katastrophisierenden Gedanken und Realitäts-Check.
- Gestufte Konfrontation mit angstbesetzten Situationen.

Abschluss und Hausaufgabe Im Schlussblitzlicht sollen die Gruppenteilnehmer in wenigen Worten zusammenfassen, was sie aus der Sitzung als Kernbotschaft mit nach Hause nehmen (z. B. „Vermeidung ist der Anfang allen Übels."). Die Hausaufgabe bis zur nächsten Sitzung ist eine Selbstbeobachtung für die gesamte Woche mit der Fragestellung: „Wann habe ich vermieden und wann war ich selbstfürsorglich?". Diese Fragestellung leitet auf das Thema der nächsten Sitzung, Selbstfürsorge durch ein gelungenes Energie- und Pausenmanagement (Pacing), hin.

4.5 Sitzung 5: Pacing 1: Die goldene Mitte finden beim Energie- und Pausenmanagement

Theoretische Einführung in die Thematik der Sitzung In einer auf Funktion, Effizienzsteigerung und Gewinnmaximierung ausgerichteten Leistungsgesellschaft werden Grenzen als etwas gesehen, das es zu überwinden gilt. In „gesunden Zeiten" funktioniert dies in der Regel relativ gut, wenn auch häufig zu Lasten der Gesundheit (→ Burn-out). Im Fall von PCS ist die Belastbarkeit jedoch reduziert, es kommt oft deutlich schneller zur Erschöpfung als vor der Infektion, und die Erschöpfung hält länger an. Dann kann das wiederholte Über-Grenzen-Gehen (= Überlastungszone) zu einer Symptomverschlechterung und zu einem weiteren Leistungsabfall führen bzw. ein chronifizierender Faktor der Erschöpfungssymptomatik sein.

Das Konzept des Pacings ist eine mögliche Richtschnur, um das Erspüren der eigenen Grenzen zu üben, deren Bedeutung wahrzunehmen und dafür ein eigenes, gesundes Bewusstsein zu entwickeln. Hierfür ist das nun bereits bekannte Konzept der Komfort-, Wachstums- und Überlastungszone, das Führen eines Symptomtagesbuchs bzw. Wochenprotokolls zur Erfassung von Überlastungszuständen und vorangegangenen Aktivitäten sowie das Etablieren von Pausenmanagement hilfreich.

PRAXISTIPP

Um die in den vorherigen Sitzungen thematisierten Inhalte zu verankern (→ Lernen erfolgt durch Wiederholung) und zumal der Großteil der PCS-Betroffenen unter kognitiven Störungen wie Gedächtnis- und Konzentrationsproblemen leidet, greift dieses Manual Inhalte der vorherigen Sitzungen immer wieder auf. Wiederholung ist bei dieser Patientengruppe von höherer Bedeutung als bei anderen Patientengruppen.

Inhalte und Ziele der Sitzung In dieser Sitzung wird in die Thematik des Pacings eingeführt, das ein funktionales Energie- und Pausenmanagement beinhaltet. Das Thema Pacing ist sehr umfangreich und wird daher in zwei Sitzungen behandelt. Die erste Sitzung zum Thema Pacing soll zunächst ein Verständnis dafür schaffen, wozu Pacing hilfreich ist und was unter Pacing verstanden wird: Pacing als Form der Selbstfürsorge im Sinne eines adäquaten Energie- und Pausenmanagements. In der zweiten Sitzung zum Thema Pacing wird das Energie- und Pausenmanagement konkret erarbeitet.

Übersicht Sitzung 5

Materialien	Flipchart ➤ Abb. 4.4 Arbeitsblatt 6 „Strategien zur Umsetzung von Pacing" (s. a. ➤ Anhang) Arbeitsblatt 7 „Wochenprotokoll: Energiekurve" (s. a. ➤ Anhang) Arbeitsblatt 8 „Energie-Check" (s. a. ➤ Anhang) für jeden Teilnehmer zwei verschiedenfarbige Stifte.
Lernziele	Wiederholung des Konzepts der Komfort-, Wachstums- und Überlastungszone, Kennenlernen des Pacing-Konzepts, Etablierung eines funktionalen Pausenmanagements
Leitfragen	Wie verläuft Ihre Energiekurve über den Tag? Wann sind Sie leistungsfähig, wann benötigen Sie Ruhephasen? Stimmen Ihre Aktivitäten optimal mit Ihrer Energiekurve überein? Welche Aktivtäten sind priorisiert zu behandeln? Wie gehen Sie mit Pausen um? Beinhaltet Ihr Tagesablauf Ruhephasen?
Ablauf der Sitzung	• Einstieg mit Nachbesprechung der Hausaufgabe: Sammeln von Beispielen für Selbstfürsorge und Vermeidung und Herausarbeiten des Unterschieds (15 Minuten). • Runde: Wie zeigt mir mein Körper, dass ich erschöpft bin? Was sind Frühwarnzeichen und was spüre ich bei fortgeschrittener Erschöpfung? (10 Minuten) • Verhaltensanalyse: Was mache ich, wenn ich Frühsymptome spüre (Botschaft: Ich habe die Wahl, wenn ich hinspüre. Ich muss nicht darauf reagieren – aber wenn ich wegspüre, habe ich nicht die Wahl! Nicht von den Symptomen terrorisieren lassen) (20 Minuten) • Psychoedukation Pacing (15 Minuten inkl. Frage: Welche Strategien bisher eingesetzt, und Tipps) • Meine persönliches Energieprofil (20 Minuten) • Schlussrunde und Hausaufgabe: Ihr Energieprofil in der Woche (10 Minuten)

Einstieg Die Eingangsrunde erfolgt in Form einer Nachbesprechung der Selbstbeobachtungsaufgabe, welche in der letzten Sitzung als Hausaufgabe über den Zeitraum zwischen den Sitzungen aufgegeben wurden.

Hausaufgabe aus der letzten Sitzung

Selbstbeobachtung: „Wann habe ich vermieden und wann war ich selbstfürsorglich?".

Die Patienten sollen in der Gruppe anhand ihrer eigenen Beobachtungen Beispiele für Selbstfürsorge und Vermeidung sammeln und die Unterschiede herausarbeiten.

Im Anschluss an die Nachbesprechung der Selbstbeobachtungsaufgabe erfolgt eine weitere Runde, in welcher die Patienten Körpersignale für Fatigue und Überlastung herausarbeiten sollen. Ziel ist hierbei, einen Zugang zu Frühwarnzeichen zu gewinnen und zwischen Frühwarnzeichen und Symptomen fortgeschrittener Erschöpfung zu differenzieren. Dies kann vom Therapeuten mittels folgender Fragen unterstützt werden:

Therapeuten-Frage

- *Wie zeigt Ihnen Ihr Körper, dass Sie erschöpft sind?*
- *Was sind Frühwarnzeichen?*
- *Was spüre Sie bei fortgeschrittener Erschöpfung?*

Anmerkung: Einige Patienten haben erhebliche Schwierigkeiten in der Körperwahrnehmung und Verbalisation. Hinweise hierauf können Antworten sein wie „ich fühle mich halt erschöpft – einfach erschöpft eben". Hier ist es dann wichtig, darauf zu achten, dass die Patienten Körpersymptome oder kognitive Symptome benennen. Über geleitetes Entdecken kann dies vom Therapeuten unterstützt werden.

Im Anschluss an die Diskussionsrunde zum Thema Erschöpfung, Körpersymptome und Frühwarnzeichen erfolgt eine psychoedukative Kurzeinheit mittels eines exemplarischen ABC-Modells zum Thema „Was mache ich, wenn ich Frühwarnsymptome spüre?". Ziel des ABC-Modells ist es, den Patienten zu vermitteln, dass das Erkennen von Frühwarnsymptomen (= Hinspüren) sie befähigt, entweder darauf zu reagieren und ggf. Aufgaben zu unterbrechen oder Aufgaben/Tätigkeiten trotz der Symptome bewusst fortzuführen, da „es das wert ist". Der Gedanke dahinter ist, durch gezieltes Hinspüren entscheidungsfähig zu werden, inwiefern eine Tätigkeit es „wert" ist, trotz Symptomen fortgeführt zu werden (z. B. Teilnahme an der Hochzeitsfeier eines Kindes) statt sich „von Symptomen terrorisieren zu lassen". Das Ignorieren bzw. Wegspüren von Symptomen verunmöglicht diese Wahl und befördert vielmehr Gefühle des Ausgeliefertseins gegenüber unberechenbar auftretenden Symptomverschlechterungen.

Beispiel ABC-Modell

„Was mache ich, wenn ich Körpersymptome spüre?" – Hinspüren

A (Auslöser): Wahrgenommene Erschöpfung in Form von Konzentrationsproblemen, schweren Lidern, Schmerzen in Armen und v. a. Beinen.

B (Bewertung/innerer Dialog): „Ich merke, dass ich mich schlechter konzentrieren kann, meine Lider schwer werden und langsam alles weh tut. Da scheine ich mich gerade Richtung Überanstrengung zu bewegen. … Ist es mir das wert, trotzdem weiterzumachen?

C (Konsequenz: innere Verarbeitung und Verhalten): Entscheidungsfähigkeit hinsichtlich des Umgangs mit Symptomen:

- Weitermachen, weil es das „wert" ist, und später Symptome in Kauf nehmen, um die man sich dann gut kümmern muss?
- Aufhören/Unterbrechen und eine Pause einlegen, um einer weiteren Symptomzunahme/Überlastung entgegenzuwirken?

Nach der psychoedukativen Einheit mittels ABC-Modell (Eingangsrunde) werden die Inhalte aus der letzten Sitzung von der Gruppenleitung kurz wiederholt und die Brücke zum Pacing-Konzept geschlagen. Die Gruppenleitung erinnert an die Inhalte aus der Sitzung 3 „Grenzen spüren und Warnsignale erkennen", um dann im Folgenden inhaltlich auf das Thema Pacing einzugehen. Hierfür kann folgende Überleitung genutzt werden:

Überleitung

„Wir haben bisher über die Wahrnehmung von Körpersymptomen und dem Umgang damit gesprochen. In der Sitzung zum Thema Grenzen spüren und Warnsignale entdecken haben wir uns ebenfalls mit dem Thema Körperwahrnehmung, Selbstüberlastung und der Schwierigkeit, „das richtige Maß" zu finden, beschäftigt. Hierfür hatten wir zuletzt das Modell der Komfort-, Wachstums- und Überlastungszone besprochen. Anknüpfend an dieses Modell wollen wir uns heute damit beschäftigen, wie Sie bestmöglich innerhalb der Wachstumszone bleiben können und so weder in die Überlastung gehen noch in eine dekonditionierende Schonhaltung verfallen. Pacing kann hierfür ein gutes Mittel sein, um adäquat mit seinen Energiereserven zu haushalten und Symptomverschlechterungen vorzubeugen."

Theoretische Einführung in das Konzept des Pacing, wie es in diesem Manual verstanden wird

MERKE

Dieser Abschnitt dient als Informationstext für Therapeuten und soll inhaltlich an die Patienten vermittelt werden.

Was ist Pacing? Pacing ist ein Konzept, das in der Behandlung von Patienten mit chronischem Fatigue-Syndrom etabliert ist und sich im Umgang mit Belastungsintoleranz bewährt hat. Der Begriff des Pacing kann unterschiedlich verstanden werden. Im Kontext eines sehr schwer ausgeprägten ME/CFS findet sich häufig eine rigide Vorstellung darüber, dass (auch schon die kleinste) Belastung auch noch Tage später zu massiven Symptomverschlechterungen führen kann und dass daher Belastung nur in sehr engen Grenzen durchgeführt werden soll.

Das Kernelement dieses Pacing-Konzepts ist folglich Schonung. Um Belastung möglichst zu vermeiden, wird hier mit rigiden Techniken gearbeitet wie z. B. der Kontrolle der Herzfrequenz, welche unter keinen Umständen über einen vorher festgelegten Schwellenwert kommen darf. Diese Vorgehensweise wird von vielen sehr schwer ME/CFS-Betroffenen als hilfreich erlebt, eine eindeutige Evidenzbasierung steht jedoch noch aus. Bei weniger schwer Betroffenen, wozu die Mehrzahl der PCS-Patienten gehört, birgt dieses Vorgehen aber die Gefahr von zunehmender Angst vor Belastung, mit den Folgen einer zunehmenden Einschränkung des Handlungs- und des Bewegungsradius. Es resultieren Dekonditionierungsprozesse, die wiederum die Belastungsangst befördern.

Wird Pacing jedoch weiter als selbstfürsorgliches Verhalten im Sinne eines bewussten Energie- und Pausenmanagements gedacht, so kann Pacing PCS-Patienten (die auch unter Belastungsintoleranz leiden) dabei helfen, die Grenzen des eigenen Körpers kennenzulernen, zu achten und das vorhandene „Energiebudget" möglichst so auszuschöpfen, dass verhältnismäßig viel Aktivität und Teilhabe beibehalten werden kann. Hierbei geht es nicht darum, ein reguläres Trainingsprogramm zu absolvieren, das sich durch ein fest gestuftes Training mit regelmäßiger Belastungssteigerung über die eigenen Grenzen hinaus auszeichnet. Vielmehr geht es darum, das teils sehr schwankende und tagesabhängige Energiebudget wahrzunehmen und den bevorstehenden Tag inkl. anstehende Aufgaben daran anzupassen. Dies kann z. B. mittels Pausen, dem Unterteilen von Aufgaben in Teilschritte sowie einer Priorisierung hinsichtlich Wichtigkeit und Dringlichkeit geschehen. In dem in unserer Klinik evaluierten Konzept (Kupferschmitt et al., 2023) präferieren wir auch nicht die Vorgabe von starren Pulsfrequenzobergrenzen, sondern ein Vorgehen, in dem die Selbstwahrnehmungsfähigkeit für Warnsignale des Körpers verbessert wird (zur Bewegungstherapie s. ➤ Kap. 5).

Im Anschluss an die Psychoedukation sollen die Patienten sich zu folgender Fragestellung kurz austauschen:

Therapeuten-Frage

„Welche Strategien wurden zum Umgang mit Erschöpfung bisher eingesetzt?"

Anschließend kann das Flipchart/☒ Arbeitsblatt 6 („Strategien zur Umsetzung von Pacing") unterstützend dargeboten resp. ausgeteilt werden; das Merkblatt dient als Handreichung zum Nachlesen.

Strategien zur Umsetzung von Pacing

- Sammeln aller Aktivitäten, die derzeit zu erledigen sind.
- Unterteilung der Aufgaben in Müssen (z. B. Essen, Baden), Sollen, Wollen.
- Priorisieren, Selektieren, ggf. sich auf das Müssen beschränken.
- Über den Tag verteilt häufige Pausen, *bevor* die Symptome auftreten („Pausen **nehmen,** auch wenn man sie nicht braucht, füllt das Energiebudget wieder auf".)
- Erleichterung des Alltags, z. B. durch Änderung der Aufgaben (z. B. Zubereitung einer Mahlzeit im Sitzen statt im Stehen) und Reizreduktion (z. B. Noise Cancelling: Kopfhörer oder Ohropax beim Einkaufen oder in der Bahn).
- Wechsel von kognitiven und körperlichen Belastungen.

Nach Vorstellung der Strategien zum Erlernen von Pacing stellt der Therapeut am Flipchart exemplarisch ein Energieprofil für den Tagesverlauf vor (s. ➤ Abb. 4.4).

Die Patienten sollen nun in Einzelarbeit in der Gruppe mittels des ☒ Arbeitsblattes 8 („Energie-Check") ihre individuellen Energieprofile erarbeiten (vor PCS und aktuell). Die zwei Energieprofile sollen in zwei unterschiedlichen Farben auf dem Arbeitsblatt eingetragen werden (5 Minuten). Ein Profil soll für das aktuelle Energieprofil stehen, ein Profil für das Energiebudget/den Energieverlauf vor PCS. Im Anschluss werden die Profile unter folgenden Gesichtspunkten vorgestellt:

Therapeuten-Fragen

- *„Bei wem hat sich im Energieverlauf etwas verändert von vor der COVID-19-Infektion zu jetzt?*
- *Wo gibt es Schwankungen?*
- *Wer hat in seinem Energieprofil morgens ein Hoch (Früh-Typ) und baut ggf. über den Tag ab? Wer hat eher gegen Nachmittag/Abend ein Hoch (Spät-Typ)? Und wer hat weder früh noch spät ein Hoch, sondern ist eher über den Tag weitgehend konstant mit seiner Energie (Über-den-Tag-Typ)?"*

Abschluss und Hausaufgabe Die Schlussrunde dient einem kurzen Blitzlicht, was die einzelnen Patienten aus der heutigen Sitzung mitnehmen, und der Vermittlung der **Hausaufgabe:** Die Patienten sollen ihr Energieprofil in der kommenden Woche beobachten und in das ☒ Arbeitsblatt 8 („Energie-Check") und in das ☒ Arbeitsblatt 7 („Wochenprotokoll Energiekurve") eintragen und die an den jeweiligen Tagen durchgeführten Tätigkeiten dokumentieren. Darüber hinaus soll am Vortrag eingeschätzt werden, wie vor dem Hintergrund der anstehenden Aktivitäten der „Akkustand" am Abend sein wird. Am Abend soll dann dokumentiert werden, wie der Akkustand tatsächlich ist.

4.6 Sitzung 6: Pacing 2 – Die goldene Mitte finden im Energie- und Pausenmanagement

Inhalte und Ziele der Sitzung Diese Sitzung befasst sich mit der Vertiefung des Themas Pacing und schließt inhaltlich an Sitzung 5 an. In der vorhergehenden Sitzung zum Thema Pacing wurden die inhaltlichen Grundlagen gelegt. Die Patienten haben erarbeitet, aus welchen Gründen ein funktionales Energie- und Pausenmanagement hilfreich ist, was hier unter Pacing verstanden wird und wie ihre individuelle Energiekurve über den Tag verläuft. Schwerpunkt der dieser Sitzung (Pacing 2) ist nun die Konkretisierung von Pacing im Sinne einer Aufgabenstrukturierung/-priorisierung, einer funktionalen Aufgabenplanung im Einklang mit der Energiekurve und der Entwicklung von Pausenstrategien.

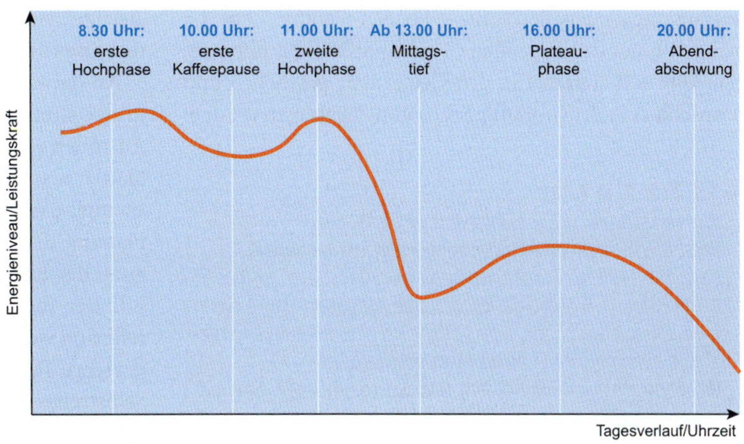

Abb. 4.4 Energieprofil im Tagesverlauf

4

Übersicht Sitzung 6

Materialien	Flipchart Arbeitsblatt 7 (s. a. ➤ Anhang) der Hausaufgabe „Wochenprotokoll Energiekurve" (von den Patienten mitzubringen) Arbeitsblatt 8 „Aktivitäts-Check" (s. a. ➤ Anhang) Arbeitsblatt 10 „Pausenstrategien" (s. a. ➤ Anhang) Arbeitsblatt 11 „Selbstreflexionsfragen Energieniveau" (s. a. ➤ Anhang)
Lernziele	Vertiefung der Kenntnisse über die individuelle Energiekurve; lernen, Aufgaben zu priorisieren und im Einklang mit der Energiekurve zu planen; Kenntnis über Pausenstrategien
Leitfragen	Stimmt mein Energiemanagement? Stimmt meine Aufgabenplanung mit meiner Energiekurve überein? Welche Aufgaben haben hohe Priorität und sind unter Berücksichtigung der individuellen Energiekurve wann am besten zu erledigen? Welche Pausenstrategien kenne ich? Welche Pausenstrategien sind für mich hilfreich?
Ablauf der Sitzung	• Nachbesprechung der Beobachtungsaufgabe in 3er-Gruppen: Stimmt die Aufgabenplanung mit der Energiekurve (Wochenprotokoll) überein? Wo haben Sie sich letzte Woche überfordert und wo stimmte Ihr Energiemanagement (15 Minuten Austausch untereinander, 10 Minuten Nachbesprechung in der Großgruppe) • Aktivitäts-Check: Vorstellung des Arbeitsblattes und Ausfüllen in Einzelarbeit (15 Minuten) • Nachbesprechung in der Großgruppe, Vorstellen des Wochenplans (Hausaufgabe) und der Fragen zum Selbstcheck (20 Minuten) • Pausenmanagement: Einstieg über Selbstreflexionsfragen und Psychoedukation (25 Minuten) • Schlussrunde (5 Min)

Einstieg Zum Einstieg in das Thema der Sitzung wird die Hausaufgabe aus der vorhergehenden Sitzung 5 (➤ 4.5 Pacing 1) unter den folgenden Gesichtspunkten nachbesprochen. Dies soll zunächst in der Kleingruppe geschehen und im Anschluss in der Großgruppe zusammengetragen werden:

LEITFRAGEN

- *„Wie verläuft meine Energiekurve über die Woche?"*
- *„Passt das Ausmaß an Aktivität zu meinem Energiebudget?"*
- *„Passt die zeitliche Durchführung meiner Aktivitäten zu meiner Energiekurve (z. B. erledige ich wichtige Aufgaben dann, wenn ich ein Energiehoch habe, oder schiebe ich alles bis zum Energietief und bekomme dann nichts mehr geschafft?)."*
- *„Wo habe ich mich überfordert, und wo stimmt mein Energiemanagement?"*
- *„Wie exakt kann ich mein Energiebudget/meinen ‚Akkustand' im Vorhinein einschätzen, und stimmt diese Einschätzung mit der Realität überein?"*

Im Anschluss an die Nachbesprechung der Hausaufgabe stellt der Therapeut in einer kurzen psychoedukativen Einheit das Thema Aktivitäts-Check im Sinne von „das Richtige zum richtigen Zeitpunkt tun" vor. Der Therapeut erklärt:

„Um Pacing möglichst konsequent anwenden zu können, ist neben der Erfassung des Energielevels auch ein Aktivitäts-Check erforderlich, mit dem Ziel, das Richtige zum richtigen Zeitpunkt zu tun. Ist es bereits gelungen zu erkennen, zu welchen Tageszeiten aktuell das Energielevel ausreichend hoch und stabil ist, kann dieses Wissen genutzt werden, um den Alltag funktional zu gestaltet. Hierfür ist ein Aktivitäts-Check mit den folgenden beiden Fragen notwendig:

- *Wann werden Aufgaben für gewöhnlich angegangen: eher vormittags oder eher nachmittags?*
- *Stimmt die Planung mit der Leistungskurve überein?*

Ziel ist es, die Leistungshochs für wichtige Aufgaben zu nutzen und den Energieabfall rechtzeitig über Pausenstrategien abzufedern."

„Der Aktivitäts-Check hilft dabei zu erkennen, um welche Art der Beanspruchung es sich handelt und wie viel Energie die Tätigkeit kostet. So berichten einige Patienten, dass insbesondere in den früheren Stadien der Post-COVID-Erkrankung ihnen kognitiv beanspruchende Aufgaben, z. B. Tätigkeiten, die Konzentration und Gedächtnisleistung erfordern, besonders schwerfallen, Routinetätigkeiten hingegen leichter von der Hand gehen. Folglich sollten die wichtigen („Muss-Aufgaben"), die viel kognitive Energie benötigen, dann erledigt werden, wenn die meiste Energie zur Verfügung steht und möglichst noch nicht durch anderweitige Aufgaben verbraucht wurde."

Die Patienten sollen in der folgenden Einzelarbeit das Arbeitsblatt 9 „Aktivitäts-Check" (s. a. ➤ Anhang), wie vom Therapeuten erklärt, ausfüllen. Ferner sollen sie bewertet, wie anstrengend sie die einzelnen Aktivitäten erlebt werden. Durch die detaillierte Auseinandersetzung mit den Aktivitäten können die Patienten z. B. besser entscheiden, ob mehrere „leichte" Aufgaben oder eine „schwere" Aufgabe (auch in mehreren Teilschritte möglich) erledigt werden soll.

An die Einzelarbeit schließt sich eine Nachbesprechung in der Großgruppe an. Als Hausaufgabe wird das erneute Ausfüllen des „Wochenprotokolls Energiekurve" (Arbeitsblatt 7, s. a. ➤ Anhang) angekündigt. Der Therapeut zeigt exemplarisch ein Wochenprotokoll und erklärt, dass die Planung der täglichen Aufgaben nun unter Berücksichtigung der Erkenntnisse aus dem Aktivitäts-Check erfolgen soll. Der Therapeut stellt des Weiterendie Fragen zur Selbstreflexion vor, indem er erklärt, dass, um ein Gespür für die jeweilige Tagesform zu entwickeln, sich das Etablieren von Selbstreflexionsfragen als morgendliche Routine bewährt hat.

CAVE

Sehr pflichtbewusste oder leistungsorientierte Patienten neigen dazu, vor allem berufliche Aktivitäten oder Verpflichtungen für andere (z. B. Pflege von Angehörigen) mit einer hohen Prioritätsstufe zu versehen, während rekreative Aktivitäten wie z. B. Spaziergänge oder Treffen mit Freunden „eingespart werden. Hier ist es wichtig, auf eine entsprechende Balance zu achten.

Wenn Patienten nur noch funktionieren müssen und keine Energie für die eigenen Bedürfnisse mehr frei ist, ist es wichtig, nach Entlastungsmöglichkeiten zu schauen, wie z. B.

- Hinzunahme eines Pflegedienstes oder
- vorübergehende Umfangsreduktion im Beruf, ggf. unterstützt durch Beantragung einer befristeten Teilerwerbsminderungsrente (entspricht 50 % einer vollen EM-Rente bei der Möglichkeit, halbtags berufstätig zu sein). (DRV-Informationen: www.deutsche-rentenversicherung.de/DRV/DE/Rente/Allgemeine-Informationen/Rentenarten-und-Leistungen/Erwerbsminderungsrente/Erwerbsminderungsrente.html).

PRAXISTIPP

Selbstreflexionsfragen

Zur Feststellung des Energielevels:
- Wie fühle ich mich heute? Wie viel Energie habe ich zur Verfügung?
- Welche Aufgaben sind heute wichtig und sollten unbedingt erledigt werden?

Realitätscheck:
- Passen die Aufgaben, die ich mir für heute vorgenommen habe, zu meinem heutigen Energielevel?
- Gibt es etwas, was ich verschieben, vereinfachen oder abgeben kann?

Tagesplanung:
- Formulieren Sie Ihr heutiges Tagesziel, indem Sie die Aufgaben mit der höchsten Priorität auswählen, die Sie heute erledigen möchten (Prio 1 To do).
- Erlauben Sie sich, die restlichen To dos als „Kann, muss aber nicht" einzuordnen.

Im Anschluss an die Vorstellung der Selbstreflexionsfragen vermittelt der Therapeut, dass eine weitere hilfreiche Strategie im Energiemanagement der Wechsel zwischen der Art der Aktivität (körperlich, geistig, sozial) ist. Hier ist es wichtig darauf zu achten, verschiedene Beanspruchungsarten miteinander zu kombinieren und z. B. nicht fast ausschließlich kognitiv (geistig) tätig zu sein. Bei einer Kombination aus körperlicher, geistiger und sozialer Belastung werden unterschiedliche Systeme beansprucht, sodass der Ermüdungseffekt später eintreten kann.

Die in der Infobox genannten Faustformeln können bei der Planung und Regulierung von Beanspruchungen hilfreich sein. Die Faustformeln können entweder am Flipchart notiert oder als Merkblatt gemeinsam mit den Selbstreflexionsfragen ausgegeben werden (Merkblatt Arbeitsblatt 11; s. a. ➤ Anhang).

PRAXISTIPP

Faustformeln

- Im Anschluss an eine konzentrativ beanspruchende Aufgabe eine Aufgabe wählen, bei der man „nicht denken muss" (z. B. Routinetätigkeiten mit körperlichem Schwerpunkt).
- Nach sozialen Aktivitäten kann es hilfreich sein, sich eine Zeit lang zurückzuziehen, um sich weniger Reizen auszusetzen und so Reizüberflutung vorzubeugen.
- Nach körperlichen Beanspruchungen ist in der Regel Ruhe und Schonung hilfreich.

Pausenmanagement (Infotext für Therapeuten) Nachdem die Themen Grenzen wahrnehmen und erkennen, Energie- und Aktivitäts-Check sowie Pacing erarbeitet wurden, besteht die nächste Herausforderung darin, den Alltag an die Fatigue/Fatiguability und die damit assoziierten Limitierungen anzupassen, um Symptomverschlechterungen und Frustration vorzubeugen. Pausen können einerseits einer Symptomverschlechterung vorbeugen, andererseits wirken sich regelmäßige Pausen (= Regenerationsphasen) positiv auf das gesamte Energielevel und die Beschwerdelast aus.

Viele PCS-Betroffene neigen zu einem Durchhaltemuster (s. Avoidance-Endurance-Modell „Durchhalter") und waren es vor der COVID-19-Erkrankung zumeist gewohnt, über Belastungsgrenzen und etwaige Beschwerden hinwegzugehen. Folglich sollte zunächst ein „rigides" Pausenmanagement eingeführt werden, welches darauf ausgerichtet ist, in der Alltagsgestaltung – unabhängig vom Erschöpfungsniveau – Ruhephasen einzuplanen.

Durch die PCS-Erkrankung kann es sein, dass gewohnte Erholungsmöglichkeiten nicht mehr den gewünschten Effekt erzielen. War vor der COVID-19-Erkrankung Fernsehen oder Computerspielen eine probate Möglichkeit zur Regeneration, so ist diese Qualität im Zuge der Erkrankung nicht selten verloren gegangen. Dies ist dadurch zu erklären, dass auch bei Filmen oder Computerspielen emotionale Reize und diverse Informationen übermittelt werden, die vom Gehirn verarbeitet werden müssen. Hierdurch kommt es eher zu einer Aktivierung des autonomen Nervensystems und so zu einer latenten Stressreaktion (z. B. vermehrtes Herzklopfen während der Sendung „Tatort").

Entspannung und Pause hingegen bedeutet, dass Körper und Geist zur Ruhe kommen, der Parasympathikus aktiviert wird und neue Kraft getankt werden kann. Hierfür haben sich leichte Aktivitäten in einem reizarmen Umfeld (z. B. langsamer Spaziergang im Wald) oder Entspannungsübungen (z. B. tiefe Bauchatmung im Sitzen oder Liegen; Atem-Yoga) bewährt.

In der Gruppe sollen bereits bekannte Pausenstrategien gesammelt werden und mittels der in der Infobox genannten Fragen näher konkretisiert werden. Hierbei ist es wichtig darauf zu achten, tatsächlich erholsame Pausenmöglichkeiten zu erarbeiten und von sich im Deckmäntelchen der

Erholung auftretenden, tatsächlich aber energieraubenden Tätigkeiten abzugrenzen (z. B. durch das Fernsehprogramm zappen; stundenlang auf Social Media scrollen). Der Therapeut unterstützt psychoedukativ dadurch, dass er die auf dem Arbeitsblatt 10 zum *Energie- und Pausenmanagement* (s. a. ➤ Anhang) aufgeführten Tipps auf einem Flipchart aufschreibt und durch die Beiträge der Patientinnen und Patienten ergänzt. Das Merkblatt zum Energie- und Pausenmanagement kann als Handreichung mitgegeben werden.

PRAXISTIPP

Selbstreflexion für die passende Pausenstrategie

- Wie sieht für mich eine erholsame Pause aus?
- Wie kann ich gut entspannen?
- Wie lange brauche ich, um mich zu erholen?
- Wie regelmäßig brauche ich Erholungsphasen, um ein gutes Energieniveau beizubehalten?
- Wie hat sich mein Pausenbedarf verändert?
- Wie hat sich mein Bedarf an Pauseninhalten geändert? Was war früher erholsam und jetzt nicht mehr? Was kann ich ggf. stattdessen zur Erholung tun?

Abschluss und Hausaufgabe In der Abschlussrunde ermutigt der Therapeut dazu, die in der Sitzung erarbeiteten Strategien bis zur nächsten Sitzung auszuprobieren und in der Arbeit mit dem Arbeitsblatt 7 „Wochenprotokoll Energiekurve" (s. a. ➤ Anhang) anzuwenden.

4.7 Sitzung 7: Energieräuber erkennen und ausschalten

Theoretische Einführung in die Thematik der Sitzung Stress gehört zum Leben dazu und führt zu einer körperlichen wie auch geistigen Aktivierung, die die Reaktionsbereitschaft und kurzfristig auch die Leistungsfähigkeit erhöht. Kurzfristiger Stress stellt keine gesundheitliche Gefährdung dar, vor allem dann nicht, wenn wir das Gefühl haben, ihn erfolgreich bewältigen zu können. Chronischer Stress wiederum raubt Energie, kann sich zermürbend auswirken und durch unterschiedlichste Faktoren bedingt sein. Steht von vornherein nur ein reduziertes Energiebudget zur Verfügung, ist es entscheidend zu erkennen, wo Energie „verlorengeht" bzw. „geraubt" wird.

Meist treten Stressoren unvermittelt auf und erfordern Flexibilität und Anpassungsfähigkeit – Fertigkeiten, auf die PCS-Patienten meist nur eingeschränkt Zugriff haben. Je nach Schweregrad der Symptomatik kann der Alltag mehr oder weniger häufig von Situationen durchzogen sein, die eine Person „völlig unverhofft aus der Bahn werfen", und die resultierende Stressreaktionen erscheinen wie eine Kaskade überrumpelnder Symptome.

Bei näherer Betrachtung ist meist ein Muster an wenig offensichtlichen, sich jedoch wiederholenden Situationen bzw. Stresskonstellationen zu entdecken. Ein Beispiel hierfür kann z. B. die unerfüllte Erwartungshaltung einer anderen Person sein, die Unverständnis für die Belastungsminderung und das erhöhte Ruhebedürfnis von PCS-Patienten hat (z. B. „Du siehst doch gut aus, willst du nicht endlich wieder arbeiten gehen?"). Aber auch eigene Erwartungen an sich selbst (z. B. „Das muss doch wieder funktionieren, ich kann nicht ewig krank sein.") oder nicht vorhersehbare Grenzüberschreitungen (z. B. ungebetener, unangekündigter Besuch) können „aus der Bahn werfen".

Ziele und Inhalt Ziel der Sitzung ist das Identifizieren von Energieräubern im Außen (vermeidbar vs. unvermeidbar) und im Inneren (eigener Anteil, z. B. energieintensive Persönlichkeitseigenschaften, Erwartungshaltungen) sowie das Erarbeiten von Veränderungsmöglichkeiten (➤ Tab. 4.2).

Tab. 4.2 Kategorien von Energieräubern

Kategorie	Beispiel	Möglicher Umgang
Vermeidbar	Neugieriger, schwatzhafter Nachbar	Freundlich das aufgedrängte Gespräch beenden; nein sagen
Unvermeidbar	Schreiendes Kleinkind	Oma um Hilfe bei der Betreuung bitten
Rahmenbedingungen	Notwendige Fahrt im vollen ÖPNV	Noise-Cancelling-Kopfhörer tragen
Eigener Anteil	Perfektionismus	Priorisieren, an welcher Stelle Perfektionismus angebracht ist und wo nicht: angemessen bei der Arbeit als Chirurg/Investmentbankerin, überzogen bei der Bewirtung von Gästen

Übersicht Sitzung 7

Materialien	Flipchart Arbeitsblatt 12 „Umgang mit Energieräubern" (s. a. ➤ Anhang) Arbeitsblatt 13 „Fragebogen Energieintensive Einstellungen und Persönlichkeitseigenschaften" (s. a. ➤ Anhang) ➤ Tab. 4.3 Übersicht: „Energieintensive Persönlichkeitseigenschaften" Arbeitsblatt 14 „Energieräuber soziale Verpflichtungen" (s. a. ➤ Anhang)
Lernziele	Energieräuber identifizieren und in folgende Kategorien einteilen können: vermeidbare/unvermeidbare Energieräuber im Außen, eigener Anteil (= Energieräuber im Innern), Energieräuber im sozialen Umfeld; Strategien zum Umgang (➤ Tab. 4.2)

Leitfragen	Was raubt mir regelmäßig Energie? Welche Energieräuber kann ich vermeiden, welche sind unvermeidbar? Welche Glaubenssätze, Verhaltensweisen bzw. Persönlichkeitseigenschaften habe ich, die sehr energieintensiv sind? Welche Personen in meinem sozialen Umfeld sind energieraubend, und wie nahe stehen mir diese Energieräuber? Wie kann ich mich von Energieräubern besser abgrenzen (= nein sagen)?
Ablauf der Sitzung	• Gemeinsames Besprechen der Wochenprotokolle: Wie gut konnte ich mein Erschöpfungslevel einschätzen? Wie zufrieden bin ich mit meinem Energiemanagement (3er-Gruppen) und Nachbesprechung in der Großgruppe (20 Minuten) • Psychoedukation Energieräuber (15 Minuten) – Vermeidbar – Unvermeidbar – Rahmenbedingungen – Mein Anteil • Betrachtung des eigenen Anteils: Einstieg über Fragebogen, Psychoedukation und kurzer Gruppenaustausch (30 Minuten) • Bedeutung des Umfelds: Beispielkreis erst Psychoedukation, dann eigener Kreis → Was ist vermeidbar und was ist unvermeidbar (25 Minuten) • Wie kann ich nein sagen (15 Minuten) • Schlussrunde (5 Minuten)

Einstieg Die Einstiegsrunde wird zu einer ausführlichen Besprechung der von den Patienten als Hausaufgabe bearbeiteten Wochenprotokollen genutzt. Dies geschieht zunächst in Kleingruppen (ca. 3 Patienten je Gruppe) mit einem anschließenden Zusammentragen der Inhalte und Besprechung in der Großgruppe. Die Besprechung der Wochenprotokolle soll unter folgenden Leitfragen stattfinden:

LEITFRAGEN

Für die Besprechung der Wochenprotokolle

- *„Wie gut konnte ich meine Energie- und mein Erschöpfungslevel einschätzen?"*
- *„Wie zufrieden war ich mit meinem Energiemanagement?"*
- *„Habe ich bei meiner Aufgabenplanung die Pausenstrategien berücksichtigt?"*
- *„Hat meine Aufgabenplanung zu meiner Energiekurve gepasst?"*

In der Großgruppe kann bei Bedarf zusätzlich die Fragestellung *„Was hat mir in den letzten Tagen Energie geraubt?"* thematisiert werden. Die Gruppenteilnehmer haben die Möglichkeit, ihre jüngsten Erlebnisse zu teilen und so einen Kontext für die weiteren Inhalte herzustellen. Der Therapeut sammelt einige Beispiele am Flipchart und führt mit der folgenden Psychoedukation weiter in die Thematik ein:

Therapeuten-Psychoedukationstext

„Jetzt haben wir hier einige Energieräuber gesammelt, mit denen Sie in den letzten Tagen konfrontiert waren. Jetzt könnte man versuchen herauszufinden, wie die Situation entstanden ist, bzw. unter welchen Umständen Sie von Energieräubern „heimgesucht" wurden. Hierfür würde ich gern zunächst folgende Unterteilung vornehmen:
Es scheint Energieräuber zu geben, die vermeidbar sind (z. B. neugieriger und sehr lästiger Nachbar) – hier wäre es hilfreich, Neinsagen zu lernen bzw. sich abzugrenzen (z. B. wenn der Nachbar einen in ein langes und anstrengendes Gespräch verwickeln möchte).
Dann gibt es Energieräuber, deren Vermeidung unrealistisch bzw. nicht praktikabel scheint (z. B. schreiendes Kleinkind; notwendige Tätigkeiten im Haushalt) – hier ist es indiziert, sich ggf. Hilfe zu holen oder sich die Aufgabe einzuteilen.
Die dritte Kategorie der Energieräuber kann man unter Rahmenbedingungen fassen, wo kompensatorische Maßnahmen eine Möglichkeit sind (z. B. in den Randzeiten einkaufen gehen, um Reizüberflutung zu vermeiden; mit Noise Cancelling-Kopfhörern in der Bahn fahren; sich eine To-do-Liste/Erinnerungsliste schreiben; Erinnerungen in den Kalender eintragen und sich erinnern lassen).
Ein weiterer sehr entscheidender Energieräuber, den ich nun ausführlicher mit Ihnen besprechen möchte, ist der Eigenanteil. So kann z. B. Perfektionismus sehr dienlich im beruflichen Kontext als Chirurg sein, ist aber auf alle Bereiche angewendet sehr energieaufwendig."

Mittels des Arbeits- und Merkblatts zum Umgang mit Energieräubern können Energieräuber identifiziert und kategorisiert werden. Zudem lassen sich Strategien zum Umgang eintragen. Das Arbeitsblatt 12 zum *Umgang mit Energieräubern* (s. a. ➤ Anhang) beinhaltet Anregungen für Strategien. Dieses Arbeits- und Merkblatt kann am Ende der Sitzung als Handreichung zwecks Vertiefung der besprochenen Inhalte mitgegeben werden.

An die Psychoedukation zur Kategorisierung von Energieräubern schließt sich die Betrachtung des eigenen Anteils mittels des Fragebogens (Arbeitsblatt 13, s. a. ➤ Anhang) *Energieintensive Einstellungen und Persönlichkeitseigenschaften* an. Dieser soll einzeln in der Gruppe ausgefüllt und das persönliche Profil dort eingetragen werden.

Im Anschluss an die Bearbeitung des Fragenbogens erfolgt eine kurze psychoedukative Einheit zum Thema energieintensive Persönlichkeitseigenschaften und korrespondierende Einstellungen, gefolgt von einem Austausch in der Gruppe.

Infotext für den Therapeuten Stressverschärfende Einstellungen beschreiben verinnerlichte Lebensregeln und Botschaften, die das Verhalten häufig unbewusst beeinflussen. Persönlichkeitseigenschaften beschreiben die Art des

Erlebens und Verhaltens bzw. grundlegende Merkmale einer Person hinsichtlich Emotionalität, Sozialität und Aktivität, welche relativ stabil, zeitlich überdauernd und situationsübergreifend sind. Gewisse Persönlichkeitseigenschaften prädisponieren für die Entwicklung korrespondierender inneren Einstellungen (Übersicht energieintensive Persönlichkeitseigenschaften).

Psychoedukation energieintensive Persönlichkeitseigenschaften

„Persönlichkeitseigenschaften und innere Einstellungen moderieren die Art und Weise, wie wir die Welt und Geschehnisse wahrnehmen. Je nachdem, welcher innere Antreiber aktiv ist, wird das entsprechende Verhalten gezeigt. Ist eine Person z. B. besonders gewissenhaft und zugleich sozial orientiert, so wird vermutlich vor allem im beruflichen Kontext besonders ausdauernd gearbeitet, den Kollegen Arbeit abgenommen, als Vertretung eingesprungen und im Zweifelsfall auch der Urlaub verschoben, um 'die anderen nicht hängenzulassen.' Personen mit gewissenhaften Eigenschaften liefern sehr zuverlässig gute und exakte Arbeit ab und stellen Erholung und freudvolle Beschäftigungen hintenan. Im Kontext von Post-COVID lässt bereits dieses holzschnittartige Beispiel die Problematik erahnen. Hat das Zurückstellen von Bedürfnissen, das Zeigen von Leistung und die eigenen Bedürfnisse den Verpflichtungen der Arbeit unterzuordnen gut funktioniert, so fängt dieses System aufgrund der reduzierten Belastbarkeit und des gestiegenen Erholungs- und Unterstützungsbedürfnisses an zu 'knirschen'. Die Post-COVID Symptomatik bringt Sand in ein bisher laufendendes System."

Der Therapeut nutzt zur Unterstützung der Psychoedukation und für den kurzen Gruppenaustausch den Überblick über die energieintensiven Persönlichkeitseigenschaften (entweder am Flipchart oder ausgeteilt als Merkblatt; ➤ Tab. 4.3).

Im Anschluss an Psychoedukation soll nun auf Basis des Fragebogens ein Austausch in der Großgruppe mit folgenden Leitfragen erfolgen:

LEITFRAGEN

- *„Mit welchen stressverschärfenden Einstellungen setzte ich mich unter Druck?"*
- *„Was sind meine prominenten Persönlichkeitseigenschaften, die die Art und Weise bestimmen, wie ich durchs Leben gehe?"*
- *„An welcher Stelle haben sich diese Einstellungen bewährt, wo sind sie eher hinderlich?"*
- *„Wo/wie habe ich diese Einstellung erlernt?"*

Im Anschluss an den kurzen Austausch in der Gruppe leitet der Therapeut mittels der Abbildung zur Bedeutung des sozialen Umfeldes über.

Psychoedukationstext/Infotext für Therapeuten Soziale Kontakte können protektiv wirken, aber auch belastend und Energie raubend sein. ➤ Abb. 4.5 „Bedeutung des sozialen Netzwerks" illustriert beispielhaft Beziehungskonstellationen, die sowohl protektiver als auch belastender Natur sind.

Tab. 4.3 Übersicht: Energieintensive Persönlichkeitseigenschaften

Persönlichkeitseigenschaften	Innere Einstellungen und Botschaften
Gewissenhaftigkeit	„Sei perfekt." „Mach' keine Fehler." „Ordnung ist das halbe Leben." „Erst die Arbeit, dann das Vergnügen."
Soziale Orientierung	„Mach' es den anderen Recht." „Sei freundlich." „Sei beliebt." „Falle anderen nicht zur Last."
Autonomie, Vorsicht	„Ich mache es lieber selbst." „Sei auf der Hut/vorsichtig." „Gib nicht zu viel von dir preis."
Erfolgsorientierung	„Sei erfolgreich." „Zeige Leistung." „Gib dich nicht mit weniger zufrieden." Halte deine hohen Standards."

Häufig entscheidet sich, ob eine soziale Beziehung eher belastend oder energiegebend wirkt, daran, ob sie mit bestimmten Verpflichtungen (z. B. Pflegetätigkeiten) verbunden ist oder die Beziehungsdynamik an sich Konfliktpotenzial bietet.

Harmoniebedürftige Personen neigen tendenziell dazu, ihre Bedürfnisse zurückzustellen, um dem Gegenüber keine Umstände zu bereiten und um Streit oder Diskussion zu vermeiden. Das soziale Netzwerk, das Menschen umgibt, besteht nicht zwangsläufig aus wohltuenden Kontakten. Daher ist es hilfreich, sein persönliches Netzwerk an sozialen Beziehungen bzw. Alltagskontakten dahingehend zu überprüfen, welche Beziehungen besonders wohltuend und welche eher kräfteraubend sind.

Die Patienten sollen nun ebenso wie im Beispiel von ➤ Abb. 4.5 dargelegt ihr eigenes Umfeld charakterisieren und einschätzen, welcher energieraubende Kontakt vermeidbar und welcher eher unvermeidbar ist.

Es schließt sich eine weitere psychoedukative Kurzintervention an, in der den Patienten unter der Überschrift „Wie kann ich bei unvermeidbaren Energieräubern gegenüber nein sagen und mich abgrenzen" Handlungsstrategien vermittelt werden.

Abschlussrunde und Hausaufgabe In der Abschlussrunde wird die Hausaufgabe vorgestellt. Die Patienten sollen anhand des Arbeitsblattes 14 „Energieräuber soziale Verpflichtungen" (s. a. ➤ Anhang) ihr soziales Netzwerk mithilfe der folgender 6 Fragen reflektieren:

Fragen zur Reflexion des sozialen Netzwerkes (Hausaufgabe)

- *„Wie gestalte ich meine sozialen Kontakte?"*
- *Welche Menschen stehen mir nahe?"*

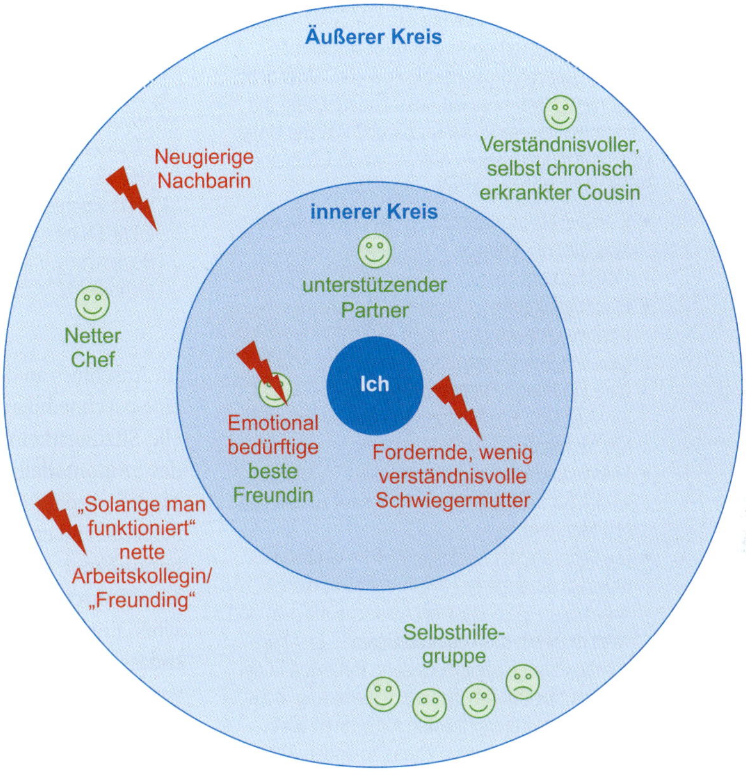

Abb. 4.5 Bedeutung des sozialen Netzwerks

- *Wie häufig befinde ich mich in wohltuender Gesellschaft, wie oft bin mit Menschen konfrontiert, die mich anstrengen?"*
- *Gibt es Menschen, deren Gesellschaft mir guttut, die ich häufiger sehen könnte?"*
- *Kann ich die anstrengenden Kontakte reduzieren?"*
- *Kann ich anstrengende, aber notwendige soziale Kontakte so gestalten, dass sie mich weniger belasten (z. B. zeitliche Begrenzung, mentales Einstellen auf die Situation, Abgrenzungstechniken)?"*

Ziele und Inhalte In Sitzung 7 haben PCS-Betroffene gelernt, ihre Energieräuber – die Faktoren, die Kraft und Energie kosten – zu identifizieren und Strategien im Umgang zu entwickeln. In dieser Sitzung liegt der Fokus auf Ressourcen und auf Möglichkeiten, in einer schnelllebigen und herausfordernden Umwelt, die nur teilweise beeinflusst werden kann, dennoch „den Akku immer wieder aufzuladen".

4.8 Sitzung 8: Akku aufladen versus Energie sparen

Theoretische Einführung in die Thematik der Sitzung Das Phänomen, morgens voller Energie aufzuwachen und ein paar Stunden später sich nur noch mithilfe von Kaffee durch die Aufgaben zu kämpfen, kennen viele Menschen – bei PCS-Patienten ist der Energietank häufig von vornherein nicht voll gefüllt, und der Reservetank hat zudem ein Leck. Dies bedeutet, dass meist unabhängig von Aktivität eine grundlegende Erschöpfung vorliegt, die relativ zügig zunimmt und die Person daher deutlich vorzeitig ermüdet ist. Daher kommt der Frage, wie man es schafft, an erschöpften Tagen das Energielevel trotzdem möglichst hochzuhalten, eine bedeutsame Rolle zu.

Übersicht Sitzung 8

Materialien	Flipchart ➤ Abb. 4.6 „Automodell der Energie" Arbeitsblatt 15 „Die Kehrseite der Medaille" (s. a. ➤ Anhang) Arbeitsblatt 16 „Liste angenehmer Lebensinhalte" (s. a. ➤ Anhang) Arbeitsblatt 17 „Was kann ich tun, wenn ich meinen Beruf nicht mehr schaffe?" (s. a. ➤ Anhang)
Lernziele	Energiequellen und Energiefresser erkennen und dem Alltag zugänglich machen; Einschätzen, wann es sich lohnt, etwas trotz Erschöpfung zu machen; aktuell unüberwindbare Grenzen akzeptieren und Lösungsmöglichkeiten eruieren

Leitfragen	Was gibt mir Kraft? Energie ist nicht alles – wofür lohnt es sich, Erschöpfung in Kauf zu nehmen? Welche Grenzen muss ich akzeptieren? Was geht nicht mehr? Wo muss ich Abstriche machen und wem muss ich das kommunizieren? Welche Unterstützungsmöglichkeiten gibt es, wenn ich meinen Beruf nicht mehr schaffe?
Ablauf	• Einstieg: Nachbesprechung der Hausaufgabe: Was gibt mir Energie (10 Minuten) • Psychoedukation „Automodell" (Fallstrick: bei positiven Aktivitäten sparen → scheinbarer Zeitgewinn); Energieverpuffer (Zappen als scheinbare Erholung). Energie ist nicht alles – wofür lohnt es sich, Erschöpfung in Kauf zu nehmen? (20 Minuten) • Energie und Erholung ist nicht alles – wofür lohnt es sich für *mich*, Erschöpfung in Kauf zu nehmen? (15 Minuten) • Die Kehrseite der Medaille: Welche Grenzen muss ich akzeptieren? Was geht nicht mehr? Arbeitsblatt „Wo muss ich Abstriche machen und wem muss ich das kommunizieren?" Erst Kurzvortrag, dann Einzelarbeit, dann Reflexion in der Großgruppe mit Arbeitsblatt. (Gliederung: Beruf, soziale Aktivitäten/Pflichten Aktivitäten allein – wo ist es wie schwierig, etwas zu ändern?). (30 Minuten) • Psychoedukation: Welche Unterstützungsmöglichkeiten gibt es, wenn ich z. B. meinen Beruf nicht mehr schaffe? (AU, Reha, Stundenreduktion, Rente/Teilrente) (10 Minuten) • Schlussrunde (5 Minuten)

Einstieg In der Einstiegsrunde wird die Hausaufgabe aus der letzten Sitzung besprochen (Arbeitsblatt 14 „Energieräuber soziale Verpflichtungen"; s. a. ➤ Anhang). Hierbei soll der Fokus auf folgenden Leitfragen liegen:

Reflexionsfragen zur Nachbesprechung der Hausaufgabe

- *„Was gibt Ihnen Energie?"*
- *„Wie häufig befinden Sie sich in wohltuender Gesellschaft, wie oft sind Sie mit Menschen konfrontiert, die Sie anstrengen?"*
- *„Können Sie die Gesellschaft, die Ihnen guttut, intensivieren und jene Kontakte reduzieren, die Sie anstrengen?"*
- *„Wie können Sie anstrengende, aber notwendige soziale Kontakte so gestalten, dass sie Sie weniger belasten (z. B. zeitliche Begrenzung, mentales Einstellen auf die Situation, Abgrenzungstechniken)?"*

Im Anschluss an die Nachbesprechung der Hausaufgabe folgt eine psychoedukative Einheit, in der der Therapeut das aktuelle Sitzungsthema eingeführt. Dies kann mithilfe des Bildes „Automodell der Energie" (➤ Abb. 4.6) geschehen. Das Modell verdeutlicht, dass der Mensch wie eine Autobatterie bei Stillstand entlädt bzw. Energie verliert: „Wer auf dem Sofa herumhängt, wird immer energieloser." Die Autobatterie lädt beim Fahren, ebenso können gewisse Aktivitäten dem Menschen Energie bringen. Sicherlich ist diese Analogie begrenzt, sodass in dem zu vermittelnden Modell zusätzliche Aspekte wie „Energiezuführung von außen" und unvermeidbarer Energieabfluss ergänzt werden.

Psychoedukationstext: Automodell der Energie

„Heute wollen wir uns mit dem Thema Akku aufladen versus Energiesparen beschäftigen. Hierfür habe ich Ihnen eine Analogie mitgebracht, die zwar begrenzt ist, jedoch wesentliche Aspekte des Energiemanagements beinhaltet.
Stellen Sie sich ein Auto vor. Dieses Auto hat eine Batterie, die beim Fahren lädt und bei Stillstand entlädt – insbesondere, wenn man vergessen hat, das Licht auszuschalten.
Neben der Energie, die die Autobatterie beim Fahren erzeugt, braucht das Auto zusätzlich Energie aus der Ladesäule bzw. aus einem vollen Tank – also Energie von außen bzw. durch externe Zufuhr bei Stillstand.

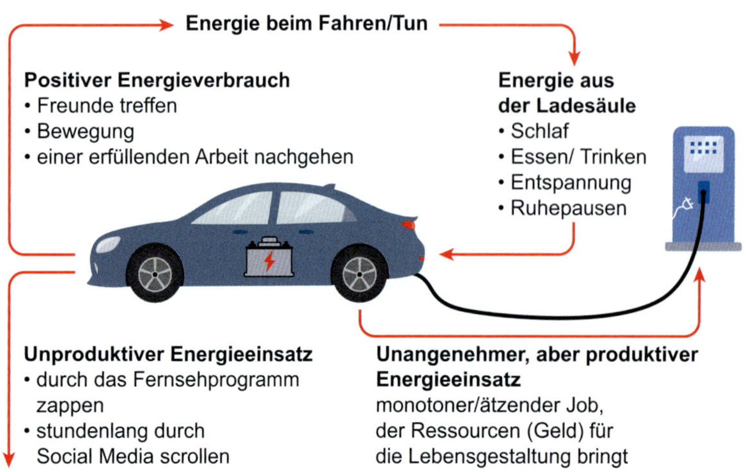

Abb. 4.6 Automodell der Energie

Ein weiterer Aspekt ist der, dass Energie auf 2 Wegen verbraucht wird: einmal produktiv in Bewegung bzw. gefahrene Kilometer und einmal unproduktiv in Abgasprodukte.
Wenn wir das auf den Menschen übertragen, können wir Folgendes festhalten:

- *Energie entsteht beim Fahren bzw. beim Tun (positiver Energieverbrauch, wie Freunde treffen, Bewegung, Freude am Beruf).*
- *Es braucht externe Energie aus der Ladesäule oder dem Tank bzw. aus Erholung, Regeneration (essen, trinken, schlafen, Pause machen, ruhen und entspannen).*
- *Es gibt Tätigkeiten, die Energie kosten und in 2 Kategorien eingeteilt werden können:*
  - *unproduktiver Energieeinsatz, z. B. durch das Fernsehprogramm zappen,*
  - *unangenehmer, aber produktiver Energieeinsatz, z. B. monotoner/ätzender Job, der Ressourcen (Geld) für die Lebensgestaltung bringt.*

Mittels des Automodells der Energie soll verdeutlicht werden, welchen Stellenwert die Frage nach Ressourcen hat. Die Frage nach Ressourcen und Energiequellen bewirkt, dass die Gedanken weg von den Einschränkungen, hin zu positiven Aspekten gelenkt werden. Aufgrund der Belastungsintoleranz kommt bei PCS zugleich die Frage auf, wofür es sich lohnen kann, Erschöpfung in Kauf zu nehmen, um das Leben durch die Symptome nicht ausschließlich auf Schonung und Ruhe einengen zu lassen.

PRAXISTIPP

„Ist Energie alles?" sich mit folgenden Fragestellungen auseinandersetzen:

- *„Wenn ich mich nicht erhole, ist das Gefühl von Energie dann ein guter Maßstab für Wohlbefinden und Lebensqualität?"*
- *„Wofür lohnt es sich für mich, mich auf aufzuraffen und Dinge auch mit Erschöpfung zu tun?"*

Ziel der Gruppendiskussion ist folgendes Fazit

- *„Besser die Sachen mit Erschöpfung machen als gar nicht."*
- *„Sich das Leben nicht von den Symptomen diktieren lassen."*
- *„Handle nicht nach Stimmung/Erschöpfung, sondern nach Plan."*

Nachdem der Fokus auf eine lebensbejahende Perspektive gerichtet wurde, die wohltuende und sinngebende Lebensaspekte fokussiert und als Ansatzpunkt zur Krankheitsbewältigung nutzbar ist, soll im Weiteren „die Kehrseite der Medaille" hinsichtlich der Fragestellung „Welche Grenzen muss ich akzeptieren? Was geht wirklich nicht mehr?" thematisiert werden. Der Therapeut erklärt zunächst:

Überleitungstext für Therapeuten zur Einführung des folgenden Themas

„Auch wenn negative Gefühle die Aufmerksamkeit eher einengen, das Stresssystem aktivieren und den Körper in Alarmbereitschaft versetzen, ist es im Kontext von Krankheit wichtig, sich nicht alles schönzureden oder die Welt durch eine rosarote Brille zu sehen. Manche Situationen sind schlimm oder traurig, und es geht nicht darum, sich belastende Situationen schönzureden. Dies würde sich eher kontraproduktiv auf die psychische Gesundheit auswirken, was auch die Beschäftigung mit dem Konzept der toxischen Positivität („good vibes only") zeigt. Negative Gefühle haben eine Berechtigung und sind Signale dafür, dass für uns etwas nicht stimmt. Patienten mit Post-COVID-Syndrom sind aufgrund des komplexen Beschwerdebildes häufig permanent damit beschäftigt, mit ihren Einschränkungen den überfordernd gewordenen Alltag zu bewältigen, was dazu führt, dass der Blick für die kleinen, guten Dinge verloren geht. Das Positive findet nur wenig Raum, zumal die Aktivitäten, die vor der Erkrankung Freude bereitet haben (z. B. Wandern, Ausdauersport) zu anstrengend geworden sind.
Doch bevor wir gegen Ende der Sitzung den Blick nochmal auf Ressourcen richten, möchte ich mich jetzt gemeinsam mit Ihnen den Dingen widmen, die nicht mehr so gehen wie vorher.

Die Patienten sollen sich nun in Einzelarbeit zunächst mittels des Arbeitsblattes 15 „Die Kehrseite der Medaille" (s. a. ➤ Anhang) mit den Fragen auseinandersetzen, was wirklich nicht mehr geht und wo sie Abstriche machen müssen.

Der Therapeut erklärt das Arbeitsblatt 15 „Die Kehrseite der Medaille" mit folgenden Beispielen:

Erklärung der „Kehrseite der Medaille"

„Es gibt sicherlich eine Menge an Aufgaben und Tätigkeiten, die Sie früher nebenbei erledigt haben. Nun ist das, was einst selbstverständlich war, eine Herausforderung, weswegen Sie vor der Aufgabe stehen, sich neu zu positionieren und ggf. von bisher Selbstverständlichem Abschied zu nehmen.
Das kann sich darin zeigen, dass der geliebte Leistungssport zu anstrengend ist. Meist fällt dann das, was man bisher für sich selbst gemacht hat, völlig weg, da man die Energie braucht, um den Haushalt oder den Beruf zu bewältigen.
Im restlichen Privatleben, seien es Freunde oder die Familie, spielt Kommunikation und Modifikation eine große Rolle. So kann man Freundestreffen, die früher bis spät in den Abend dauerten, früher stattfinden lassen und von vorhinein zeitlich limitieren. Hinsichtlich der Liebsten ist es hilfreich, sich darin zu üben, Vertrauen zu haben und das Umfeld in seiner Eigenständigkeit zu stärken. Denn was Sie bisher immer 'ganz wunderbar gemacht haben', konnte ihr Umfeld nicht üben …
Im Beruf ist es zugegebenermaßen besonders schwer, etwas zu verändern. Hier wird Arbeitsleistung abgefordert und langfristig wenig Rücksicht genommen. Gerade wenn die Energie für nichts anderes außerhalb der Arbeit mehr reicht, stellt sich die Frage, ob das Geld tatsächlich gebraucht wird, oder ob Sie nur glauben, das Geld zu brauchen. Dies ist eine provokante Frage, doch lade ich Sie auf folgendes Gedankenexperiment ein: Ihr geliebtes Kind ist sehr schwer krank, es gibt eine Behandlung, die ihr Kind heilen wird, die allerdings sehr teuer ist und nicht von der Krankenkasse bezahlt wird. – Was tun Sie? Wie viel ist Ihnen die Gesundheit eines geliebten Menschen wert? Wie steht es mit Ihrer eigenen?

Zugegebenermaßen: Je niedriger das Einkommen, desto notwendiger ist das Geld. Doch je mehr ich verdiene, desto eher glaube ich, das Geld zu brauchen…
Mithilfe des folgenden Arbeitsblatts sollen Sie überprüfen, welche Aufgaben 'nicht mehr gehen' und was Alternativen sein können. Im Anschluss an die Einzelarbeit werden wir dann gemeinsam diskutieren und ich werde Ihnen noch einige Informationen hinsichtlich Hilfs-Angebote im beruflichen Kontext geben." ■

An die Einzelarbeit schließt sich der Austausch in der Gruppe an. Hier soll die Frage fokussiert werden, wo es Veränderungsmöglichkeiten gibt und wo es besonders schwierig ist, etwas zu verändern. Erfahrungsgemäß führen die Patienten berufliche Themen als solche an, die unveränderbar scheinen. Der Therapeut greift dies auf, um auf die folgende Psychoedukation zu Hilfe-Möglichkeiten im beruflichen Kontext hinzuführen. Für die Psychoedukation kann das ⊞ Arbeitsblatt 17 „Was kann ich tun, wenn ich meinen Beruf nicht mehr schaffe?" (s. a. ➤ Anhang) am Flipchart angeschrieben und dann als Handreichung ausgeteilt werden.

Schlussrunde und Hausaufgabe In der Schlussrunde erklärt der Therapeut die **Hausaufgabe** ⊞ Arbeitsblatt 16 „Liste angenehmer Erlebensinhalte" (s. a. ➤ Anhang). Dies kann wie folgt geschehen:

Therapeuten-Text zur Einführung der Hausaufgabe

„Ich hatte Ihnen, bevor wir uns der ‚Kehrseite der Medaille' gewidmet hatten, angekündigt, dass wir uns zum Abschluss nochmals mit Ressourcen auseinandersetzen wollen. Da gerade in Phasen von Krankheit, Erschöpfung und Überlastung die Idee, was Freude machen bzw. wohltuend sein könnte, fehlt und ‚alles zu anstrengend ist' oder ‚man auf nichts Lust hat', kann es hilfreich sein, auf Listen mit angenehmen Erlebnissen zurückzugreifen, wie sie sich in der Behandlung psychischer Störungen, wie z. B. Depression, bewährt haben. Daraus folgt die Aufgabe, bis zur nächsten Sitzung sich mit der Liste angenehmer Erlebensinhalte auseinanderzusetzen und einige Tätigkeiten auszuprobieren."

4.9 Sitzung 9: Sich in der Krankheit neu erfinden: Selbstwertregulation/ Selbstwirksamkeit

Theoretische Einführung in die Thematik der Sitzung Ein gesunder Selbstwert ist eine wichtige Voraussetzung für ein glückliches und erfülltes Leben und steht in Zusammengang mit Wohlbefinden und psychischer Gesundheit. Selbstwert ist teils genetisch, teils durch Erfahrungen bedingt; je höher der Selbstwert ist, umso deutlicher ist das Gefühl, wertvoll und liebenswert zu sein. Ein stabiler Selbstwert geht mit einer Grundzufriedenheit mit der eigenen Person einher (Selbstzufriedenheit) und ermöglicht es, Herausforderungen zu meistern und Entscheidungen zu treffen, die dem Leben eine positive Richtung geben.

Durch länger anhaltende Krankheit, wie z. B. PCS, kann das Selbstwertgefühl beeinträchtigt werden. Die Krankheitsauswirkungen auf den Körper und häufig damit einhergehende Leistungs- und Funktionseinschränkungen können mit fundamentalen Veränderungen der Lebensrealität einhergehen (z. B. Arbeitsunfähigkeit, Hilfsbedürftigkeit) und in der betroffenen Person das Gefühl hervorrufen, weniger wertvoll und weniger liebenswert zu sein als zuvor. Dies kann zu einem negativen Selbstbild führen, das wiederum die Fähigkeit beeinträchtigt, mit der Krankheit umzugehen und sich wieder zu erholen.

Ist der Selbstwert destabilisiert oder gar zusammengebrochen, ist es wichtig, ein Bewusstsein dafür zu entwickeln, dass die Selbstachtung nicht von der Krankheit oder Leistungsfähigkeit abhängig sein muss. Ein ressourcenorientiertes Vorgehen bietet die Möglichkeit, daran zu erinnern, dass Menschen trotz Krankheit immer noch wertvolle und liebenswerte Menschen sind, die ein (anderweitig als zuvor) erfülltes Leben führen können.

Durch das Bewusstmachen von krankheitsunabhängigen Stärken und Talenten sowie die Konzentration auf positive Erlebnisse und Erfolge („das, was schon wieder geht") statt auf Schwächen und Einschränkungen kann der Selbstwert stabilisiert und gestärkt werden. Entscheidend ist, dass sich Menschen mit destabilisiertem Selbstwert wieder selbstwirksam erleben. Zusätzlich gilt es (insbesondere die „Durchhalter"), daran zu erinnern, dass es in Ordnung ist, um Hilfe zu bitten und Unterstützung von Freunden, Familie und medizinischen Fachkräften zu suchen. Es ist entscheidend, dass die Betroffenen lernen, sich weniger mit ihrem früheren, leistungsstarken und gesunden Selbst defizitär zu vergleichen, sondern sich vielmehr auf die bereits erfolgten Genesungsschritte und die weitere Gesundung konzentrieren, um sich wieder besser fühlen zu können.

Inhalte und Ziele der Sitzung Im Rahmen der Sitzung sollen Patienten sich mit dem Thema Selbstwert und der Möglichkeit, dies auch unter den Bedingungen von Post-COVID aufrechtzuerhalten, auseinandersetzen. Über geleitetes Entdecken sollen die Patienten erarbeiten, dass sie unterschiedliche Kriterien anlegen, wenn sie beurteilen, was einen geliebten Menschen wertvoll macht und wann sie sich selbst als wertig erleben. Ferner soll erarbeitet werden, wie sich der Selbstwert im Rahmen von PCS verändert hat und welche Möglichkeiten es gibt, seinen Selbstwert zu stabilisieren.

Übersicht Sitzung 9

Materialien	Flipchart (inkl. Beispielsammlung; s. u.) ⊞ Arbeitsblatt 18 „Selbstwertkiller" (s. a. ➤ Anhang) ⊞ Arbeitsblatt 19 „Die 6 Säulen des Selbstwertgefühls" (s. a. ➤ Anhang) ⊞ Arbeitsblatt 20 „Selbstwert und Selbstwirksamkeit" (s. a. ➤ Anhang) ➤ Abb. 4.7 Text Imaginationsübung ***Wohlwollende Begleitung***

Lernziele	Definition Selbstwert und Selbstwirksamkeit, Bestandteile von Selbstwert, Selbstwert/-achtung unabhängig von Krankheit oder Leistung
Leitfragen	Was verstehen Sie unter Selbstwert? Woraus ziehen Sie Ihren Selbstwert? Wo/von wem haben Sie das gelernt? Was macht andere Menschen für sie wertvoll oder achtenswert? Hatte das PCS Einfluss auf Ihren Selbstwert? Und wenn ja, welchen?
Ablauf der Sitzung	• Reflexion: Welche Menschen in Ihrem Leben sind/waren für Sie bedeutsam und warum? (Einstieg in der Kleingruppe, danach Sammeln am Flipchart in der Großgruppe). Was steht nicht auf dem Flipchart? Warum haben wir diesen Einstieg gewählt? (25 Minuten) • Kurze Psychoedukation (Was bedauern Menschen am Ende ihres Lebens?), Begriffe, Selbstwirksamkeit, Überleitung zu Selbstwertkillern (10 Minuten) • Selbstwertkiller – kleine Fortschritte nicht würdigen können Übung: 1) Stellen Sie sich vor, es ginge Ihnen zu gut: Womit könnten Sie ihren Selbstwert möglichst schnell hinunter ziehen? (Reflexion in der Großgruppe, möglichst alle sollen etwas sagen) Übung 2) Welche Sätze kommen Ihnen da in den Kopf – und wo haben Sie das zu ersten Mal in Ihrem Leben gehört? (30 Minuten) • Wege zu einem guten Selbstwert – kurze Psychoedukation und Hausaufgabe (25 Minuten) • Imagination „wohlwollende Begleitung"

Einstieg Der Einstieg erfolgt wie immer. Zunächst erfolgt eine kurze Blitzlichtrunde, in jeder der Patienten kurz benennt, wie er sich gerade fühlt und wie gut und stabil sein Selbstwert gerade ist. An diese Einstiegsrunde, die bereits auf das Thema Selbstwert hinführt, schließt der Therapeut die Aufgabe an, sich in Kleingruppen der folgenden Frage zu widmen:

> **Reflexionsfrage**
>
> *„Welche Menschen in Ihrem persönlichen Umfeld sind Ihnen wichtig und warum?"*

Der Austausch über diese Frage soll zunächst im Schutzraum der Kleingruppe geschehen, um den Patienten einen möglichst tiefen Einstieg in die Thematik zu erlauben. In der Großgruppe sollen dann die Gedanken der Patienten an einem Flipchart vom Therapeuten gesammelt werden.

Beispielsammlung Flipchart

„Welche Menschen in Ihrem persönlichen Umfeld sind Ihnen wichtig und warum?"

- Mutter, die liebevoll war
- Partnerin, die zuverlässig und verständnisvoll zur Seite steht und „mich liebt"
- Freund aus der Schulzeit, mit dem es immer lustig ist
- Oma, die zugehört und Kekse zum Trost zugeschoben hat
- Lehrer, der gefördert hat

Nachdem die Sammlung vervollständigt wurde, fragt der Therapeut in die Runde:

> **Therapeuten-Frage**
>
> *„Was glauben Sie, warum haben wir Sie das gefragt? Was steht nicht am Flipchart?"* [Die Antwort ist Leistung.]
> *„Und warum haben wir wohl gerade diesen Einstieg in das Thema Selbstwert gewählt?"*

Durch diese Fragen sollen die Pateinten erkennen, dass sie selbst den Wert eines geliebten oder geschätzten Menschen nicht an dessen Leistung festmachen, umgekehrt sie an sich selbst i. d. R. eben jenen Maßstab der Leistungsfähigkeit anlegen.

Der Therapeut fasst zusammen:

> *„… wenn Sie den Wert eines geliebten Menschen nicht an dessen Leistung festmachen, wie kann es dann sein, dass Sie gemäß der Aussage „Was bin ich denn noch wert, wenn ich nicht mehr leisten kann?" eben jenen Leistungs- und Funktionsmaßstab an sich selbst anlegen?"*

Die Patienten haben kurz die Möglichkeit, sich gedanklich und emotional mit der Aussage zu befassen und sich darüber auszutauschen. Dies ermöglicht dem Therapeuten erste Informationen über die Selbstwertkonzepte und Einstellungen, die für die Patienten gelten, zu sammeln, die dann im weiteren Gruppenverlauf reflektiert und hinterfragt werden können. Im Anschluss an den Austausch greift der Therapeut das Thema mittels einer kurzen Psychoedukation auf:

> **Psychoedukationstext Selbstwert – Real- und Idealselbst**
>
> Siehe dazu auch ➤ Abb. 4.7.
> *„Wir alle haben Vorstellungen darüber, wie wir sein sollten bzw. sein wollen. Dies kann sich auf alle Lebensbereiche: Liebesbeziehungen, Freundschaften, Körperbild, Sport oder Beruf/Karriere und Leistung beziehen.*
> *„Wenn unser reales Selbst nicht oder nicht mehr dem Idealselbst nahekommt – z. B. weil man aufgrund von Krankheit den eingeschlagenen Karriereweg nicht mehr fortsetzen kann, den Leistungssport sein lassen muss und weniger Energie und Leidenschaft in der Partnerschaft hat –, kann das dazu führen, dass wir uns nicht mehr gut genug und weniger wert fühlen.*

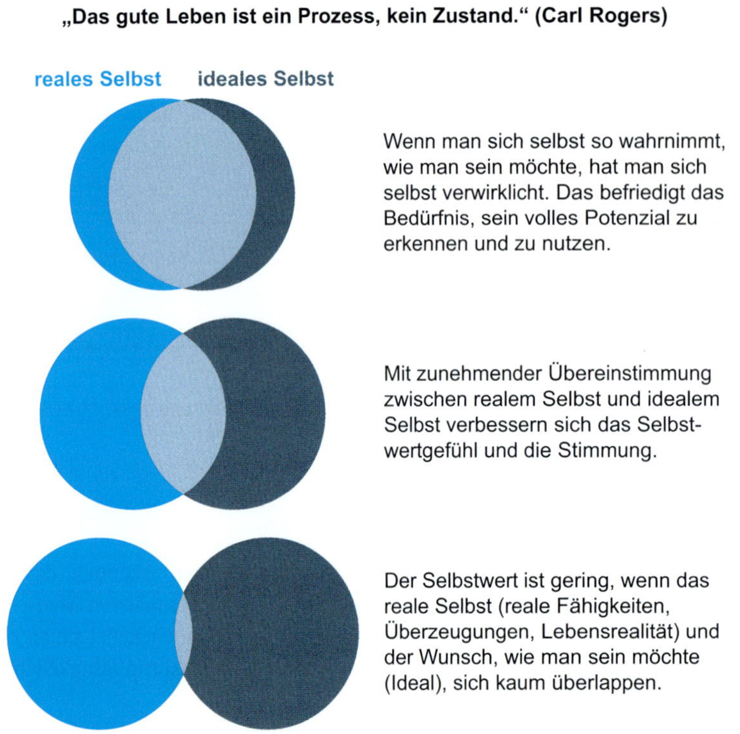
„Das gute Leben ist ein Prozess, kein Zustand." (Carl Rogers)
reales Selbst
ideales Selbst
Wenn man sich selbst so wahrnimmt, wie man sein möchte, hat man sich selbst verwirklicht. Das befriedigt das Bedürfnis, sein volles Potenzial zu erkennen und zu nutzen.
Mit zunehmender Übereinstimmung zwischen realem Selbst und idealem Selbst verbessern sich das Selbstwertgefühl und die Stimmung.
Der Selbstwert ist gering, wenn das reale Selbst (reale Fähigkeiten, Überzeugungen, Lebensrealität) und der Wunsch, wie man sein möchte (Ideal), sich kaum überlappen.

Abb. 4.7 Real- und Idealselbst

… Doch was glauben Sie, was bedauern Menschen am Ende ihres Lebens am meisten? – Nicht sportlich oder schlank gewesen zu sein, nicht ausreichend viele Überstunden gemacht zu haben, um die Karriereleiter hochzukommen, oder nicht jedem die Wünsche von den Augen abgelesen zu haben…?
Oder doch eher, nicht mehr gelebt, den Moment nicht mehr genossen und gute Beziehungen geführt zu haben? … [rhetorische Frage]
… Ich denke, die Antwort ist klar, und dennoch neigen wir Menschen dazu, uns immer wieder selbst zu triezen und uns mit ‚Selbstwertkillern kleinzumachen'.
… Darum lassen Sie uns doch einmal gemeinsam hinschauen, welche Selbstwertkiller Sie so selbstverständlich begleiten und welche Macht diese haben!"

In der folgenden Gruppenarbeit werden „Selbstwertkiller" gemeinsam erarbeitet. Hierfür nutzt der Therapeut folgendes Gedankenexperiment, welches im Anschluss in der Großgruppe reflektiert wird; jeder Patient soll hierbei etwas beitragen. Der Therapeut notiert die Ergebnisse am Flipchart.

- *„Stellen Sie sich vor, es ginge Ihnen richtig gut – Wo wären Sie? Wie sähe Ihr Leben aus? Was würden Sie machen? …. Ok, Sie haben ein Bild? … Achtung: Womit könnten Sie Ihren Selbstwert möglichst schnell hinunterziehen?"*
- *Welche Sätze kommen Ihnen in den Kopf, die Sie richtig kleinmachen? – Und wo haben Sie das zum ersten Mal in Ihrem Leben gehört?*
- *Wie oft sagen Sie sich das selbst (bewusst oder unbewusst)?"*

Nachdem die Selbstwertkiller gemeinsam erarbeitet wurden, spezifiziert der Therapeut dysfunktionale Gedanken, die häufig im Kontext der PCS-Symptomatik auftreten (s. Flipchart/ Arbeitsblatt 18 „Selbstwertkiller" mit der Tabelle, die den „inneren Kritiker" dem „wohlwollenden Selbst" gegenüberstellt). Die Pateinten sollen nun Gegenvorschläge eines wohlwollenden Selbsts zu den dysfunktionalen Gedanken des inneren Kritikers erarbeiten. Im Anschluss teilt der Therapeut das Arbeitsblatt 18 „Selbstwertkiller" (➤ Anhang) aus.

Abschluss und Hausaufgabe Vor dem Abschluss der Sitzung, den eine Imaginationsübung bildet (s. Infobox „Meine wohlwollende Begleitung") erfolgt eine kurze Psychoedukationseinheit, in der die Wege zu einem guten Selbstwert dargestellt sind (Arbeitsblatt 19 „Die 6 Säulen des Selbstwertgefühls") und die Hausaufgabe erklärt wird. Die Patienten sollen bis zur nächsten Sitzung sich vertiefend mit dem Thema Selbstwert und Selbstwirksamkeit auseinandersetzen und hierfür Arbeitsblatt 20 „Selbstwert und Selbstwirksamkeit" bearbeiten. Als Unterstützung können sie Arbeitsblatt 19 „Die 6 Säulen des Selbstwertgefühls" nutzen, welches der Therapeut austeilt.

Die Imaginationsübung kann mit folgenden Worten vom Therapeuten eingeleitet werden:

„Nachdem wir nun über doch sehr beharrliche Selbstwertkiller gesprochen haben, möchte ich Ihnen eine wohlwollende Begleitung an die Seite stellen, mit deren Hilfe Sie gegen Angriffe der Selbstwertkiller besser gewappnet sind. Hierfür lade ich Sie zu einer Imaginationsübung ein …"

Imaginationsübung „Meine wohlwollende Begleitung"

„Nehmen Sie eine achtsame Haltung ein: Setzten Sie sich aufrecht hin, mit geradem Rücken und so, dass Sie sich wohlfühlen. Legen Sie Ihre Hände locker auf Ihre Oberschenkel, die Handflächen nach oben gerichtet. Heben Sie gern die Mundwinkel zu einem leichten angedeuteten Lächeln nach oben und entspannen Sie die Stirnmuskulatur.
(10 Sekunden)
Lassen Sie nun Ihren Atem langsamer und tiefer werden. Atmen Sie behutsam ein und langsam aus. Finden Sie einen Rhythmus, der für Sie angenehm ist
(10 Sekunden).
Beobachten Sie, welches Bild in Ihnen entsteht, wenn Sie an Mitgefühl … Zuneigung … Wärme … Freundlichkeit … Fürsorge … Sicherheit … und Verständnis für sich selbst denken.
(10 Sekunden)
Dieses Bild, diese wohlwollende Begleitung, verkörpert eine tiefe Zuneigung für Sie. Sie werden geschätzt und akzeptiert – so, wie Sie aktuell sind.
(10 Sekunden)
Diese wohlwollende Begleitung verkörpert all das, was Sie sich wünschen oder was Ihnen guttut. Gleichzeitig handelt es sich um eine sehr menschliche Person oder ein Wesen – jemand, der Schwierigkeiten und Leiden versteht, weil er oder sie selbst Schwierigkeiten und Schmerz erfahren hat. Ihre wohlwollende Begleitung versteht die Kämpfe, die Sie manchmal mit sich ausfechten. Die unangenehmen Gefühle, die Sie manchmal plagen. Ihre wohlwollende Begleitung wird Sie unterstützen und immer an Ihrer Seite sein.
(10 Sekunden)
Stellen Sie sich nun vor, wie Ihre wohlwollende Begleitung aussehen könnte. Ist er oder sie alt oder jung? Männlich, weiblich oder nichts davon? Groß oder eher klein? Welchen Gesichtsausdruck hat Ihre wohlwollende Begleitung? Gibt es irgendwelche Farben, Geräusche oder Gerüche, die das Wohlwollen Ihrer Begleitung ausdrücken? Sie müssen nicht unbedingt ein klares Bild haben. Beobachten Sie einfach, was Ihnen in den Sinn kommt, und bleiben Sie bei dieser Idee – dieser wohlwollenden Begleitung, die Ihnen in jeder Hinsicht guttut
(30 Sekunden).
Stellen Sie sich vor, Ihre wohlwollende Begleitung ist nun bei Ihnen. Was würde Ihre wohlwollende Begleitung tun, damit Sie sich geborgen, getröstet, akzeptiert und unterstützt fühlen? Wie würden Sie in Verbindung treten? Was würde Ihre wohlwollende Begleitung zu Ihnen sagen? … Fühlen Sie, wie angenehm es ist, mit Ihrer wohlwollenden Begleitung zusammen zu sein … gehalten, getröstet, akzeptiert und unterstützt zu werden.
(30 Sekunden)
Nun stellen Sie sich vor, wie diese wohlwollende Begleitung mit warmherziger Stimme zu Ihnen spricht: „Mögest du glücklich sein. … Mögest du dich sicher fühlen. … Mögest du freundlich zu dir selbst sein.
(30 Sekunden)
Lassen Sie das mentale Bild von Ihrer wohlwollenden Begleitung nun langsam verblassen. Nehmen Sie sich Zeit, um die Übung zu beenden und sich wieder im Raum zu orientieren."
(modifiziert nach AWP Freiburg, n. d.)

4.10 Sitzung 10: Was die Stimmung runterzieht …

Theoretische Einführung in die Thematik der Sitzung PCS zeichnet sich neben der anhaltenden Abgeschlagenheit und Erschöpfung (Fatigue), den kognitiven Störungen und Schmerzen auch durch einen fluktuierenden Verlauf des Schweregrades der Symptomatik aus. Diese anhaltenden Symptome beeinträchtigen die Leistungs- und Funktionsfähigkeit und schränken das tägliche Leben ein. Häufig folgt darauf eine psychische Belastung, wie Angstzustände oder depressive Symptome.

PCS und depressive Störungen überschneiden sich in den Symptomen von Müdigkeit, Energieverlust, Schlafstörungen sowie in der kognitiven Funktion. Depressive Symptome können ohne einen erkennbaren Auslöser (endogen) oder reaktiv als Folge eines schwerwiegenden Lebensereignisses wie einer Herzerkrankung oder einer SARS-CoV-2-Infektion auftreten oder Folge krankheits- und lebensstilbedingter Veränderungen sein (z. B. aufgrund von Quarantänemaßnahmen, Arbeitsplatzverlust). Es gibt auch Untersuchungen, die auf einen Zusammenhang zwischen Immunaktivierung und Depression hinweisen (Penninx, 2021).

Inhalte und Ziele der Sitzung Ziel der Sitzung ist die Wissensvermittlung über depressive Symptome in Abgrenzung zu „normalen" Stimmungseinbrüchen sowie das Erarbeiten antidepressiver Strategien, wie z. B. das Aufdecken und Reduzieren kognitiver Verzerrungen/Denkfehler oder Verhaltensaktivierung.

Übersicht Sitzung 10

Materialien	Flipchart Flipchart-Aufschrieb "Depressive Symptome" (s. unten) ➤ Abb. 4.8 „Depressions-/Erschöpfungsspirale" ➤ Tab. 4.4 „Flipchart-Aufschrieb: Gegenüberstellung Depression vs. Post-COVID-Syndrom" ➤ Abb. 4.9 „Exemplarische Verläufe von Post-COVID und Depression" Arbeitsblatt 21 „Psychotherapie, Bewegung, medikamentöse Behandlung, Lichttherapie" (s. a. ➤ Anhang) Text „Geschichte mit dem Hammer" Arbeitsblatt 22 „Was die Stimmung runterzieht" (s. a. ➤ Anhang) ➤ Abb. 4.10 „Waagemodell"

4

Lernziele	Depression von gedrückter Stimmung unterscheiden lernen; Wissen über antidepressive Strategien
Leitfragen	Wie unterscheidet sich eine depressive Störung von einer depressiven Stimmungslage? Was sind mögliche Verläufe von Depression? Welche Behandlungsmöglichkeiten gibt es?
Ablauf der Sitzung	• Blitzlicht (5 Minuten) • Psychoedukation: Gedrückte Stimmung oder Depression – was ist der Unterschied? Symptome vorlesen, dann 2 Fragerunden: Wer kennt das vs. wer hat das seit 2 Wochen durchgehend → Depressionsspirale darstellen; Bedeutung des Zeitkriteriums, 2 Wochen Zeit zum Ausstieg! (20 Minuten) • Psychoedukation: Gemeinsamkeiten, Wechselwirkungen und Unterschiede, verschiedene Arten von Depression (10 Minuten) • Austausch in 4er-Gruppen: Wie ist es bei mir? (schon vorher angeschlagen, erst durch PCS-depressiv geworden, nichts damit zu tun) (15 Minuten) • 2 Wege aus der Depression – Depressive Denkfehler überwinden (20 Minuten) – Waagemodell und Verhaltensaktivierung (20 Minuten) • Hausaufgabe: Selbstbeobachtung zur Verhaltensaktivierung

Einstieg Die Gruppenteilnehmer werden vom Therapeuten begrüßt, und es erfolgt ein kurzes Blitzlicht, in dem die Patienten ihre aktuelle Stimmung kundtun. Im Anschluss an das Blitzlicht führt der Therapeut in das Thema Depression ein, indem er zunächst der Gruppe die ICD-Kriterien einer depressiven Störung vorliest und um Handzeichen bittet:

- *„Wer kennt das?“*
- *„Bei wem lagen diese Symptome mindestens über die letzten 2 Wochen (oder länger) überwiegend vor?“*

Psychoedukation – Einstieg in das Thema Depression

„Um auf das heutige Thema zu sprechen zu kommen, habe ich eine kleine Aufgabe für Sie. Ich lese Ihnen jetzt einige Symptome vor und bitte Sie, immer dann die Hand zu heben, wenn Sie das auch schon mal gehabt haben bzw. kennen:“
(Der Therapeut liest die auf dem Flipchart aufgeschriebenen Symptome vor.)
„… wir sehen, viele kennen einen Großteil der Symptome, die ich Ihnen gerade vorgelesen habe.
Nun zu einer weiteren Frage: Wer hat einen Großteil dieser Symptome über einen Zeitraum von mindestens 2 Wochen oder länger?“

Flipchart-Aufschrieb "Depressive Symptome"

- Gedrückte Stimmung
- Freudlosigkeit, Interessenverlust
- Verminderter Antrieb, erhöhte Ermüdbarkeit

Die Verminderung der Energie führt zu einer erhöhten Ermüdbarkeit und Aktivitätseinschränkungen. Deutliche Müdigkeit tritt oft nach nur kleinen Anstrengungen auf.

- Verminderte Konzentration und Aufmerksamkeit
- Vermindertes Selbstwertgefühl und Selbstvertrauen
- Schuldgefühle und Gefühle von Wertlosigkeit
- Negative und pessimistische Zukunftsperspektiven
- Schlafstörungen
- Verminderter Appetit

Der Therapeut erklärt weiter, dass wenn mindestens 2 der oberen Symptome über einen Zeitraum von 2 Wochen vorliegen, die Diagnose einer depressiven Episode gestellt werden kann. Anhand der Depressionsspirale (s. ➤ Abb. 4.8) veranschaulicht der Therapeut die Bedeutung des Zeitkriteriums:

Therapeuten-Text Depression und Bedeutung des Zeitkriteriums

„Depressive Symptome kennen grundsätzlich alle Menschen, wer allerdings 2 Wochen oder länger die Depressionsspirale hinabgerutscht ist (also über das X hinaus), wird mit reiner Willenskraft vermutlich nicht mehr herausfinden. Hier braucht es dann eine professionelle Behandlung.“

Im Anschluss an die Vermittlung der Depressionsspirale lässt der Therapeut die Patienten typische PCS-Symptome (z. B. Erschöpfung, Müdigkeit, Fatigue, Konzentrationsprobleme, Schlafstörungen) sammeln und stellt diese den depressiven Symptomen am Flipchart gegenüber (fett = Unterschiede), um die große Schnittmenge zu verdeutlichen (s. ➤ Tab. 4.4

Auf die Gegenüberstellung folgend zeichnet der Therapeut zwei exemplarische Verläufe von Depression und PCS auf (s. ➤ Abb. 4.9).

Der psychoedukativen Einheit folgt ein Austausch in Kleingruppen zu folgender Leitfragen:

LEITFRAGEN/AUSSAGEN
Für den Austausch in der Kleingruppe

- *„Wie ist es bei mir?“*
- *„War ich schon vorher angeschlagen?“*
- *„Bin ich erst durch Post-COVID depressiv geworden?“*
- *„Hatte ich schon mal eine depressive Episode, und das, was ich jetzt erlebe, ist ganz anders?“*
- *„Habe nichts damit zu tun.“*

Die psychoedukative Einheit zum Abschluss der Sitzung vermittelt mögliche Wege aus der Depression. Psychoeduka-

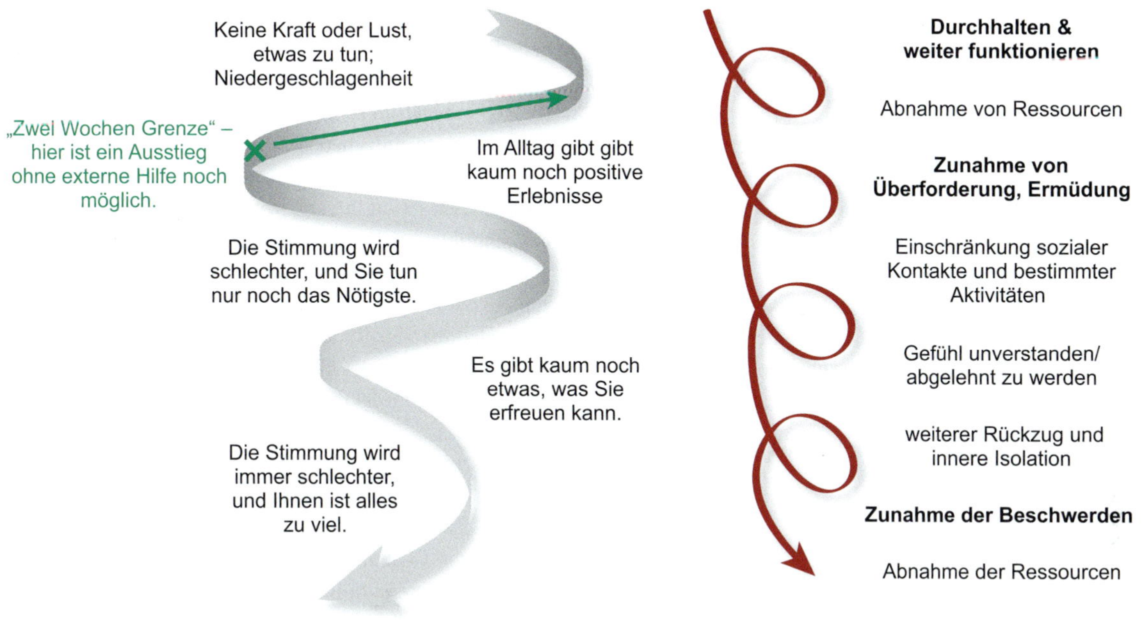

Abb. 4.8 Depressions-/Erschöpfungsspirale

Tab. 4.4 Flipchart-Aufschrieb: Gegenüberstellung Depression vs. Post-COVID-Syndrom

Post-COVID-19-Syndrom	Depression
• **Kognitive Störungen: Gedächtnis, Wortfindung etc.** • **Belastungsintoleranz** • **Fatigue:** verminderter Antrieb, erhöhte Ermüdbarkeit	• Gedrückte Stimmung, • Freudlosigkeit • Interessenverlust • Verminderter Antrieb, erhöhte Ermüdbarkeit Die Verminderung der Energie führt zu einer erhöhten Ermüdbarkeit und Aktivitätseinschränkungen. Deutliche Müdigkeit tritt oft nach nur kleinen Anstrengungen auf.
Verminderte Konzentration und Aufmerksamkeit	Verminderte Konzentration und Aufmerksamkeit
Vermindertes Selbstwertgefühl und Selbstvertrauen	Vermindertes Selbstwertgefühl und Selbstvertrauen
Atemnot	Schuldgefühle und Gefühle von Wertlosigkeit
Schmerzen	Negative und pessimistische Zukunftsperspektiven
Schlafstörungen	Schlafstörungen
	Verminderter Appetit

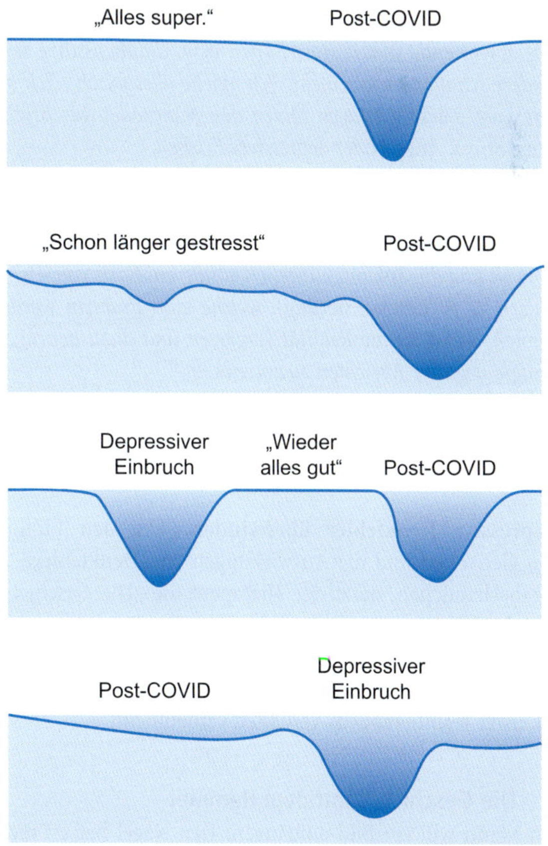

Abb. 4.9 Exemplarische Verläufe von Post-COVID und Depression

tiv werden Informationen zu Psychotherapie, Bewegung, der medikamentösen Behandlung und zu Lichttherapie vermittelt (Arbeitsblatt 21 „Psychotherapie, Bewegung, medikamentöse Behandlung, Lichttherapie"; s. a. ➤ Anhang). Das Überwinden depressiver Denkfehler und die Verhaltensaktivierung werden gemeinsam mit der Gruppe erarbeitet. Wichtig ist, am Ende der Gruppe das Angebot zu unterbreiten, individuell zu einer intensiveren Therapie zu beraten, wenn Teilnehmer das Gefühl haben, von einer behandlungsbedürftigen Depression betroffen zu sein.

- Depressive Denkfehler überwinden.
- Verhaltensaktivierung.
- Mehr Bewegung in den Alltag einbauen/Bewegungstherapie.
- Gezielte Psychotherapie der Depression (ggf. auch als Einzeltherapie parallel zur Gruppe).
- Medikamentöse Behandlung.
- Lichttherapie.

(Siehe auch Arbeitsblatt 21 „Psychotherapie, Bewegung, medikamentöse Behandlung, Lichttherapie".)

Infotext für Therapeuten: Depressive Denkfehler überwinden

„Der innere Dialog bzw. das Selbstgespräch ist von erheblicher Bedeutung für den Umgang mit sich selbst, v. a. an 'schlechten Tagen'. Doch auch an allen anderen Tagen ist der innere Dialog bzw. die 'Macht der Gedanken' entscheidend für unser Wohlergehen. Je nachdem, wie der Blick auf die Welt ist (halbvolles oder halbleeres Glas) bzw. welche Bewertungen vorgenommen werden, verändert sich sowohl das emotionale Erleben als auch das sichtbare Verhalten. 'Was die Stimmung runterzieht' können abwertende innere Botschaften bzw. Glaubenssätze sein: 'Andere schaffen immer mehr.' 'Ich mache alles falsch.', 'Ich bin eine Last.' Diese Aussagen bilden den Nährboden für psychischen Stress, Ängste oder depressives Erleben.

Gedanken, Einstellungen und Grundüberzeugungen wirken sich stark auf die Interpretationen unserer Umwelt und unserer Gefühlslage aus. Negative Ansichten über uns selbst, die Umwelt und die Zukunft entstehen häufig auf Basis von 'Denkfehlern' (z. B. Generalisierung), welche zum Problem werden können, wenn sie die Realität verzerren und dazu beitragen, besagte negative Ansichten zu entwickeln."

„An unseren Gedanken leiden wir mehr als an den Tatsachen."

Lucius Annaeus Seneca

Depressive Denkfehler überwinden Um den Einfluss von Gedanken und die Auswirkungen von Denkfehlern zu veranschaulichen, nutzt der Therapeut die „Die Geschichte mit dem Hammer" von Paul Watzlawick, die den Einfluss von Gedanken und Bewertungen auf das Gefühlsleben, die Erwartungshaltung sowie die Wahrnehmung der Realität, inklusive resultierendem Verhalten verdeutlicht.

Die Geschichte mit dem Hammer

Ein Mann will ein Bild aufhängen. Den Nagel hat er, nicht aber den Hammer. Der Nachbar hat einen. Also beschließt unser Mann, hinüberzugehen und ihn auszuborgen. Doch da kommen ihm Zweifel: Was, wenn der Nachbar mir den Hammer nicht leihen will? Gestern schon grüßte er mich nur so flüchtig. Vielleicht war er in Eile. Aber vielleicht war die Eile nur vorgeschützt, und er hat etwas gegen mich. Und was? Ich habe ihm nichts angetan; der bildet sich da etwas ein. Wenn jemand von mir ein Werkzeug borgen wollte, ich gäbe es ihm sofort. Und warum er nicht? Wie kann man einem Mitmenschen einen so einfachen Gefallen abschlagen? Leute wie dieser Kerl vergiften einem das Leben. Und dann bildet er sich noch ein, ich sei auf ihn angewiesen. Bloß weil er einen Hammer hat. Jetzt reicht's mir wirklich. – Und so stürmt er hinüber, läutet, der Nachbar öffnet, doch noch bevor er „Guten Tag" sagen kann, schreit ihn unser Mann an: „Behalten Sie Ihren Hammer, Sie Rüpel!"

Aus: Paul Watzlawick (2000): Anleitung zum Unglücklichsein http://www.onlinecat.de/Leseproben/watzlawick.htm

Die Geschichte mit dem Hammer verdeutlicht plakativ, dass in jeder Kommunikationssituation Missverständnisse entstehen können z. B. dadurch, dass Menschen sich durch ihre eigenen Gedanken kränken lassen und diese Kränkung dann in der Interaktion ausagieren. In der Geschichte reicht der flüchtige Gruß des Nachbarn aus, damit der Mann ein Konstrukt aus Kränkung, Wut und weiteren Interpretationen aufbaut. Da der Mann in seiner Gedankenwelt gefangen ist, diese für sich behält und ungeprüft als Fakten betrachtet, hat der Nachbar weder die Gelegenheit, das Missverständnis aus der Welt zu schaffen, noch die Chance einer fairen Meinungsbildung. Der Mann schadet sich durch seine Unterstellungen zunächst nur selbst, da der Nachbar nichts davon weiß und sich so auch nicht positionieren kann. Bei dem Mann verursacht die Unterstellung, der Nachbar vergifte das Leben anderer, Ärger und Angst, wertet den Nachbarn aber zugleich auch gedanklich ab. Moralisch fühlt sich der Mann in seinem Groll überlegen, was auch der Gedanke „Wenn jemand von mir ein Werkzeug borgen wollte, ich gäbe es ihm sofort." verdeutlicht.

PRAXISTIPP

Übung

Nachdem die Gruppe über die Geschichte mit dem Hammer reflektiert hat, sollen gemeinsam Überlegungen zu folgenden Fragen angestellt werden:

- *„Was wäre passiert, wenn der Mann sich nach dem flüchtigen Gruß nicht gekränkt gefühlt hätte?"*
- *„Was wäre wahrscheinlich anschließend passiert? Wie hätte die Geschichte weitergehen können?"*
- *„Wie würden Sie reagieren, wenn Sie in der Position des Nachbarn wären?"*
- *„Wie oft steckten Sie bereits in den Schuhen des gekränkten Mannes? Wann?"*
- *„Wie viel Macht geben Sie Ihren vorschnellen Interpretationen?"*

Im Anschluss an die Übung teilt der Therapeut das Arbeitsblatt 22 „Was die Stimmung runterzieht" (s. a. > Anhang) aus, um die aufgeführten Inhalte weiter zu besprechen und gemeinsam mit den Gruppenteilnehmern Alltagsbeispiele zu erarbeiten. Folgende Leitfragen können hierfür genutzt werden:

LEITFRAGEN

- *„Wie häufig interpretieren Sie vorschnell bzw. ziehen vorschnelle Schlüsse?"*
- *„In welchen Situationen passiert dies besonders häufig?"*
- *„Wie viel Macht geben Sie Ihren vorschnellen Interpretationen?"*
- *„Wie oft stellen Sie im Nachhinein fest, dass Ihre Gedanken/Sorgen nicht der Realität entsprechen bzw. nicht eintreten?"*
- *„Wie sehr schaden Sie sich mit Ihren dysfunktionalen Gedanken?"*
- *„Welche Denkfehler machen Sie besonders häufig?"*
- *„Beobachten Sie an sich eines oder mehrere dieser Muster häufiger, seit Sie Post-COVID haben?"*

Therapeuten-Überleitung zur Verhaltensaktivierung

„Das eine ist, wie wir denken, das andere ist, was wir tun." – Lassen Sie uns daher zum zweiten Weg aus der Depressionsspirale kommen. Dem Tun."

Verhaltensaktivierung Als zweiten Weg aus der Depressionsspirale stellt der Therapeut das Prinzip der Verhaltensaktivierung anhand des Waagemodells (s. ➤ Abb. 4.10) vor. Das Waagemodell veranschaulicht in seiner Balance das gesunde Verhältnis von Pflichten (z. B. Haushalt, Schwiegereltern pflegen, ggf. monotoner Beruf) und Freuden/Sinn (z. B. Hobbys, Freunde, sinnstiftende Arbeit). Ist die Waage gekippt, so ist ein Missverhältnis zwischen Belastung und Entlastung eingetreten, was einerseits durch Zunahme von Stress, Abnahme der Leistungsfähigkeit durch Krankheit und andererseits durch Wegfall von Ressourcen geschehen kann.

Der Therapeut erklärt:

„Depression ist wie eine dunkle Sonnenbrille für die Seele. Und was passiert zumeist, wenn die Kraft kaum noch für die Pflichten reicht und das Schöne plötzlich auch nicht mehr schön ist? – Man streicht es weg … Doch dann gibt es nur noch Pflicht und Krankheit – die Waage kippt.
Deswegen ist das Motto der Verhaltensaktivierung entscheidend: ‚Handle nicht nach Stimmung/Symptomen, sondern nach Plan'."

Abschluss und Hausaufgabe Zum Abschluss der Sitzung und als Hausaufgabe erhalten die Patienten Beobachtungsaufgaben zu den zwei Wegen aus der Depressionsspirale:

- „Sich auf die Lauer für vorschnelle Interpretationen legen und diese hinterfragen."

„Sich auf die Lauer für dysfunktionale Gedanken und Denkfehler legen, diese bemerken und hinterfragen."

- „Wann handeln Sie nach Stimmung, wann nach Plan?"

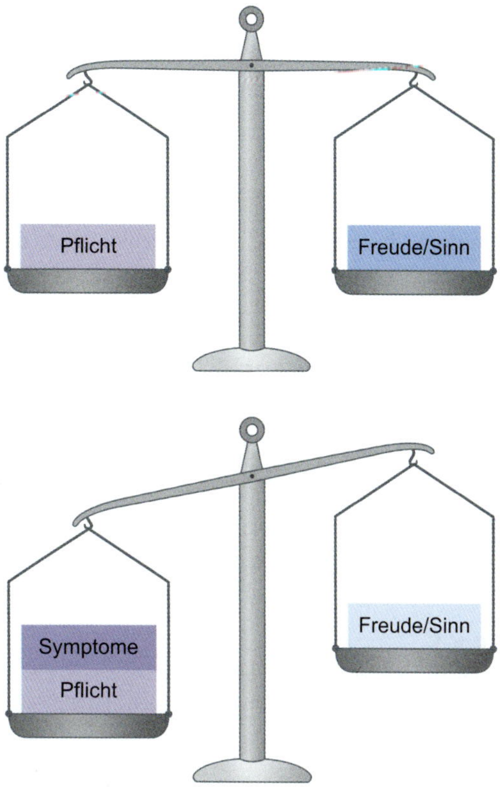

Abb. 4.10 Waagemodell

4.11 Sitzung 11: Wie sag' ich's meinem Umfeld? – Reden über Post-COVID

Theoretische Einführung in die Thematik der Sitzung Eine klare und effektive Kommunikation ist in jeder Situation von großer Bedeutung. Insbesondere in der Arzt-Patienten-Beziehung sowie im Umgang mit Krankheit im Familien- oder Arbeitsumfeld kann eine ungünstige Kommunikation schwerwiegende Probleme verursachen.

In der Arzt-Patienten-Beziehung kann eine unklare Kommunikation zu Missverständnissen und Fehldiagnosen führen. Wenn Patienten ihre Symptome nicht offen beschreiben oder Ärzte ihre Diagnose und Behandlung nicht verständlich erklären, können wichtige Informationen übersehen werden. Hinzu kommt, dass bei einem relativ neuen Krankheitsbild, für das es noch keinen Labornachweis gibt, einige Ärzte an dessen Existenz zweifeln. In Einzelfällen kann dies zur Folge haben, dass Patienten mit PCS abwertend behandelt werden, was deren psychische Belastung natürlich steigert. Auch können Missverständnisse, beispielsweise aufgrund von Sprachbarrieren oder kulturellen Unterschieden, entstehen. Es ist daher wichtig, dass Ärzte und Patienten ihre Gedanken und Fragen klar formulieren und sicherstellen, dass alle relevanten Informationen berücksichtigt werden.

Ebenso können Kommunikationsprobleme im Umgang mit Krankheit im Familien- oder Arbeitsumfeld entstehen. Erkrankt eine Person längerfristig, führt dies meist zu Veränderungen im Alltag und in der Arbeit, die andere Familienmitglieder oder Kollegen betreffen können. Fehlende Informationen oder unklare Erwartungen können hierbei Frustration oder Konflikte verursachen. Nicht selten fällt es Angehörigen, die selbst schnell und folgenlos genesen sind, schwer, den verzögerten Krankheitsverlauf nachzuvollziehen, zumal es ja keine „beweisenden" Befunde bei Laboruntersuchungen oder in der Bildgebung gibt.

Viele Patienten geraten hierdurch unter Rechtfertigungsdruck und befürchten – nicht selten zu Recht – dass ihre Beschwerden nicht ernst genommen werden oder ihnen nicht geglaubt wird. Es ist daher wichtig, offen und ehrlich über die Auswirkungen der Erkrankung zu sprechen und gegebenenfalls Unterstützung zu erbitten (seitens des Betroffenen) oder anzubieten (seitens der Familienmitglieder oder Kollegen).

4

MERKE

Es kann sinnvoll sein, den Patienten anzubieten, Partner oder Angehörige zu den psychoedukativen Sitzungen mitzubringen.

Zusammenfassend lässt sich sagen, dass eine klare und effektive Kommunikation in der Arzt-Patienten-Beziehung sowie im Umgang mit Krankheit im Familien- oder Arbeitsumfeld von großer Bedeutung für den Genesungsprozess ist.

Inhalte und Ziele der Sitzung Schwerpunkt dieser Sitzung ist die Kommunikation rund um das Thema PCS. Die Patienten sollen zum einen analysieren, was das Reden über PCS schwierig macht, und zum anderen eruieren, in welchen Lebensbereichen (z. B. Familie, Freunde, Beruf) welche Form der Kommunikation angemessen ist und welche Inhalte besprochen werden sollten. Ferner wird der Sonderbereich Kommunikation mit Ärzten besprochen.

Übersicht Sitzung 11

Materialien	Flipchart Arbeitsblatt 23 „Sätze, die hängen bleiben" (s. a. ➤ Anhang)
Lernziele	Ursachen misslingender Kommunikation erkennen: Fehlinterpretationen, Denkfehler; alternative Interpretationen erarbeiten; Strategien zur Klärung von Missverständnissen erwerben; Einschätzen lernen, wann ein Arztwechsel indiziert wäre
Leitfragen	Wodurch sind schwierige Kommunikationssituationen gekennzeichnet? Wie kommuniziere ich (nonverbal, verbal)? Wo interpretiere ich vorschnell und eher negativ? Welche Belege habe ich für meine Annahmen? Sind diese zutreffend? Wie kann ich prüfen, ob mein Gegenüber das meint, was ich interpretiere? Gibt es noch andere Erklärungen?
Ablauf der Sitzung	• Nachbesprechung der Hausaufgabe und Vertiefung von Verhaltensaktivierung mit Verhaltensanalyse (15 Minuten) • Kommunikation: Einstieg mit oft gehörten Aussagen („Sie sehen aber heute gut aus!", „Hast Du Dich gut erholt?") – echtes Interesse/Lob vs. vergiftetes Interesse/Lob (15 Minuten) • 4er-Gruppen: Was macht das Reden über PCS so schwierig? (10 Minuten) • Großgruppe: Unterschiedliche Lösungsansätze in Familie, Freundeskreis und Beruf (15 Minuten) • Ärzte: Ein Quell für Verständnis und Trost? Strategien für das Arztgespräch! Ein mögliches Ziel: Gemeinsam Experten werden! – Einstiegsrunde: Erfahrungen mit Ärzten (am Flipchart positive und negative Beispiele anschreiben – was macht die guten gut und die schlechten schlecht? (10 Minuten) – Strategien für das Arztgespräch (10 Minuten) • Hausaufgabe: Wo bin ich in den 4 Bereichen mit der Kommunikation zufrieden und wo nicht? (5 Minuten)

Einstieg Zu Beginn der Sitzung wird im Rahmen der Einstiegsrunde die Selbstbeobachtungshausaufgabe aus der letzten Sitzung besprochen. Die Patienten sollten sich

- auf die Lauer für vorschnelle Interpretationen legen und diese hinterfragen,
- auf die Lauer für dysfunktionale Gedanken und Denkfehler legen, diese bemerken und hinterfragen,
- sich beobachten, wann sie nach Stimmung und wann sie gemäß dem Motto der Verhaltensaktivierung nach Plan handeln.

Im Rahmen der Nachbesprechung der Hausaufgabe soll eine Beispielsituation zum 2. Punkt herausgegriffen werden, die mit einer Verhaltensanalyse näher beleuchtet wird.

Anschließend an die Nachbesprechung der Hausaufgabe greift der Therapeut kurz Sitzung 10 und die Geschichte mit dem Hammer auf, um an das Thema dysfunktionale Gedanken, Fehlinterpretationen und Denkfehler zu erinnern. Dann führt der Therapeut das Sitzungsthema ein. Hierfür verbalisiert er folgende Aussagen und notiert diese auch auf dem Flipchart. Die Patienten sollen nun berichten, was die Aussagen in ihnen auslösen.

- **Aussagen des Umfelds:**
  - „Schön, dass du wieder da bist."
  - „Du siehst erholt und gut aus."
  - „Hast du dich den erholt und bist wieder fit?"
  - „Wann kommst du endlich wieder?"
  - „Hoffentlich geht es dir bald besser."

- **Aussagen des Arztes:**
  - „Gute Nachrichten, Ihnen fehlt nichts."
  - „Organisch ist alles ok, auch die Blutwerte sind gut."

Häufig ergeben sich in der Diskussion der Gruppenteilnehmer zu diesen Aussagen ähnliche Interpretationen wie in Arbeitsblatt 23 „Sätze, die hängen bleiben" (s. a. ➤ Anhang) aufgeführt; es kann als Handreichung am Ende der Sitzung mitgegeben werden. Zumeist erfolgen hier voreilige Schlussfolgerungen, kognitive Verzerrungen oder Denkfehler, welche gemeinsam mit den Gruppenteilnehmern unter Rückgriff auf die in Modul 10 (s. ➤ Kap. 4.10) erworbenen Kenntnisse aufgedeckt werden können. Die Gruppenteilnehmer sollen über geleitetes Entdecken eruieren, welche Gefühle und Handlungsimpulse ihre Interpretationen in ihnen auslösen (meist Stress, Druck, Genervtheit, Rechtfertigungstendenz, Rückzug, verärgerte Abwehr).

In einem weiteren Schritt sollen die Patienten in Kleingruppen näher beleuchten, *„was das Reden über Post-COVID so schwierig macht"*. Der Therapeut begleitet die Kleingruppenübung, indem er von Gruppe zu Gruppe wechselt und mit Fragen oder Zusammenfassungen unterstützt (z. B. nachfragt, was die Kommunikation im familiären Umfeld vom Arbeitsplatz unterscheidet).

In der anschließenden Besprechung in der Großgruppe sollen unterschiedliche Lösungsansätze für die Kommunikation in Familie, Freundeskreis oder Beruf erarbeitet werden (Beispiele s. Kasten). Diese können den auf dem Arbeitsblatt 23 „Sätze, die hängen bleiben" dargebotenen Alternativinterpretationen ähneln. Das Arbeitsblatt 23 kann im Alltagstransfer als Merkblatt dabei unterstützen, sich von den automatischen negativen Interpretationen zu distanzieren, um alternative Interpretationen, die weniger Stress induzierend wirken, zuzulassen. Ferner sollen in der Großgruppe erste Techniken zur Klärung von Missverständnissen erarbeitet werden.

PRAXISTIPP

Umgang Umfeld-Patienten-Situation

- **Nachfragen:** z. B. „Wie hast du das gemeint?" „Habe ich dich richtig verstanden, dass …?"
- **Selbstverbalisation:** „Ich habe das Gefühl, durch meine Krankheit seid ihr ziemlich im Stress und wollt, dass ich schnelle wiederkomme. Das setzt mich unter Druck, da es mir leider noch nicht ausreichend gut geht."
- **Bitten/Grenze ziehen:** „Ich gebe dir gern Bescheid, wenn es mir besser geht. Bis dahin verzichte bitte auf diese Frage, da ich dadurch immer wieder darauf gestoßen werde, dass ich mich krank fühle."
- **Fragen an sich selbst:** Was könnte das noch bedeuten? Welche Motivation/Hintergrundwissen hat der Sprecher?

Der nächste Sitzungsabschnitt befasst sich mit der Kommunikation bzw. den Erfahrungen der Patienten mit Ärzten; dies soll unter der provokativen Frage *„Ärzte – ein Quell für Verständnis und Trost?"* geschehen. Zunächst sollen die Patienten ihre beste und ihre schlechteste Arzterfahrung schildern und gemeinsam mit dem Therapeuten die Unterschiede herausarbeiten. Der Therapeut schreibt die wesentlichen Unterschiede an das Flipchart auf, die das gute vom schlechten Arztgespräch unterscheiden (Beispiele s. ➤ Tab. 4.5).

Nachdem erarbeitet wurde, was ein gutes und was ein schlechtes Arztgespräch ausmacht, werden Strategien für das Arztgespräch gemeinsam erarbeitet (s. Kasten und Arbeitsblatt 23 „Sätze, die hängen bleiben").

PRAXISTIPP

Umgang mit der Arzt-Patienten-Situation

- **Fragen an den anderen:**
  - Nachfragen/erklären lassen.
  - Kommen alle Fragen zu Wort?
  - Zettel mit 3–4 Fragen pro Arztgespräch + ankündigen „Ich hätte noch 3 Fragen."
- **Fragen an sich selbst:**
  - Was könnte das noch bedeuten?
  - Welche Motivation/Hintergrundwissen hat der Sprecher?

Auch sollte thematisiert werden, wann ein Arztwechsel empfehlenswert wäre. Dieser kann z. B. erwogen werden, wenn
- der Patient sich nicht gut aufgehoben/ernstgenommen/gehört und verstanden fühlt und sich das auch nicht in einem Gespräch mit dem Arzt klären lässt,
- der Arzt PCS grundsätzlich negiert sich abwertend hierüber äußert oder sogar Corona-Infektionen insgesamt verleugnet,
- der Arzt fragwürdige „Wunderheilmethoden" ohne wissenschaftliche Fundierung auf Selbstzahlerbasis anbietet.

Zunächst sollte aber versucht werden, bestehende Kommunikationsprobleme anzusprechen und mit dem Arzt gemeinsam zu lösen.

Bei der Frage nach dem geeigneten Arzt (oder auch Therapeuten) kommt erfahrungsgemäß der Wunsch von Patienten nach einem PCS-Experten und die Schwierigkeit, einen

Tab. 4.5 Beispiele: Post-COVID Kommunikation im Arztgespräch

Gutes Arztgespräch	Schlechtes Arztgespräch
Der Arzt… • hört zu, geht auf den Patienten ein • nimmt Post-COVID ernst • ist bereit, gemeinsam mit dem Patienten Linderungsmöglichkeiten für die Beschwerden zu suchen • gibt ggf. auch zu, dass er sich mit Post-COVID nicht auskennt, aber bereit ist, gemeinsam mit dem Patienten Experte zu werden	Der Arzt… • hört nicht zu, lässt nicht aussprechen • bagatellisiert Beschwerden (z. B. „Nach einem langen Arbeitstag bin ich auch erschöpft." „Ich vergesse auch mal etwas.") • negiert Post-COVID

solchen zu finden, auf. Hier ist es sehr wichtig zu vermitteln, dass

- es meist wenig erfolgversprechend ist, nach einem PCS-Experten zu suchen, da es bei diesem neuen Krankheitsbild noch kaum welche gibt,
- *sondern* dass nach einem interessierten, engagierten und fortbildungswilligen Hausarzt/Therapeuten gesucht werden sollte, der gemeinsam mit dem Patienten zum Experten wird.

Die Ausgangssituation ist vergleichbar zu bisher schon bekannten seltenen Krankheitsbildern (z. B. pulmonale Hypertonie, Z. n. Herz- oder Lungentransplantation, seltene Gendefekte), bei denen die Patienten in der Regel auch keinen Experten in ihrer Nähe finden, sondern einen Hausarzt brauchen, der sich – ggf. in Kooperation mit einer Spezialambulanz – in das Krankheitsbild einarbeitet.

Auch sollte nochmals problematisiert werden, dass „nicht überall, wo PCS-Experte draufsteht, auch wissenschaftlich belegtes PCS Wissen drin ist". Hierfür können entweder Beispielerfahrungen von Patienten aus der Gruppe herangezogen werden, sofern diese bereits bei Behandlern waren, die teure Leistungen außerhalb des Krankenkassenkatalogs anbieten, die einer wissenschaftlichen Fundierung ermangeln, oder dies kann auch vom Therapeuten problematisiert und vermittelt werden.

Abschluss und Hausaufgabe Zum Abschluss der Sitzung erklärt der Therapeut die Hausaufgabe. Die Patienten sollen die Lebensbereiche Familie, Freundeskreis, Beruf und Arzt hinsichtlich ihrer Zufriedenheit mit der Kommunikation über PCS überprüfen und ggf. Handlungsbedarf kenntlich machen; Fragestellung: In welchen Bereichen (Familie, Freundeskreis, Beruf, Arztkontakt) sind Sie mit der Kommunikation zufrieden. und wo besteht Handlungsbedarf?

4.12 Sitzung 12: Ausklang und Verabschiedung

Inhalte und Ziele der Sitzung Im Modul Ausklang und Verabschiedung wird im Sinne einer Vorbereitung auf die Zeit nach der Gruppe der Fokus zunächst auf das Thema Umgang mit Medien zum Thema PCS gelegt: Wo finde ich solide Informationen zu PCS? Woran erkenne ich Panikmache und unbegründete Hoffnung? Im Anschluss erfolgt ein Rückblick auf die Gruppe, und es wird abschließend nochmal der Fokus auf den Alltagstransfer der vermittelten und geübten Inhalte gelegt. Hier sollen Ressourcen als Rezidivprophylaxe und als „Notfallstrategie" nochmals festgehalten werden. Diese können die Patienten dafür nutzen, um beim Auftreten von Frühwarnzeichen für dysfunktionales Verhalten (z. B. dysfunktionales Durchhalten, chronische Selbstüberlastung) einzugreifen und um einer erneuten Symptomverschlechterung vorzubeugen. Darüber hinaus werden Strategien zur Stabilisierung bzw. Steigerung des Energielevels wiederholt und Möglichkeiten der weiteren Nachsorge besprochen.

Übersicht Sitzung 12

Materialien	Flipchart Arbeitsblatt 24 „Medien und PCS" (s. a. ➤ Anhang) Arbeitsblatt 25 „Quintessenz" (s. a. ➤ Anhang) Arbeitsblatt 26 „Meine Ressourcen" (s. a. ➤ Anhang) Arbeitsblatt 27 „Nachsorgemöglichkeiten" (s. a. ➤ Anhang)
Lernziele	Medienkompetenz im Umgang mit PCS; Zusammenfassung und Rückblick auf die Inhalte der Gruppe; Kenntnis um Nachsorgemöglichkeiten; Abschied nehmen
Leitfragen	Wo kann ich mich wissenschaftlich fundiert informieren? Was nehme ich aus der Gruppe mit? Welche Strategien habe ich, um mein Energielevel stabil zu halten bzw. zu steigern? Was schützt mich vor Rückfällen? Welche Nachsorgemöglichkeiten möchte ich wahrnehmen? Was werde ich beibehalten, auch wenn ich wieder fit bin?
Ablauf der Sitzung	• Nachbesprechung der Hausaufgaben und Reflexion Arzt-Patienten-Beziehung (10 Minuten) • Thema Medien: Wo und wie viel haben Sie sich bisher informiert, und wie ging es Ihnen damit? Wo finden Sie solide Information? Informieren oder nicht? Woran erkenne ich Panikmache und unbegründete Hoffnung? (Hinweis auf Leitlinien) (20 Minuten) • Was nehmen Sie aus der Gruppe mit? Was war für Sie hilfreich? Was werden Sie anders machen als bisher? (15 Minuten) • Arbeitsblatt 26 „Meine Ressourcen" (Übung in der Kleingruppe) (15 Minuten) • Infos zum Thema Nachsorge und Weiterbehandlung (Thema: gemeinsam lernen, statt die Suche nach dem perfekten Experten wieder aufzugreifen), Selbsthilfe, wollen Sie zusammenbleiben? (10 Minuten) • Wofür war Post-COVID gut? Was werde ich beibehalten, auch wenn ich wieder fit bin? (20 Minuten)

Einstieg Die Gruppenteilnehmer finden sich im Stuhlkreis ein, werden vom Therapeuten begrüßt, und es wird zunächst die Hausaufgabe aus der letzten Sitzung besprochen: Fragestellung: In welchen Bereichen (Familie, Freundeskreis, Beruf, Arztkontakt) sind Sie mit der Kommunikation zufrieden und wo besteht Handlungsbedarf?

Im Anschluss an die Nachbesprechung der Hausaufgabe führt der Therapeut in das erste Thema der Abschlusssitzung ein:

„Bevor wir uns in dieser heutigen, letzten Gruppensitzung nochmal der Rückschau und dem Thema Nachsorge widmen, möchte ich mit Ihnen ein wichtiges Thema für die Zukunft besprechen, und zwar die Frage, wie Sie sich in der Zukunft zum Thema Post-COVID informieren werden. Wie können Sie Panikmache von wirklicher Gefahr unterscheiden? Wie unbegründete Hoffnung auf Heilung von tatsächlich fundierten Therapien? … Lassen Sie uns hierfür zunächst darüber sprechen, wie Sie sich in der Vergangenheit informiert haben."

Die Gruppe soll sich zu folgenden Fragen austauschen:

PRAXISTIPP

Fragen für den Gruppenaustausch zum Thema Medien und Post-COVID

- Wie umfangreich habe ich mich bisher zu Post-COVID informiert?
- Wo habe ich mich bisher informiert (Fernsehen, Internet, Social Media, Fachliteratur)?
- Wie ging es mir mit den Informationen, die ich gefunden habe? (verunsichernd, da mehrdeutig und teils widersprüchlich; ängstigend; Hoffnung gebend etc.)
- Informieren oder lieber doch nicht?

Im Anschluss an den Austausch in der Gruppe informiert der Therapeut über Möglichkeiten, wissenschaftlich fundierte und somit solide Informationen zu erhalten (s. Arbeitsblatt 24 „Medien und PCS"). Des Weiteren greift er die Frage auf, woran sowohl Panikmache als auch unbegründete Hoffnung auf schnelle Heilung erkannt werden können.

PRAXISTIPP

Faustformel

Wissenschaftlich Fundiertes findet sich in der Leitlinie und wird von den Krankenkassen bezahlt.

Im Anschluss an das Thema Medien und Post-COVID erfolgt eine kurze Blitzlichtrunde, in der die aktuellen Gedanken, ggf. Sorgen und Bedürfnisse hinsichtlich des nahenden Gruppenendes besprochen werden. Der Gruppentherapeut kann hier bereits erste Informationen darüber gewinnen, welchen Nachsorgebedarf die Patienten noch haben. Das anschließende Gruppengespräch dient der Reflexion der Therapieinhalte und Veränderungen. Hierfür können folgende Fragen genutzt werden:

Fragen zur Reflexion der Gruppentherapie

- *„Was nehmen Sie aus der Gruppe mit? Was war für Sie hilfreich?"*
- *„Was werden Sie anders machen als zuvor?"*

Der Gruppentherapeut schließt den Austausch in der Gruppe, indem er nochmals zusammenfasst, dass für einen gelingende Genesung ein langfristiger Transfer und Beibehalt der erworbenen Fähigkeiten zur Selbstwahrnehmung (Grenzen spüren), Selbstregulation (Energiemanagement, Pacing, Pausenmanagement) und zur Selbstfürsorge entscheidend sind. Hierfür kann der Therapeut entweder gemeinsam mit den Patienten die wichtigsten Punkte als Quintessenz auf einem Flipchart sammeln oder diese selbst zusammenfassen und das Arbeitsblatt 25 „Quintessenz" als Handreichung austeilen.

Die anschließende Kleingruppenarbeit beinhaltet nochmal einen Ressourcenfokus. Mittels des Arbeitsblattes 26 „Meine Ressourcen" sollen die Patienten Ressourcen eruieren, welche sie regelmäßig nutzen und auf die sie auch in Krisenzeiten darauf zurückgreifen können („Notfallstrategien").

Die letzte psychoedukative Einheit widmet sich dem Thema Nachsorge und Weiterbehandlung. Nachsorgemöglichkeiten sind vor allem in stationären Settings (z. B. Rehabilitation) bedeutsam, zumal die Patienten sich während der stationären Maßnahme in einer „Blase" befinden, welche sich von ihrem Alltag unterscheidet. Die Rehabilitation bietet dafür die Gelegenheit, unterschiedliche Behandlungsangebote, wie sie u. a. in Arbeitsblatt 27 „Nachsorgemöglichkeiten" aufgeführt sind, auszuprobieren. Auch im ambulanten Setting ist eine Weiterbehandlung bedeutsam. Diese unterscheidet sich nicht von jener, die im Anschluss an eine Rehabilitation empfehlenswert ist. Arbeitsblatt 27 „Nachsorgemöglichkeiten" gibt einen Überblick über Behandlungsangebote, die sich bei PCS bewährt haben.

Im Rahmen der Thematisierung der Weiterbehandlung greift der Therapeut die Inhalte aus Sitzung 11 („Reden über PCS"; ➤ Kap. 4.11) auf: Es sollte nicht nach einem Post-COVID Experten gesucht werden, da es kaum welche gibt, vielmehr nach einem interessierten, engagierten und fortbildungswilligen Hausarzt/Therapeuten, der gemeinsam mit dem Patienten zum Experten wird.

Ferner thematisiert der Therapeut die Möglichkeit, dass die Gruppe als Selbsthilfegruppe fortbesteht.

Abschluss Den Abschluss der Sitzung und der Gruppe bildet eine Abschlussrunde, in der die Patienten unter der Überschrift *„Wofür war Post-COVID vielleicht auch gut?"* gemeinsam reflektieren sollen:

- Was hat sich verändert?
- Welche Lebensstilveränderungen möchte ich auch beibehalten, wenn ich wieder fit bin?

4.13 Sitzung 13: Angehörigen-Sitzung

Theoretische Einführung in die Thematik der Sitzung Eine PCS-Erkrankung betrifft nicht nur die erkrankte

Person, sondern auch das Umfeld. Auch die Angehörigen leiden unter den Auswirkungen des PCS und reagieren häufig mit Unsicherheit, Hilflosigkeit oder relativieren die Symptome, wodurch sich die Betroffenen wiederum nicht verstanden oder ernst genommen fühlen. Manchmal fehlt den Angehörigen auch das Vorstellungs- oder Einfühlungsvermögen, um sich in die Situation der PCS-Betroffenen hineinversetzen zu können. Der Verlust von vertrauter Interaktion und Kommunikation, von gemeinsamen Aktivitäten oder Interessen, emotionaler oder körperlicher Nähe/Sexualität sind mögliche Folgen von langandauernden Symptomen bzw. chronischen Erkrankungen.

Werden Angehörige in die Behandlung eingebunden, so stellen die PCS-Betroffenen häufig mit Erstaunen fest, dass sich diese mehr für ihre Erkrankung interessieren, als sie erwartet hätten. Unzureichende Information hingegen kann zu nachteiliger Kommunikation und dysfunktionalen Reaktionen führen und die Erkrankung aufrechterhalten.

MERKE

Angehörige können eine wichtige Ressource in der Versorgung der Erkrankten sein und sollten in die Behandlung miteinbezogen werden. Durch Psychoedukation kann das Verständnis für die Erkrankung deutlich verbessert werden und so den Austausch in der Familie und Partnerschaft anregen. Teilweise werden dabei erstmals Dinge thematisiert, die bisher in der Interaktion vermieden wurden.

Eine Sitzung gemeinsam mit den Angehörigen kann daher sehr gewinnbringend sein. Bei einer ambulanten Gruppe oder in einem Krankenhaus mit regionalem Versorgungsauftrag lässt sich diese meist gut umsetzen, da die Angehörigen vor Ort sind. Ein Problem könnte allenfalls die ausreichende Größe des Gruppenraums sein. In einer Rehaklinik oder einem Fachkrankenhaus mit überregionaler Belegung haben die Angehörigen in der Regel einen weiteren Anreiseweg – hier erfordert die Einrichtung einer Gruppe mit Angehörigen einen größeren organisatorischen Aufwand. Möglichkeiten zur Umsetzung sind hier z. B. ein Angehörigenseminar am Wochenende oder eine hybride Veranstaltung.

Das im Folgenden vorgestellte Modul bietet wahrscheinlich mehr Stoff, als für eine Sitzung passend wäre, vor allem, wenn Teilnehmer und Angehörige sich öffnen und über emotional bewegende Themen sprechen. Bei einer ambulanten Gruppe ist es durchaus möglich, mit dem hier angebotenen Material 2–3 Termine zu füllen. Bei einer Gruppe in einer Rehaklinik kann die Einheit ebenfalls auf 2–3 Blöcke am gleichen Wochenende geteilt werden. Hier ist allerdings auf die Belastungsgrenze der Patienten zu achten.

Wenn die Gruppe ambulant als Richtlinientherapie angeboten wird, kann eine Gruppe gemeinsam mit den Angehörigen wie eine normale Gruppensitzung abgerechnet werden. In der Rehabilitation gibt es die Möglichkeit, Gespräche mit Angehörigen als KTL-Leistung zu dokumentieren (Ziffer G690).

Problematisch ist es, wenn einzelne Gruppenteilnehmer keine Angehörigen haben, die sie zur Gruppe mitbringen können. Wichtig ist in diesem Fall, darauf hinzuweisen, dass Angehörige nicht unbedingt Partner oder Verwandte, sondern z. B. auch gute Freunde sein können. Sollte sich trotzdem niemand finden oder sollte ein eigeladener Partner absagen, sollte die Teilnahme an dieser Gruppenstunde freigestellt und ein Einzelgespräch zur Bearbeitung dieser Problematik angeboten werden.

Inhalte und Ziele der Sitzung Ausgehend von der Erfahrung, dass neben den PCS-Erkrankten auch ihre Angehörigen leiden, liegt es nahe, das persönliche Umfeld in die Behandlung einzubeziehen. Hierfür bietet die Angehörigensitzung einen guten Raum, ferner können die Angehörigen auch in die Psychoedukation der PCS-Patienten einbezogen werden. Ziele der Sitzung sind das Adressieren von Unsicherheiten und Hilflosigkeit der Angehörigen im Umgang mit der Erkrankung, ebenso wie der Umgang mit Belastungsgrenzen sowie die Balance zwischen Über- und Unterforderung.

Zunächst sollen sowohl Angehörige als auch die PCS-Betroffenen Schwierigkeiten, die durch die PCS-Erkrankung entstanden sind, und Wünsche, die sie im Umgang mit PCS haben, äußern können. Das Vier-Ohren-Modell/Kommunikationsquadrat (Thun, 2013b) legt die Basis für eine bessere Kommunikation, welche Missverständnisse reduziert. Darüber hinaus lernen sowohl Angehörige als auch Betroffene, wie sie ihre Gefühle und Bedürfnisse klarer und ohne Anklage vortragen können. Den Abschluss bildet das Aushandeln von Veränderungs- und Unterstützungsmöglichkeiten.

Übersicht Sitzung 13

Materialien	Flipchart Arbeitsblatt 28 „Die wichtigsten Symptome im Überblick und resultierende Einschränkungen im Alltag" (s. a. ➤ Anhang) ggf. Flipchart-Aufschriebe: ➤ Tab. 4.6 „Überblick über die Konfliktbereiche: Schwierigkeiten durch Post-COVID" ➤ Tab. 4.7: „Überblick über die Konfliktbereiche: Wünsche und Bedürfnisse" Infobox „Psychoedukation Kommunikationsquadrat/Vier-Ohren-Modell" ➤ Abb. 4.11 „SEW-Modell: Situation – Emotion – Wunsch" Arbeitsblatt 29 „Vereinbarung" (s. a. ➤ Anhang)

Lernziele	Förderung der interpersonellen Bezogenheit und Kommunikation als Basis für sozialen und emotionalen Austausch in der Familie. Anerkennung der krankheitsbezogenen Einschränkungen und Folgen. Vermittlung einer balancierten Krankheitsbewältigung, die sowohl die Anforderungen der Krankheit (Akzeptanz) als auch Fähigkeiten fördert, trotz Krankheit teilzuhaben, dadurch, dass mitunter vertraue Lebensgewohnheiten in der Familiendynamik geändert werden. Stärkung der familiären Selbstwirksamkeit im Umgang mit der Erkrankung. Klärung und Enttabuisierung von Bedürfnissen aller Beteiligten. Emotionale Entlastung. Förderung eines angemessenen Umgangs mit dem PCS, ohne zu überfordern oder zu viel abzunehmen/zu schonen.
Leitfragen	Was (Themen, Wünsche, Bedürfnisse, Verletzungen etc.) möchte ich mit wem besprechen? Was hält mich zurück, diese Themen zu besprechen? Kommt es häufiger zu Missverständnissen und wenn ja, warum? Wie kann ich so kommunizieren, dass meine Botschaft bei meinem Gegenüber Gehör findet? Wie möchten wir in Zukunft miteinander umgehen/uns unterstützen oder aufeinander zugehen?
Ablauf der Sitzung	• Einstiegsrunde: Was sind die Erwartungen an die Sitzung? (5 Min) • Psychoedukative Einheit zum PCS (15 Min) + Fragen (5 Min) • Wo liegen die Schwierigkeiten aufseiten der Angehörigen und aufseiten der Betroffenen? (10 Min) • Psychoedukation: Kommunikationsquadrat/Vier-Ohren-Modell der Kommunikation, zzgl. Übungseinheit (25 Min) • Psychoedukation SEW-Methode: Sprechen über Gefühle und Bedürfnisse, zzgl. Übungseinheit (25 Min) • Vereinbarung: Was wollen wir in den kommenden 4 Wochen konkret umsetzen? (Reflexion nach 4 Wochen) (10 Min) • Abschlussrunde (5 Min)

Einstieg Zunächst begrüßt der Gruppenleiter die hinzugekommenen Angehörigen und dankt ihnen dafür, dass sie sich so für ihre erkrankten Angehörigen engagieren und bereit sind, an der Gruppe teilzunehmen. Dies ist nicht selbstverständlich, und es erleichtert den Einstieg, den Angehörigen, die mit der Gruppensituation ja noch nicht vertraut sind, Wertschätzung entgegenzubringen. Aufgrund der veränderten Teilnehmerzusammensetzung folgt eine kurze Vorstellungsrunde inklusive Blitzlicht, was sich die Teilnehmenden von der Sitzung erhoffen (Erwartungsklärung). Nach der Einstiegsrunde erfolgt eine psychoedukative Kurzeinheit zum PCS durch den Therapeuten. Hierbei werden folgende Punkte thematisiert:

- Welche Symptome zeichnen das Post-COVID-Syndrom aus? Wie können diese sich im Alltag bemerkbar machen/Auswirkungen für den Alltag?
- Was weiß man über die Ursache: Körper oder Psyche oder beides?
- Krankheitsverlauf: Zügige Besserung unter Therapie? Langsame Besserung unter Therapie? Permanente Einschränkungen?
- Welche Therapieoptionen gibt es?
- Wie kann ich als Angehöriger helfen?

MERKE
Wichtig ist, die psychoedukativen Inhalte auf das zum Verständnis der Situation der Patienten notwendige Minimum zu beschränken, also etwa 15 Minuten, und 5 Minuten für Fragen einzuplanen. Die wichtigsten Inhalte sind im Folgenden zusammengefasst inkl. Info-Material.

Welche Symptome zeichnen das Post-COVID-Syndrom aus? Wie können diese sich im Alltag bemerkbar machen/Auswirkungen für den Alltag?

Siehe dazu Arbeitsblatt 28.

Was weiß man über die Ursache: Körper oder Psyche oder beides?

Das PCS ist multifaktoriell bedingt. Es handelt sich in erster Linie um eine Erkrankung, die durch ein Virus ausgelöst wird und zu körperlichen Symptomen und Einschränkungen führt, die wiederum psychisches Leid nach sich ziehen können. Psychische Belastung bzw. Gefühle finden wiederum im Körper statt und gehen mit körperlichen Reaktionen und Veränderungen einher (z. B. Adrenalinausschüttung und erhöhter Puls bei Angst/Anspannung). Chronischer Stress/länger andauernde psychische Belastung kann sich negativ auf das Immunsystem und die Heilungsprozesse des Körpers auswirken, was wiederum „auf die Psyche schlägt".

Krankheitsverlauf: Zügige Besserung unter Therapie? Langsame Besserung unter Therapie? Permanente Einschränkungen?

Die Dauer einer PCS-Erkrankung ist von Patient zu Patient sehr unterschiedlich. Manchen Betroffenen geht es schon nach wenigen Wochen wieder gut, andere brauchen mehr Zeit zur Genesung. Etwa 2/3 der Erkrankten zeigten nach 1 Jahr noch psychische Beschwerden.

PRAXISTIPP
Faustformeln

- Schnelle Besserungen/Spontanremissionen geschehen innerhalb der ersten 3 Monate nach Erkrankung.
- Noch bestehende Symptome 1 Jahr nach Erkrankung bessern sich nur langsam.

Welche Therapieoptionen gibt es?

- Eine kausale Therapie, die die Krankheitsursache behebt, gibt es bisher nicht. Derzeit wird v. a. symptomorientiert behandelt, was zu einer deutlichen Besserung und Wiederherstellung der Alltagsfunktionen führen kann. Jedoch sind die Verläufe oft langwierig, was Geduld und stetiges „Dranbleiben" erfordert.
- Wichtig ist eine Balance zwischen Fordern/Belasten und Regeneration/Pause. Je nach Erkrankungsschwere kann das Verhältnis unterschiedlich gewichtet sein. Entscheidend ist, nicht zu überfordern („Hab' Dich nicht so." „Reiß' Dich einfach zusammen.") und nicht zu sehr zu schonen (Gefahr der Dekonditionierung)
- Wissenschaftlich fundierte symptomorientierte Therapiemaßnahmen:
  - Bewegungstherapie, Physiotherapie, Atemtherapie,
  - Psychotherapie (Krankheitsbewältigung),
  - kognitives Training,
  - Ergotherapie,
  - Entspannungsverfahren,
  - Symptomreduktion, z. B. Schmerzbehandlung, Behandlung von Schlafstörungen.
- Therapien ohne wissenschaftliche Hinweise auf Wirksamkeit:
  - Selbstzahlerleistungen, z. B. HELP-Apherese, Korstisonstoßtherapie, Bioresonanztherapie, Nahrungsergänzungsmittel.

Wie kann ich als Angehöriger helfen?

- Beschwerden und Einschränkungen *ernst* nehmen.
  - Gut gemeinte, jedoch meist nicht als hilfreich empfundene Ratschläge (z. B. Mach' doch mal was Schönes, dann geht es dir besser. Schlaf' dich doch einfach mal aus) unterlassen.
  - „Aufmunternde" Worte (z. B. „Ich vergesse auch mal was.", „Wenn ich lang gearbeitet habe, bin ich auch erschöpft.", „Das ist bestimmt das Wetter, da habe ich auch immer Kopfschmerzen") unterlassen.
- Auf den Betroffenen hinsichtlich seiner Bedürfnisse eingehen. Nicht versuchen, den Betroffenen zu mehr Aktivität zu überreden, selbst wenn sie schön ist.
- Nachfragen, wo Hilfe benötigt wird, bzw. vereinbaren, dass der PCS-Betroffene Bescheid geben soll, wenn es ihm/ihr zu viel wird.
- Ruhezeiten/häufigere Pausen respektieren und in der Planung für gemeinsame Aktivitäten berücksichtigen.

Im Anschluss an die Psychoedukation wird in der Großgruppe gesammelt, in welchen Bereichen die Angehörigen Schwierigkeiten durch das PCS ihrer Liebsten erleben und wo die PCS-Betroffenen die Schwierigkeiten sehen. Hierfür kann das Flipchart genutzt werden, um einen Überblick über die Konfliktbereiche zu gewinnen. ➤ Tab. 4.6 zeigt einen beispielhaften Flipchart-Aufschrieb, dem bei stockender Themensammlung einzelne Punkte als Anregung entnommen werden können.

CAVE

Wir empfehlen aber, zunächst nur die Überschriften auf das Flipchart zu schreiben und diese ansonsten leer zu lassen, um den Teilnehmern bzw. den Angehörigen Raum für ihre Themen zu lassen. ➤ Tab. 4.6 und ➤ Tab. 4.7 sind nur als Reserve für die Therapeuten gedacht, wenn die Teilnehmer sehr zurückhaltend sind!

In einem weiteren Schritt sollen Wünsche und Bedürfnisse auf beiden Seiten gesammelt werden (für Beispiele s. ➤ Tab. 4.7).

Nachdem sowohl Schwierigkeiten, Konflikte als auch Wünsche und Bedürfnisse auf beiden Seiten gesammelt wurden, stellt der Therapeut das Kommunikationsquadrat/Vier-Ohren-Modell (von Thun, 2013a) vor.

Tab. 4.6 Beispiel-Flipchart – Überblick über die Konfliktbereiche: Schwierigkeiten durch Post-COVID

Schwierigkeiten durch Post-COVID	
Post-COVID-Betroffene	**Angehörige**
• Deutlich geringeres Leistungsniveau im Vergleich zu vor der COVID-Erkrankung • Höheres Ruhebedürfnis und Rückzugneigung • Gefühl, nicht den Erwartungen entsprechen zu können/ungenügend zu sein • Allgemeine Überforderung/Überlastung • Leistungsdruck • Gefühl, nicht ernst genommen zu werden • Gefühl, zur Last zu fallen • Fehlende sexuelle Lust und dadurch Anspannung bei Nähegesuchen des Partners/der Partnerin • Sexuelle Funktionsstörung durch Post-COVID und dadurch psychische Belastung • …	• Tagesroutinen verändert • Mehrarbeit durch Übernahme von Tätigkeiten, die der Partner/Partnerin bisher erledigt hat • Weniger Freizeitaktivität mit dem Partner/Partnerin • Urlaub nicht wie gewohnt möglich • Allgemeine Planungsschwierigkeiten • Sorge um den Partner/Partnerin • Unsicherheit, wie weit der Partner/Partnerin belastet werden kann • Unsicherheit, inwiefern der Partner/Partnerin „einfach nur motiviert werden" muss • Nähe, Intimität, Sexualität • …

Tab. 4.7 Beispiel-Flipchart – Überblick über die Konfliktbereiche: Wünsche und Bedürfnisse

Wünsche und Bedürfnisse	
Post-COVID-Betroffene	**Angehörige**
• Verständnis • Unterstützung im Haushalt etc. • Freiraum zur Erholung • Nicht andauernde Nachfrage „wie geht es dir?" • Nicht andauernde überfordernde Freizeitvorschläge • Dass der/die Partner/Partnerin den eigenen Interessen trotzdem nachgeht und nicht enttäuscht ist, es allein zu tun • …	• Dass der/die Partner/Partnerin klar mitteilt, wie es ihm/ihr geht (Grenzen) und was er/sie braucht (Bedürfnisse) • Dass der/die Partner/Partnerin Hilfe zulässt • Dass der/die Partner/Partnerin sich nicht emotional aus der Beziehung zurückzieht • …

Psychoedukation Kommunikationsquadrat/Vier-Ohren-Modell

Das Kommunikationsquadrat oder Vier-Ohren-Modell zeigt auf, dass jede Äußerung 4 Botschaften enthält und auf 4 Weisen bzw. Ebenen verstanden werden kann. Dabei ist es nicht entscheidend, ob der Sender diese 4 Botschaften senden möchte und ob er sich dessen bewusst ist. Hört der Empfänger auf einer anderen Ebene, als es der Sender intendiert hat zu senden, wird die Kommunikation durch Missverständnisse gestört.
Nachrichten oder Aussagen können durch 4 Aspekte oder Ebenen beschrieben werden:

- Sachinhalt: Was ich dir sagen will.
- Selbstoffenbarung: Was ich von mir erzählen will.
- Beziehung: Wie ich dich einschätze und zu dir stehe.
- Appell: Was ich von dir möchte.
  (nach von Thun, 2013b)

Der Therapeut illustriert nun das Modell mit einem Beispiel, um den Teilnehmern zu verdeutlichen, wie Missverständnisse in der Kommunikation entstehen können. Die Teilnehmer sollen im Anschluss ein eignes Beispiel anbringen, welches dann gemeinsam in der Großgruppe analysiert wird.

Beispiel

Missverständliche Kommunikation

Situation: Der Chef sagt zum Mitarbeiter „Das Projekt muss bis Ende des Monats fertig werden."

Der Chef könnte Unterschiedliches meinen:

- *Sachebene:* Das Projekt muss bis Ende des Monats fertig werden. Ich erinnere an das Datum.
- *Selbstoffenbarung:* Das Projekt muss bis Ende des Monats fertig werden. Wir sind ein gutes Team und liegen gut in der Zeit – wir schaffen das.
- *Beziehungsebene:* Das Projekt muss bis Ende des Monats fertig werden. Toll, dass Sie so gut dran arbeiten, wie kann ich noch unterstützen?
- *Appell:* Das Projekt muss bis Ende des Monats fertig werden. Bitte Prioritäten setzen und schneller arbeiten.

Der Mitarbeiter könnte Unterschiedliches verstehen:

- *Sachebene:* Das Projekt muss bis Ende des Monats fertig werden, wir müssen uns beeilen.
- *Selbstoffenbarung:* Das Projekt muss bis Ende des Monats fertig werden. Du arbeitest zu langsam, streng dich mehr an!
- *Beziehungsebene:* Das Projekt muss bis Ende des Monats fertig werden. Du kennst doch die Deadline, warum ist denn noch so viel zu tun und warum schaffst du so wenig?
- *Appell:* Das Projekt muss bis Ende des Monats fertig werden. Schneller arbeiten und Überstunden sind nun notwendig.

Beispiel

Missverständliche Kommunikation Patientenbeispiel

Situation: Angehöriger sagt zu Post-COVID Erkranktem: „Man könnte mal wieder in den Aktivurlaub fahren."

Der Angehörige könnte Unterschiedliches meinen:

- *Sachebene:* Man könnte mal wieder in den Aktivurlaub fahren.
- *Selbstoffenbarung:* Ich würde gerne mal wieder in Aktivurlaub fahren.
- *Beziehungsebene:* Ich fahre gern mit dir in Urlaub und genieße die gemeinsame Zeit immer sehr, besonders wenn wir etwas erleben.
- *Appell:* Lass uns einen Urlaub mit Aktivitäten und Eindrücken planen.

Der Post-COVID-Betroffene könnte Unterschiedliches verstehen:

- *Sachebene:* Man könnte mal wieder in Aktivurlaub fahren. Ist schon lange her.
- *Selbstoffenbarung:* Der Angehörige braucht eine Auszeit und ist vom Alltag gestresst.
- *Beziehungsebene:* Der Angehörige fühlt sich in seinem Bedürfnis nach Aktivität und Urlaub durch mich als Post-COVID-Patient eingeschränkt.
- *Appell:* Der Angehörige möchte sich über das Thema Urlaub und Unternehmungen austauschen.

Nachdem anhand eines Patienten-Angehörigen-Beispiels mögliche Missverständnisse in der Kommunikation analysiert wurden, führt der Therapeut in das Thema *„Sprechen über Gefühle und Bedürfnisse"* ein, indem er die Gruppenteilnehmer fragt, welche Gefühle bei der Analyse des Beispiels aufgetreten sind. Ferner holt der Therapeut über die Bitte nach Handzeichen ein Meinungsbild ein, wer regelmäßig seine Gefühle und Bedürfnisse klar formuliert und direkt bespricht und wer dies eher unterlässt und durch Andeutungen versucht, sich kundzutun. (Häufig deuten sowohl Angehörige als auch PCS-Betroffene ihre Gefühle und Bedürfnisse nur vage an oder erwarten, dass der andere „das doch merken müsste“).

In einer Partnerübung sollen die Teilnehmer nun einmal durchspielen, wie sie ihre Wünsche, Vorstellungen und Gefühle äußern. Hierfür gibt der Therapeut folgende Situationen als Anregung:

- Wochenendprogramm,
- Abendgestaltung,
- Aufteilung der Aufgaben im Haushalt.

Der Therapeut geht von Paar zu Paar, um einen Eindruck davon zu bekommen, was gut läuft und wo Schwierigkeiten in der Kommunikation bestehen. Nach der Partnerübung sollen die Gruppenteilnehmer in der Großgruppe zusammentragen, an welcher Stelle der Kommunikation Schwierigkeiten vorlagen, was ihnen schwergefallen ist.

An den Gruppenaustausch anschließend vermittelt der Therapeut mithilfe des SEW-Modells (➤ Abb. 4.11) eine Technik im Ausdruck von Gefühlen und Bedürfnissen.

Nun soll anhand eines Teilnehmerbeispiels die Formulierung geübt werden. Ist kein Teilnehmer bereit, ein eigenes Beispiel einzubringen, so kann auf folgendes Beispiel zurückgegriffen werden, bevor die Teilnehmer die Kommunikation mit der SEW-Technik in einer Partnerübung anwenden.

Beispiele

SEW-Technik Post-COVID

Situation: Der Post-COVID-Patient hat über Erschöpfung gesprochen und fühlt sich durch die Äußerung, „das wird schon wieder werden“ nicht ernst genommen.

„Als Du zu mir gesagt hast, ‚das wird schon wieder werden‘ (Situation), habe ich mich nicht ernstgenommen gefühlt (Gefühl), und da ich selbst schon so resigniert (Gefühl) bin, hat das Ärger (Gefühl) und den Impuls, mich zurückzuziehen, in mir ausgelöst. Ich weiß, dass du etwas Aufmunterndes sagen wolltest, und ich wünsche mir, dass du mich stattdessen einfach nur in den Arm nimmst (Wunsch).“

SEW-Technik Angehörigen

Situation: Der Angehörige ist sich unsicher, ob er Hilfe anbieten darf oder nicht.

„Ich bin mir unsicher (Gefühl), wann dir etwas zu viel ist und wie sehr ich dich belasten kann (Situation). Ich würde mir von dir wünschen, dass du dich in Zukunft meldest, wenn du Unterstützung brauchst oder mir sagst, wenn dir etwas zu viel ist (Wunsch).

Abschluss und Hausaufgabe Vor dem Abschluss der Sitzung sollen die Paare gemeinsam für die kommenden 4 Wochen einen Plan aufstellen, wodurch die Angehörigen ihre PCS-Betroffenen unterstützen können und was der PCS-Patient im Gegenzug tun kann, damit der Angehörige sich wertgeschätzt fühlt. Hierfür kann Arbeitsblatt 29 „Vereinbarung“ (s. a. ➤ Anhang) genutzt werden.

Nachdem die Teilnehmer ihre Vereinbarung getroffen haben, werden in der Großgruppe gemeinsam die jeweils wichtigsten Punkte aus der Sitzung zusammengetragen und bei ausreichender Offenheit der Teilnehmer geteilt, was sie sich für die kommenden 4 Wochen vorgenommen haben.

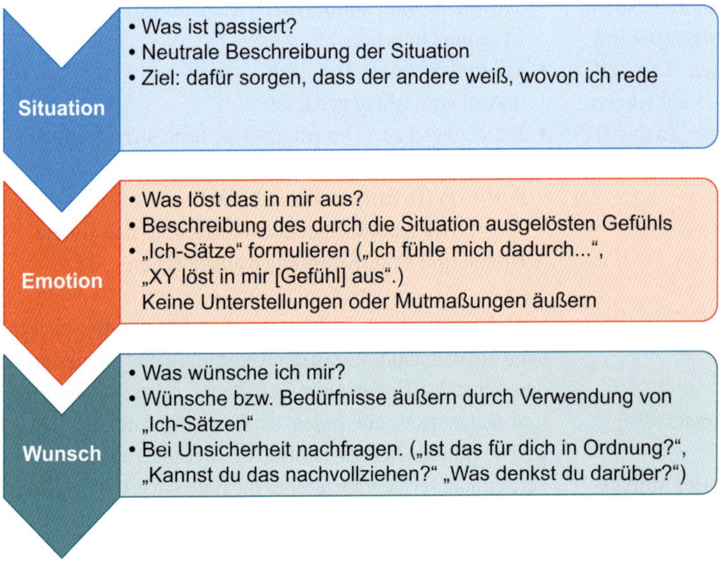

Abb. 4.11 SEW-Modell: Situation – Emotion – Wunsch

4.14 Booster-Sitzungen

Inhalte und Ziele der Booster-Sitzungen Um sicherzustellen, dass die Gruppenteilnehmer auch nach Abschluss der regelmäßigen psychotherapeutischen Begleitung im Rahmen der PCS-Gruppe „nicht wieder in alte Muster fallen", ist es wichtig, dass sie weiterhin auf fachkundige Unterstützung in der Umsetzung und/oder Stabilisierung der gemeinsam erarbeiteten Strategien zum Umgang mit PCS – insbesondere im Energie- und Pausenmanagement – zurückgreifen können. Außerdem ist es angesichts der unklaren Erkenntnislage über den langfristigen Verlauf des PCS für die Teilnehmer hilfreich zu wissen, dass sie nach dem Ende der intensiven Gruppenphase nicht mit ihren Problemen allein sind, sondern dass es noch Gelegenheit geben wird, diese anzusprechen und nach Lösungen zu suchen.

MERKE

Zu diesem Zweck sind 2 Booster-Sitzungen im Abstand von 3 und 6 Monaten nach Abschluss der PCS-Gruppe sinnvoll.

Ähnlich wie die Angehörigen-Sitzungen sind die Booster im ambulanten Setting deutlich leichter umzusetzen. Auch in der Rehaklinik kann natürlich ein Nachtreffen vereinbart werden, allerdings haben hier die Teilnehmer z. T. erhebliche Anfahrtswege zu bewältigen. Alternativ bietet sich hier eine Online-Gruppe an. Allerdings sind solche Nachtreffen im Konzept der Reha-Nachsorge nicht vorgesehen, und es gibt daher keine entsprechende Abrechnungsmöglichkeit für die therapeutischen Leistungen.

Übersicht Booster-Sitzungen

Materialien	Flipchart
Lernziele	Fortschritte in der Krankheitsverarbeitung erkennen und anerkennen. Hindernisse/Hürden eruieren und Lösungsstrategien erarbeiten. Stabilisierung des gesundheitsförderlichen Verhaltens
Leitfragen	Was hat sich seit der letzten Sitzung ereignet bzw. was hat sich zum Guten verändert? Wo gab es Schwierigkeiten oder Hindernisse und wie kann ich damit umgehen? Was kann ich (weiter) tun, um das Erreichte langfristig zu sichern? Was nehme ich mir weiter vor?
Ablauf der Sitzung	• Eingangsrunde mit Blitzlicht zu aktuellem Befinden (5 Min) • Ausführlicher Austausch darüber, was sich seit der letzten Sitzung ereignet hat, was sich zum Guten verändert hat und wo noch Symptome und Einschränkungen bestehen. (45 Min) • Fokusthema der Sitzung entweder über Situationsanalyse einer vom PCS-Patienten eingebrachten problematischen Situation *oder* Reflecting Team zu einer vom PCS-Patienten eingebrachten problematischen Situation (30 Min) • Diskussion und Klärung von noch offen gebliebenen Fragen (10 Min) • Rekapitulation der wichtigsten Punkte der Sitzung (5 Min) • Abschlussrunde (5 Min)

Einstieg Die Teilnehmer werden vom Gruppentherapeuten begrüßt und gebeten, sich im Stuhlkreis einzufinden. Die Eingangsrunde erfolgt mit einem kurzen Blitzlicht **zum aktuellen Befinden.**

Da zwischen dem Ende der Psychotherapiegruppe und den Booster-Sitzungen mehrere Monate liegen, dienen die Booster-Termine sowohl dazu, den PCS-Patienten ihre gesundheitlichen Fortschritte und Veränderungen auf der Einstellungs- und Verhaltensebene bewusst zu machen, als auch nach möglichen Lösungen bei ausbleibenden Fortschritten oder neu aufgetretenen Problemen zu suchen. Der ausführliche Austausch in der Gruppe darüber, wie es den Patienten seit Gruppenende ergangen ist und welche Fortschritte und Schwierigkeiten sie erlebt haben, kann mit folgenden Leitfragen moderiert werden:

LEITFRAGEN

- *„Wie ist es Ihnen seit Ende der Gruppe ergangen in Bezug auf*
  - *körperlicher Ebene (PCS-Symptome),*
  - *psychisches Wohlbefinden (Stimmung),*
  - *Teilhabe am Arbeits-/Sozial-/Familien-/Paarleben"?*
- *„Was hat sich zum Guten verändert?"*
- *„Wo sind Sie auf Hindernisse oder Schwierigkeiten gestoßen?"*
- *„Wo und Wann erleben Sie noch Einschränkungen?"*
- *„Wenn Sie zurückblicken zum Beginn Ihrer Erkrankung, was haben Sie gelernt?"*

Umgang mit Schwierigkeiten und Widerständen Ausbleibende Fortschritte können neben der langsamen Besserungstendenz des PCS häufig auch auf Hindernisse oder Schwierigkeiten, die u. a. durch das Umfeld moderiert werden, erklärt werden. Dies kann sich z. B. auf eine Änderung im Arbeits-/Leistungsverhalten/bessere Abgrenzungsfähigkeiten beziehen (z. B. „Früher hast du dich in der Firma mehr eingebracht und warst eine tragende Kraft, wenn es eng wurde. Da konnte man sich noch darauf verlassen, dass du die Arbeit wegschaffst.") oder eine veränderte Selbstfürsorge (z. B. „Seitdem du deine Ruhezeiten brauchst, können wir gar nicht mehr…").

4

Nicht selten führt gesundheitsförderliches und selbstfürsorgliches Verhalten im Dienst des Energie- und Pausenmanagements zu Kritik in Familie und Partnerschaft oder einer besseren Abgrenzungsfähigkeit zu Konflikten im beruflichen Kontext. Insbesondere im beruflichen Kontext treffen bessere Abgrenzungsstrategien auf Ablehnung durch Kollegen oder Vorgesetzte und werden daher meist nicht lange durchgehalten bzw. im vorausauseilenden Gehorsam zurückgenommen.

Mit Ende der PCS-Gruppe ist auch die regelmäßige Unterstützung und Ermutigung zu selbstfürsorglichem Verhalten weggefallen, sodass der Umgang mit Schwierigkeiten und Widerständen explizit thematisiert werden soll.

Im Rahmen einer **Situationsanalyse** anhand eines Patientenbeispiels oder mittels **Reflecting Team** (Andersen, 1987; Chang, 2010) sollen Lösungsansätze erarbeitet werden.

PRAXISTIPP

Reflecting Team

Für wen? Gruppe oder Einzelperson, die Rat sucht bzw. eine Reflexion wünscht.
Wer macht was? 1 Beratender, der interviewt; 2–4 Beratende (Reflecting Team).
Dauer: ca. 1 Stunde.
Ablauf:

- Der Ratsuchende wird von einem Interviewer zu seinem Thema befragt. Das Reflecting-Team sitzt nur dabei und hört aufmerksam zu.
- Nach einiger Zeit wird das Reflecting-Team um seine Gedanken und Beobachtungen gebeten. Nun hören der Ratsuchende und der Interviewer nur zu.
- Das Reflecting-Team spricht untereinander über das Gehörte und tauscht Wahrnehmungen, Gedanken, Beobachtungen und Fragen aus.
  (5–10 Minuten)
- Sobald das Reflecting-Team mit seinem Austausch fertig ist, spricht nun wieder nur der Interviewer mit dem Ratsuchenden. Sie tauschen sich über die Gedanken des Ratsuchenden aus, die beim Zuhören des Reflecting-Teams entstanden sind. Dann entscheidet der Ratsuchende, was er von dem Gehörten weiterverfolgen möchte.

Neben der Lösung von konkreten Problemsituationen sind Strategien zur Stabilisierung von gesundheitsförderlichen Verhaltensweisen notwendig, damit die PCS-Patienten weiter genesen und langfristig gesund werden können. Hierfür sollen sich die Teilnehmer darüber austauschen, wie sie sich auf Dauer gesundheitsförderlich verhalten können. Der Therapeut notiert die Vorschläge und Gedanken am Flipchart. Das Sammeln von Strategien ist in einer Gemeinschaft der „Gleichgesinnten" i. d. R. besser umsetzbar, ferner kann der Therapeut anregen, dass die Teilnehmer sich auch außerhalb der Gruppe gegenseitig unterstützen (z. B. 1× pro Woche gemeinsam zum PCS-Bewegungstraining treffen; gemeinsam Entspannungskurse besuchen).

Für den Fall, dass sich die Situation bei einigen Teilnehmern gar nicht verbessert oder sogar verschlechtert hat, ist es hilfreich, Adressen oder Tipps zur Hand zu haben, wo es weitere Unterstützungsmöglichkeiten gibt. Dies können z. B. sein:

- Stellen eines Rehaantrags,
- Hinzuziehen weiterer Fachärzte (z. B. Neurologie, Schmerztherapie),
- Einzelpsychotherapie,
- Vorstellung in einer Spezialambulanz,
- Teilnahme an einer Selbsthilfegruppe.

Bei einer ambulanten Gruppe gibt es natürlich die Möglichkeit, dass die Gruppe sich entschließt, als Selbsthilfegruppe weiterzumachen. Als Unterstützung kann hier ein Kontakt zur regionalen Selbsthilfekontaktstelle vermittelt werden.

Abschluss und Hausaufgabe Vor dem Abschluss der Sitzung sollen bisher noch offen gebliebene oder neu aufgekommene Fragen diskutiert und geklärt werden. Hierbei sollen die Teilnehmer ausdrücklich dazu ermutigt werden, Fragen zu stellen oder Unsicherheiten anzusprechen, da dies die letzten Gelegenheiten sind, offene Fragen gemeinsam mit dem Therapeuten und den Gruppenmitgliedern zu besprechen. Zum Abschluss ziehen die Teilnehmer gemeinsam ein Fazit und fassen die wesentlichen Punkte der Booster-Sitzung zusammen. Mit einer „Selbstvereinbarung" (Hausaufgabe), welche Verhaltensweisen die Patienten fortführen/an welchen Themen sie weiter arbeiten wollen (→ SMART-Ziele Lehner und Weihe, 2019), endet die Booster-Sitzung.

Da es sich hier um die letzte Gruppensitzung handelt – sofern die Gruppe nicht als Selbsthilfegruppe weitermacht –, kann je nach individuellem Stil der Gruppenleiter und dem Bedürfnis bzw. der Kohäsion der Gruppe noch ein kleines Abschiedsritual angeschlossen werden.

KAPITEL

5 Bewegungstherapie

Judit Kleinschmidt

5.1 Warum Bewegungstherapie?

Für eine angemessene Teilhabe am alltäglichen Leben braucht es vor allem ein gewisscs Maß an physischer Mobilität – physische, also Alltagsmobilität ist in diesem Fall gemeint. Diese benötigt wiederum die Fähigkeit, in einem gewissen Ausmaß, bei einer gewissen Belastung, über eine gewisse Dauer, in angemessener Art und Weise zu reagieren. Wegstrecken müssen zurückgelegt werden können, vielleicht sogar mit einem Zusatzgewicht, wenn der Einkauf erledigt werden muss. Um am alltäglichen Leben teilzuhaben, brauche ich Kraft und die Ausdauer, ein Treffen mit Menschen mitzugestalten oder zu besuchen. Um ein Ausdauertraining oder ein Krafttraining durchführen zu können, wird Energie benötigt.

Vielen PCS-Erkrankte ist die Teilhabe am alltäglichen Leben nur eingeschränkt, sehr eingeschränkt oder gar nicht möglich. Wie bereits erwähnt, kann das viele Folgen nach sich ziehen. Es hat sich aber gezeigt, dass sich ein wohldosiertes Ausdauer- und Krafttraining günstig auswirken.

Viele Post-COVID-Patienten sind sehr verunsichert, was das richtige Maß an Belastung sein könnte. Einerseits besteht die Angst vor einem „Crash", also einer über Tage anhaltenden, deutlichen Verschlechterung nach einer Überlastung und in letzter Konsequenz einer Abwärtsspirale mit immer geringerer Belastbarkeit als Folge der Überforderung. Andererseits neigen viele Patienten dazu, zu schnell zu viel von sich zu fordern, und versuchen, direkt wieder an das Leistungsniveau vor der Infektion heranzukommen (s. ➤ Kap. 2.4.2; Avoidance/Endurance). Bewegungstherapie bietet hier die Chance, mithilfe der konkreten Erfahrungen zu einer realistischen Selbsteinschätzung zu kommen (s. unten; ➤ Abb. 5.1).

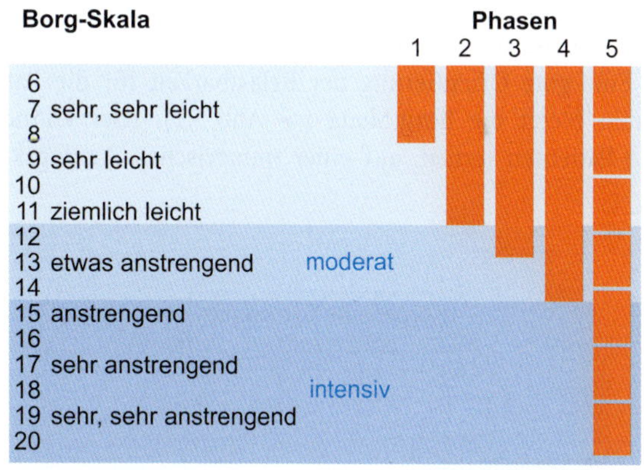

Abb. 5.1 Borg-Skala (hier nach DVGS, 2022). Quelle: Deutscher Verband für Gesundheitssport und Sporttherapie (DVGS) e.V. https://dvgs.de/images/2022/06/DVGS_09_Long_Covid_Factsheet_Finalversion_Web.pdf

Sie hat sich inzwischen auch in kontrollierten, randomisierten Studien als effektiv und sicher bei PCS-Betroffenen erwiesen (Tryfononos et al., 2024).

MERKE

Von besonderer Bedeutung ist die Erfahrung, dass es auch eine gesunde Erschöpfung gibt: Eine leichte Erschöpfung nach inzwischen vielleicht ungewohnter körperlicher Anstrengung ist nicht automatisch ein Crash! Normaler Muskelkater darf nicht als Verschlechterung der Post-COVID-Symptomatik fehlgedeutet werden.

Andererseits gehören chronische Schmerzen – teilweise ähnlich wie bei einem Fibromyalgiesyndrom – zur Symptomatik des PCS. Oft fühlt sich der Körper bei körperlicher Aktivität eben nicht mehr so an wie vorher. Schmerzen und Erschöpfung können intensiver und zu einem deutlich früheren Zeitpunkt auftreten als vor der Infektion.

MERKE
Die Bewegungstherapie bietet hier die Chance, den Körper im Tun neu kennenzulernen und ein Gespür dafür zu entwickeln, welche Symptome harmlos und vorübergehend sind und welche als Warnhinweis beachtet werden sollten.

Für viele Patienten stellt diese schmerzhafte Konfrontation mit den enger gewordenen Grenzen der körperlichen Belastbarkeit eine frustrierende Erfahrung dar, die nicht selten Wut auslöst. In manchen Fällen wird ein allein durchgeführtes Training in einer solchen Situation abgebrochen und weitere körperliche Aktivität dann vermieden. Hier ist es eine Chance, in der Rehabilitation Patienten durch diese frustrierende Erfahrung zu begleiten und beratend zur Seite zu stehen, bis am Ende meist doch vorsichtige Erfolgserlebnisse stehen (➤ Abb. 5.2b). Die Kooperation mit der Psychotherapie und besonders dem ACT-Ansatz (Achtsamkeits- und Commitment-Therapie) ist hier hilfreich.

Eine gute Orientierung der Belastbarkeit für die Patienten bietet die Borg-Skala (➤ Abb. 5.1). Hier können die Patienten lernen, auf einer numerischen Analogskala Belastung und Dyspnoe für sich einzuschätzen und zu kommunizieren. Bereits das Quantifizieren auf der Skala ist therapeutisch wirksam: Die Patienten lernen, dass es nicht nur die beiden Alternativen Luftnot oder keine Luftnot gibt, sondern verschiedene Abstufungen. Sie können für sich erkennen, dass leichte Luftnot nach Belastung durchaus normal ist, und üben, sich selbst realistischer einzuschätzen. Gerade sehr ängstlichen Patienten, bei denen anfangs bereits eine geringe Symptomatik Panik auslöst, fällt es mithilfe der Skala leichter, zwischen Symptomen der Angst und der tatsächlichen körperlichen Belastung zu differenzieren.

5.2 Bewegungstherapie in der Rehabilitation

Die Ziele der Bewegungstherapie sind in der Übersicht dargestellt. Sie beziehen sich sowohl auf den Trainingszustand als auch auf Symptomreduktion und Steigerung von Wohlbefinden als auch auf die Schulung der Körperwahrnehmung. Zusätzlich wirkt Bewegungstherapie wahrscheinlich über psychoneuroimmunologische Mechanismen direkt auf die zentralen Krankheitsprozesse des PCS ein.

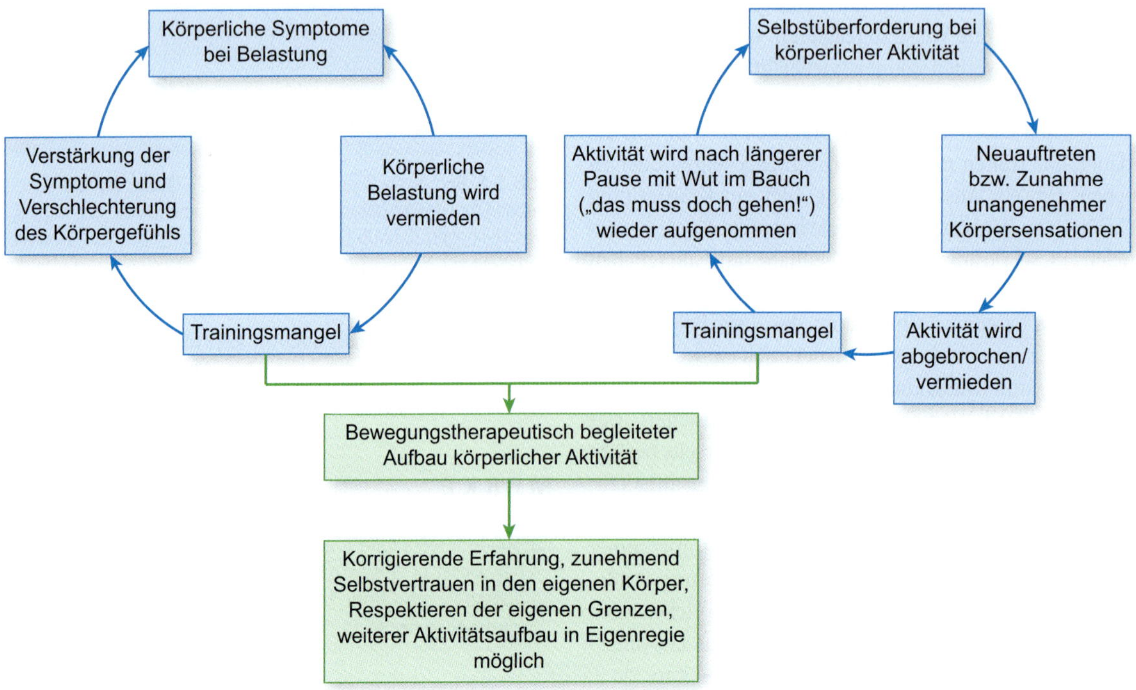

Abb. 5.2 Teufelskreise, die mit Bewegungstherapie aufgelöst werden können.
a) Teufelskreis der Angst
b) Teufelskreis der Selbstüberforderung

Ziele der Bewegungstherapie beim PCS

- Verbesserung der Körperwahrnehmung
- Verbesserung von Ausdauerleistung, Flexibilität und körperlicher Belastbarkeit (Trainingseffekt)
- Verbesserung von Koordination und Gleichgewicht
- Verbesserung der Spannungswahrnehmung und -regulation
- Verbesserung der Atemregulation, Reduktion von dysfunktionalen Atemmustern und Dyspnoe
- Abbau von bewegungsbezogenen Ängsten
- Erkennen von Frühwarnsymptomen und deren Beachtung zur Prävention von PEM (Post-Exertionelle Malaise)
- Förderung von Selbstwirksamkeit
- Antidepressiver Effekt
- Verbesserung der kardiopulmonalen Leistungsfähigkeit und der peripheren Sauerstoffausschöpfung
- Neurobiologische Effekte: günstige Beeinflussung von Immunsystem, Stresshormonen (Hypothalamus-Hypophysen-Nebennierenrinde-Achse, HHNNR-Achse) und Reduktion von oxidativem Stress

Um diese Ziele umzusetzen, hilft es nicht allein, sie in Vorträgen zu formulieren. Eine stationäre oder teilstationäre Rehabilitation bietet die Möglichkeit, die Effekte von regelmäßiger, angemessen dosierter Bewegung zu erfahren und den Prozess der Veränderung selbst zu erleben. Regelmäßiges anpassen des Trainings ist hierbei ebenso wichtig wie Abwechslung im Trainingsprogramm. Die Wochenstruktur in der Rehaklinik bietet viele Möglichkeiten; das Programm der Bewegungstherapie sieht im Rehazentrum Seehof zum Beispiel so aus:

Beispiel

Programm der Bewegungstherapie im Rehazentrum Seehof

Am Anfang steht eine Einführung in Ziele und Ablauf der Bewegungstherapie bei PCS (45 Minuten). Wichtig ist hier der Hinweis, dass es primär um eine Steigerung von körperlichem Wohlbefinden und Bewegungsfreiheit und nicht um eine möglichst schnelle Leistungssteigerung geht.

- 2× wöchentlich 30 Minuten Bewegungstherapie
- 3× wöchentlich 30 Minuten pulsgesteuertes Ergometertraining
- 1× wöchentlich 45 Minuten Walking
- 1× wöchentlich 1 Stunde Atemtherapie
- 2× wöchentlich 30 Minuten sitzend/45 Minuten liegend Progressive Muskelrelaxation (PMR) nach Jacobsen
- Je nach individueller Indikation Qigong, Yoga, Wassergymnastik, Nordic Walking

Einführung und Bewegungstherapiegruppe sowie die Atemtherapie finden in einer geschlossenen Gruppe nur mit den PCS-Patienten statt. Beim Walking und dem Ergometertraining sind die PCS-Patienten gemeinsam Teil einer größeren Gruppe auch mit Patienten mit anderen Diagnosen. Im Vergleich zur Bewegungstherapie in der Psychosomatik oder der Psychokardiologie wurde die Dauer der Bewegungstherapie-Gruppentherapie verkürzt, dafür gibt es insgesamt mehr kürzere bewegungstherapeutische Einheiten im Wochenprogramm. Die PCS-Patienten trainieren jeweils in einer eigenen Gruppe, was eine spezifische Anpassung der Trainingsintensität an deren meist verminderte Belastbarkeit ermöglicht.

Wichtig ist eine personelle Konstanz in der Betreuung der PCS-Patienten, um dysfunktionale Muster besser erkennen und verändern zu können. Der Bewegungstherapeut sollte möglichst in der Betreuung von Patienten mit PCS erfahren oder entsprechend geschult sein.

Integration der Bewegungstherapie in das Rehateam Für ein gut angepasstes individuelles Training sind regelmäßige Teamtreffen wichtig. Hier werden alle aktuellen Themen bezüglich der kardiologischen, als auch der psychotherapeutischen Seite angesprochen und weitere Maßnahmen besprochen. Die Beiträge und die Unterstützung der Spezialtherapeuten sind eine wichtige Ressource. Die Bewegungstherapie kann z. B. einen Beitrag bei der Reflexion der Erwartungshaltung der Patienten an sich selbst leisten. Dysfunktionale Muster sind den Betroffenen oft selbst nicht bewusst und werden deshalb in der Psychotherapie nicht thematisiert. Sie sind aber in der Bewegungstherapie unmittelbar erleb- und beobachtbar und können durch die Rückmeldung der Bewegungstherapeuten für den therapeutischen Prozess nutzbar gemacht werden.

Besonderheiten in der Bewegungstherapie mit PCS-Patienten In jeder Einheit ist der erste Punkt für die Patienten, für sich selbst einzuschätzen, wie hoch die Dosierung des Trainings jetzt sein darf. Dabei ist es auch nötig zu beachten, welche Punkte an diesem Tag insgesamt eine Rolle spielen, wie die weitere Planung des Tages aussieht. Für Patienten, die sich eher „durchbeißen“, kann sich das Training erst einmal zu leicht anfühlen. Erst im weiteren Verlauf der Reha lernen sie, die Trainingsintensität in Relation zu den weiteren am Tag noch anstehenden körperlichen wie kognitiven Belastungen realistischer einzuschätzen. Möglich ist hierbei auch die Erfahrung, dass körperliche Aktivität nach geistiger Anstrengung einen wohltuenden Effekt haben kann. Ein vorübergehendes Überforderungserleben bleibt jedoch bei Veränderungen im Training nicht immer aus.

Sehr verunsicherte Patienten fühlen sich in der Reha meistens gut aufgehoben und sind mutiger, als sie es zu Hause bisher waren. Dann ist es gut, Symptome von Post-COVID und die der normalen Dekonditionierung getrennt voneinander zu beachten. In dieser Zeit lernen die Patienten, Symptome immer besser zuzuordnen und sich selbst realistischer einzuschätzen, was sie mutiger werden lässt. Darüber kann ein Teufelskreis (➤ Abb. 5.2a) durchbrochen werden, und es ist wichtig, einen Bewegungsplan für zu Hause vorzubereiten.

Von besonderer Bedeutung ist bei Patienten mit PCS eine sorgfältige Besprechung der Behandlungsziele und des Therapieplans. Angstbetonte Patienten erleben den Plan mit mehreren Anwendungen am Tag oft als Überforderung und wollen diesen eher ausdünnen. Sehr leistungsorientierte Patienten fragen hingegen eher nach zusätzlichen Anwendungen („Kann ich nicht auch noch an der Kunsttherapie, der Wassergymnastik und dem Qigong teilnehmen?"). Das richtige Maß lässt sich am besten mit vorsichtigem und geplantem Ausprobieren finden.

Gerade die Auseinandersetzung mit den Patienten über zusätzliche Behandlungswünsche kann hilfreich sein, um Selbstreflexion zum Thema Erschöpfung zu bahnen. Nicht selten wird hierbei die Kommunikationsfähigkeit des Teams auf die Probe gestellt:

CAVE

Wünschen nach Veränderung im Therapieplan gerade im bewegungstherapeutischen Bereich sollte nicht ohne Rücksprache mit den Bewegungstherapeuten nachgegeben werden, da ansonsten Vermeidungsverhalten oder unreflektierte Selbstüberforderung unterstützt werden.

Manche PCS-Patienten werden durch die im Rahmen der Bewegungstherapie auftretenden körperliche Sensationen verunsichert und sprechen ihre Ärzte hierauf an. In diesem Fall ist es hilfreich, aufeinander abgestimmt zu antworten und entängstigende bzw. handlungsorientierte Erklärungsmuster anzubieten. Dies kann z. B. der Hinweis auf den Unterschied zwischen Symptomen der Dekonditionierung und Warnhinweisen auf eine Überschreitung der durch das PCS gesetzten Belastungsgrenzen sein.

Seit September 2021 wurden mit dem oben beschriebenen Bewegungstherapiekonzept etwa 250 PCS-Patienten behandelt. Schwere oder nachhaltige Fälle von Post-Exertioneller Malaise (PEM) konnten wir hierbei nicht beobachten. Unsere Erklärung hierfür ist, dass ein bewegungstherapeutisches Konzept, welches sich an den aktuellen Bedürfnissen der einzelnen Gruppenteilnehmer orientiert und auf eine Verbesserung der Körperwahrnehmung ausgelegt ist, präventiv wirkt. Einschränkend muss gesagt werden, dass sich unsere Erfahrung nur auf Patienten mit einem mittleren PCS-Schweregrad bezieht und nicht auf Patienten mit einem ausgeprägten ME/CFS mit sehr geringer Belastbarkeit bis hin zur Bettlägerigkeit

Bewegungstherapiegruppe Die Bewegungsgruppen sind organisiert in 30-minütigen Einheiten mit Elementen aus dem Yoga, Qigong, Feldenkrais und Pilates. Jede Einheit startet mit einem Stimmungs-/Belastungsbild. Mithilfe der Borg-Skala (➤ Abb. 5.1) wird der Ist-Zustand bestimmt, und es können Bezüge zu vorangegangenen geistigen oder körperlichen Anstrengungen im Rahmen von Therapieanwendungen oder Freizeitaktivitäten hergestellt werden. Hierauf kann das folgende Programm der Gruppe angepasst werden.

Ein Beispiel für eine Gruppeneinheit ist in ➤ Tab. 5.1 dargestellt.

Tab. 5.1 Bewegungstherapie: Beispiel für eine Gruppeneinheit

Übung	Inhalt	Ziel
Einstieg	Stimmungs-/Belastungsbild unter Anwendung der Borg-Skala	Erfassung des aktuellen geistigen und körperlichen Energielevels
Mobilisation der Gelenke	Schultern kreisen Becken kreisen Einbeinstand, Knie kreist nach außen, Vorbeuge/Rückbeuge, Fersenstand/Zehenspitzenstand usw.	Mobilisation Gleichgewichtstraining Förderung der Körperwahrnehmung
Pause	Kutschersitz mit geschlossenen/offenen Augen, bewusstes Nachspüren, bewusste Beobachtung der Atmung, ohne die Sitzposition zu verändern usw.	Üben bewusster kurzer Pauseneinheiten von 2–3 Minuten
Kräftigung	• Aktiver Stand: der Fuß ist gleichmäßig belastet, Knie leicht gebeugt, das Becken aufgerichtet, die Bauchmuskulatur angespannt, um ein Hohlkreuz zu verhindern, die Schultern fallen locker nach hinten • Squatvarianten (=Kniebeugen) mit und ohne Gewichte, hohe/tiefe, mit/ohne Ausfallschritt, Einbauen von Haltephasen • Liegestützvarianten an der Wand/auf dem Hocker • Bewusste Pause • Aktiver Stand, Arme nach oben gestreckt; diagonal bewegen sich Ellenbogen und Knie aufeinander zu (mit/ohne Gewichte/Theraband) • Bewusste Pause • Im Liegen Schulterbrücke (Varianten) • Koordinationsspiele (eine Hand tätschelt den Kopf, die andere streichelt den Bauch, die Hände und die Aufgabe wechseln)	Kraftausdauer Gleichgewicht Körperwahrnehmung Koordination Pausenmanagement
Dehnung	• Katze/Kuh • Die Arme gestreckt nach vorn auf einem Hocker ablegen, den Oberkörper nach vorn sinken lassen • Vorbeuge mit leicht gebeugten Knien • Dehnung der Flanken im Sitz, das Becken aufgerichtet, der rechte Arm zieht sanft zur Decke und dann zur linken Seite, dann Seite wechseln • Bewusste Pause/Reflexion	• Förderung der Beweglichkeit • Veränderung der Körperhaltung • Förderung der Körperwahrnehmung • Abschluss/Reflexion

Ausdauertraining Es gibt unterschiedliche Methoden des Ausdauertrainings mit unterschiedlichen Intensitäten. Ausdauertraining ist ein länger anhaltendes (ab ca. 30 Minuten) Training bei mittlerer Belastungsintensität. Hier ist die Herzfrequenz (nicht nur) für Post-COVID-Patienten eine Richtlinie. Ausdauertraining ist z. B. freies Ergometertraining, Walking, Joggen, Nordic Walking, Schwimmen, Aquafitness usw. Wichtig ist, dass es regelmäßig geschieht, die WHO empfiehlt 150 Minuten pro Woche in moderater Intensität.

Für viele PCS-Patienten sind Walking, das etwas intensivere Nordic Walking oder Schwimmen der richtige Einstieg in das Ausdauertraining. Sehr leistungsorientierten Patienten, die früher vielleicht als ambitionierte Jogger die Walker lächelnd überholt haben, fällt es mitunter schwer, sich zunächst auf ein niedriger dosiertes Training einzulassen und dieses ernst zu nehmen. Ein zu schneller Trainingsstart ist jedoch mit einem hohen Rückfall- und Frustrationsrisiko verbunden.

PRAXISTIPP

Ein wichtiges Ziel des begleiteten Ausdauertrainings in der Klinik ist es, den Patienten eine oder zwei Trainingsmethoden so zu vermitteln, dass sie diese zu Hause selbstständig und regelmäßig weiter anwenden.

Ergometertraining Das pulsgesteuerte, therapeutisch begleitete Ergometertraining mit EKG-Monitoring in der Gruppe ist in der Klinik ein 30-minütiges Training und findet 3× wöchentlich statt. Pulsgesteuert bedeutet, dass bei zu hohem Puls die Wattzahl abgesenkt und bei niedrigem Puls erhöht wird. Die Belastungsgrenze wird zu Beginn der Rehabilitation im Rahmen der Eingangsdiagnostik mithilfe eines Belastungs-EKGs ermittelt. Die direkte Rückmeldung hilft, die eigene Belastbarkeit einzuschätzen und anzupassen. Außerdem gibt das Training in der Gruppe, in einer beobachteten Atmosphäre der Pulsüberwachung und mit dem Therapeuten gemeinsam, den Patienten Sicherheit.

Das Ergometertraining kann von den Patienten mit einem Heimtrainer oder in einem Fitnessstudio fortgesetzt werden. Gerade Patienten mit einem hohen Bedürfnis nach Sicherheit und Kontrolle bevorzugen diese Option des Ausdauertrainings.

Krafttraining Das Krafttraining an den Geräten hilft gezielt, Muskelgruppen mit Gewichten zu kräftigen. Für ein effektives Training werden 2–3 Trainingseinheiten pro Woche empfohlen, es sollte ein abwechslungsreiches Training sein, bei dem alle großen Muskelgruppen angesprochen werden. Ein kräftigendes Training kann ebenso zu Hause auf der Matte oder auf dem Teppich, mit und ohne Hilfsmittel stattfinden. Die Bewegungstherapie gibt viele Anregungen.

PCS-Patienten sollten durch das Training möglichst keine weiteren Crashs erleben, darum ist es wichtig, die Entwicklung des Trainings initial zu supervidieren. Je nach Belastbarkeit wirkt sich ein wohldosiertes Krafttraining positiv auf den weiteren Verlauf aus. Die Dosierung spielt wieder eine große Rolle, gerade bei trainierten Patienten ist die Neigung zur Überforderung gegeben, durch ein zu schnelles Zurückkehren zu „alten" Gewichten.

Ein Training an Geräten kann eine Abwechslung sein und setzt neue Reize. Gerade Patienten mit schwereren körperlichen Einschränkungen können gezielt und kontrolliert trainieren und dabei auf die Tagesform individuell eingehen.

Das Krafttraining an Geräten ist für alle diejenigen gut, die vor ihrer Erkrankung sowieso schon trainiert hatten. Für manche Patienten ist es gerade das Gerätetraining, welches sie gut zu Hause in Begleitung oder Unterstützung realistisch umsetzen können. Andere trainieren lieber in Gruppen, wieder andere zu Hause.

Übungsformen Im Folgenden werden einige Übungen zur Kräftigung der Muskulatur und der Verbesserung von Kondition und Koordination dargestellt. Die Übungen können unter Anleitung der Psychotherapeutin in der Gruppe gemacht werden, es ist aber ebenso gut möglich, Text und Abbildungen (➤ Abb. 5.3) als Anleitung für das Üben zu Hause mitzugeben. Der gesamte Ablauf der Übungen 1–14 erfordert ca. 30 Minuten. Zwischen den einzelnen Übungen sollte jeweils eine etwa bewusste Pause von 1 Minute eingelegt werden, dabei können gern die Augen geschlossen werden. Es lohnt sich, immer wieder genauer nach dem Befinden und der Entwicklung des Übungsprozesses zu fragen und diesen zu reflektieren.

Wenn 30 Minuten Üben am Stück noch eine Überforderung darstellen, können die Übungen zunächst in mehrere Untereinheiten zu je 10–15 Einheiten unterteilt werden. Eine kurze Sequenz von zwei oder drei Übungen eignet sich auch für eine bewegte Pause in der Psychotherapiegruppe.

- **Nr. 1:** Sitzend auf der Matte oder einem Stuhl, die Fingerkuppen stehen links und rechts auf der Matte auf. Das Becken vor und zurück bewegen, die Wirbelsäule folgt der Bewegung, die Arme dazu ein und ausdrehen. Ausatmen, den Bauchnabel nach hinten und oben ziehen, das Becken rollt zurück. Sich zusammenrollen, die Finger bleiben aufgestellt, die Schultern rollen mit nach innen. Einatmen, den Kopf aufrichten, das Brustbein nach vorn und oben schieben, das Becken sanft nach vorn kippen, die Schultern drehen leicht nach außen (15–20 Wiederholungen).
- **Nr. 2:** Sitzend auf der Matte oder auf einem Stuhl, die linke Hand ist aktiv, die Fingerkuppen drücken aktiv in die Matte/den Stuhl, der rechte Arm zieht mit der Einatmung Richtung Decke, mit der Ausatmung nach rechts, bleibt dort. 2–3 tiefe Atemzüge genießen. Langsam in die Mitte zurückkommen und die Seite wechseln (3–5 Wiederholungen).
- **Nr. 3:** Schultern kreisen rückwärts.
- **Nr. 4:** In den Vierfüßlerstand kommen, die Bauchdecke aktivieren, den Bauchnabel nach hinten und oben ziehen, den Atem fließen lassen und die Spannung halten. Beide Knie anheben und die Spannung für einigen Atemzüge halten (10–15 Wiederholungen).

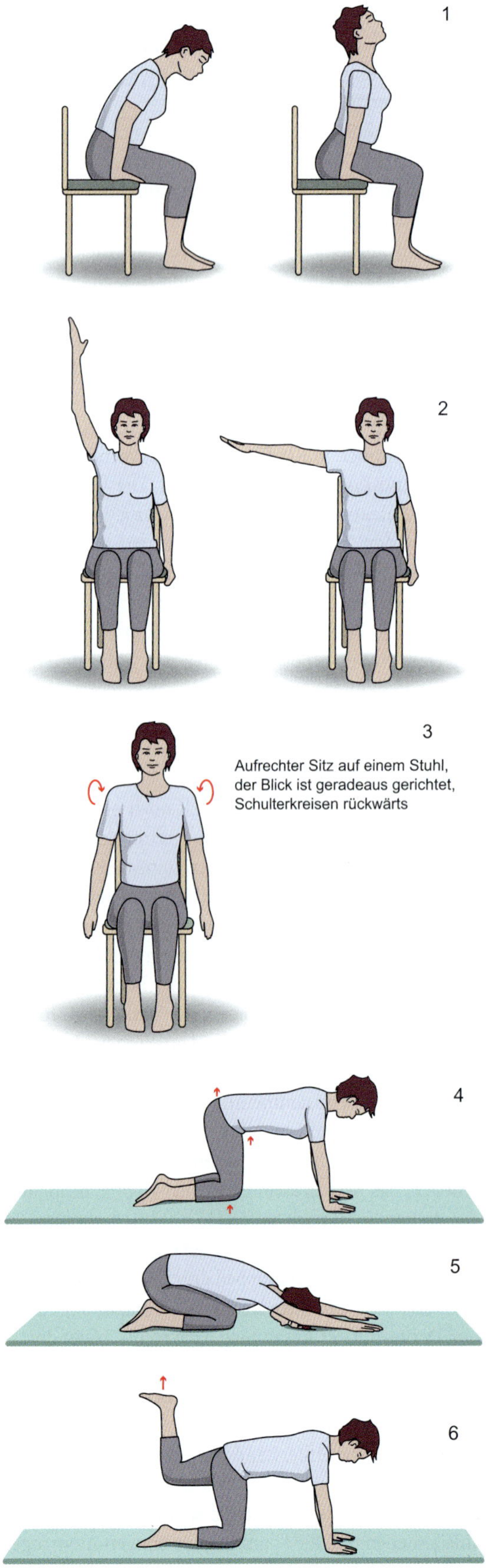

Abb. 5.3 Bewegungstherapie in der Post-COVID-Rehabilitation (Beschreibung der Übungen s. Text).

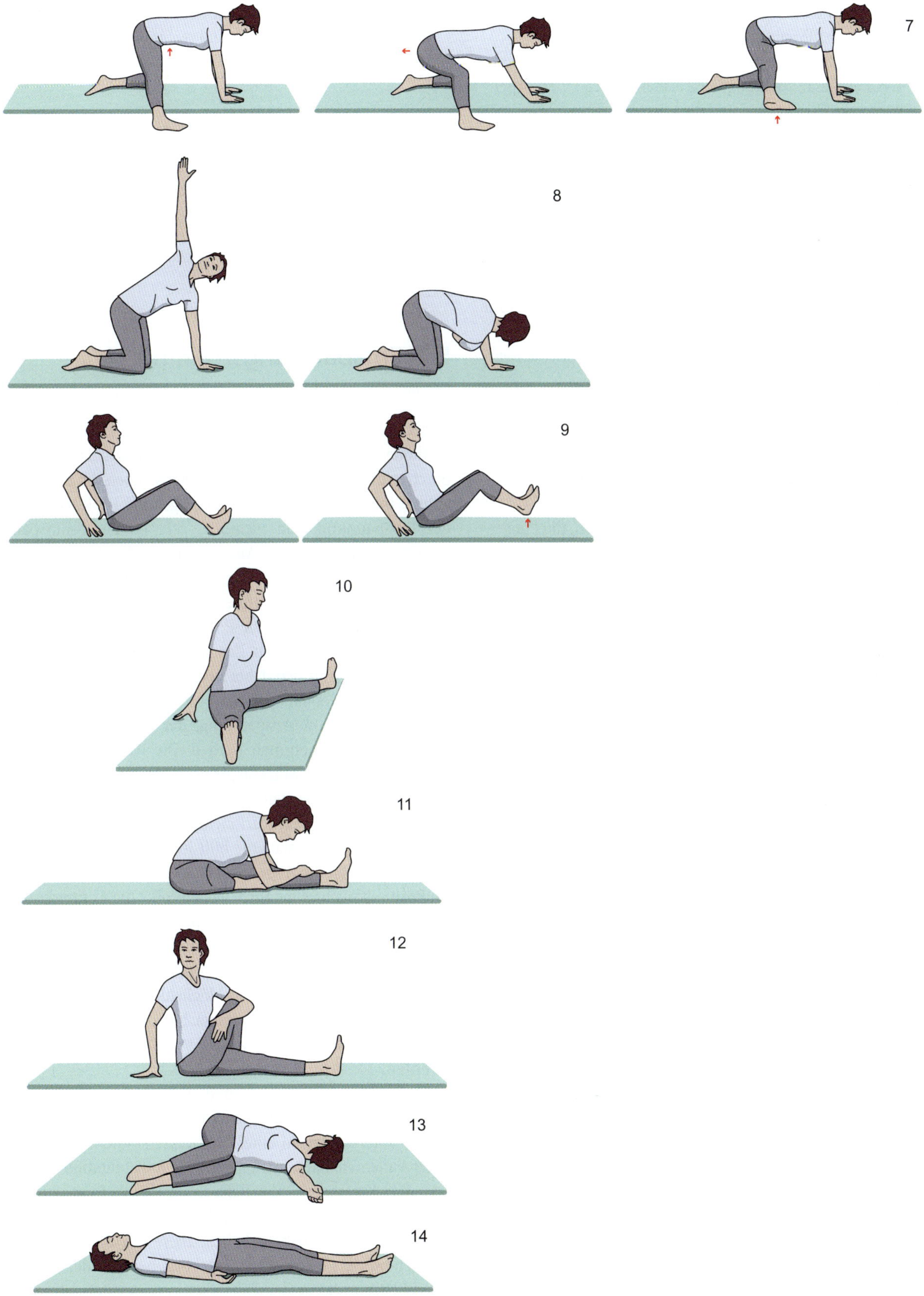

Abb. 5.3 *(Forts)*

- Als Variante mit gestreckten Beinen und angewinkelten Armen ausführen („Plank").
- **Nr. 5:** In der Pause in eine angenehme Position kommen z. B. das Gesäß Richtung Füße schieben, den Oberkörper nach vornüber beugen und die Stirn auflegen.
- **Nr. 6:** Im Vierfüßlerstand die Bauchdecke aktivieren und das rechte Bein angewinkelt Richtung Decke heben. Darauf achten, dass die Bauchmuskulatur aktiv bleibt, um ein Hohlkreuz zu vermeiden. (10–15 Wiederholungen).
- Die Seite wechseln; dann Pause.
- **Nr. 7:** Im Vierfüßlerstand das rechte Bein rechtwinklig ausgehend von der Hüfte ausgestreckt abgestellt, die Bauchmuskulatur ist aktiv. Mit der Ausatmung das Becken Richtung Füße schieben, einatmen, das Gewicht wieder nach vorn über die Knie bringen und das abgestellte Bein anheben (8–10 Wiederholungen); dann Pause.
- **Nr. 8:** Im Vierfüßlerstand mit der Einatmung den rechten Arm Richtung Decke aufdrehen, der Blick folgt der Bewegung. Mit der Ausatmung schließt die rechte Hand unter dem Bauch nach links. Seite wechseln (10 Wiederholungen).
- **Nr. 9:** Ins Sitzen kommen, die Beine anstellen, die Fingerkuppen links und rechts aufgestellt. Die Bauchdecke ist aktiv, das Brustbein aufrichten und den gesamten Körper leicht nach hinten kippen, die Füße vom Boden lösen. Wenn möglich, die Hände lösen. Ein paar Sekunden halten und den Atem fließen lassen (8–10 Wiederholungen).
- In den Pausen die Füße aufstellen, die Knie nach außen fallen lassen und den Oberkörper entspannt nach vorn hängen lassen, die Atmung vertiefen.
- **Nr. 10:** Die Beine weit gespreizt ausgestreckt ablegen, die Fingerkuppen stehen links und rechts auf, das Brustbein schiebt sich weit nach vorn und oben. Ein paar Atemzüge diese Position halten.
- **Nr. 11:** Den rechten Fuß ans linke Knie bringen und sich mit aufgerichtetem Oberkörper langsam über das linke Bein absinken lassen. Ein paar Atemzüge halten, dann die Seite wechseln.
- **Nr. 12:** Sitzend auf der Matte/dem Stuhl, das rechte Bein abgewinkelt und mit dem linken Arm das rechte Knie umfassen. Der rechte Arm ist rechts aufgestellt und hilft bei der Aufrichtung. Der Blick geht sanft über die rechte Schulter. Beide Schultern bleiben ganz locker, und vielleicht kann die Rotation in der Wirbelsäule mit dem Ausatmen sanft noch etwas mehr vertieft werden. Dann Seitenwecksel.
- **Nr. 13:** In Rückenlage, beide Beine sind angestellt, die Arme liegen etwas unter Schulterhöhe flach auf dem Boden, die Handflächen zeigen zur Decke. Beide Knie langsam nach links ablegen, die Blick geht nach rechts. Ein paar Atemzüge in dieser Drehdehnung bleiben und den Atem zu vertiefen.
- **Nr. 14:** In Rückenlage auf der Matte eine bequeme Position finden, die Arme links und rechts entspannt abgelegt, nachspüren. Lächeln.

FAZIT

Wichtig ist, dass ein den ganzen Körper ansprechendes Training regelmäßig durchgeführt wird, dabei können die Erfahrungen aus einer Reha helfen. Für PCS-Patienten haben sich kurze, dafür mehr Einheiten in der Woche günstig gezeigt. Gerade beim Gerätetraining ist initial ein beratender Trainer/Therapeut als Ansprechpartner bei Rückfragen oder Unsicherheiten hilfreich.

5.3 Entspannungstraining

In der Rehabilitation bei Post-COVID wird als Entspannungsmethode die Progressive Muskelentspannung nach Jacobsen durchgeführt. An 2 Terminen pro Woche üben die Patienten einmal im Sitzen und einmal im Liegen die PMR. Die Ziele der Entspannung sind vielseitig, z. B. reduziert Entspannungstraining muskuläre Anspannungen, die Durchblutung wird gefördert, die Herzfrequenz reduziert sich, und darüber hinaus wird geübt, die Aufmerksamkeit zu lenken und den Körper wahrzunehmen. Die PMR gibt Patienten eine Möglichkeit, zu Ruhe zu finden, der Erschöpfung einmal nachgeben zu können und sich dabei zu erholen.

Diese Form der Entspannung führt zu einer gesteigerten Wahrnehmung von Anspannung, der Körper kann differenzierter wahrgenommen werden. Die Wahrnehmung der Entspannung in der Muskulatur nach der Anspannungsphase wird von den meisten PCS-Patienten als angenehm und entlastend empfunden. Rückmeldungen über Intensität der Anspannung der Muskulatur hilft in der Reflexion. Je nach Belieben können die Augen geschlossen werden, jederzeit ist ein Positionswechsel möglich, jedoch sollte die Aufmerksamkeit bei der jeweiligen Muskelgruppe bleiben.

Die Progressive Muskelentspannung nach Jacobsen eignet sich sehr gut, eine erste wirkliche Qualität von Entspannung kennenzulernen und mit einer Möglichkeit der Entspannung in Kontakt zu kommen. Sie ist einfach in der Umsetzung, und mit etwas Übung ist ein gewünschter Effekt schnell herbeizuführen.

Entspannungsverfahren – und insbesondere die PMR – werden in ihrem Effekt und ihrer Bedeutung von den Patienten oft unterschätzt. In einer Multicenterstudie, in der über 1.000 Patienten nach stationärer PCS-Rehabilitation in der 6-Monats-Katamnese zum Reha-Erfolg nachbefragt wurden (Kupferschmitt et al., 2022c), gaben über 70 % an, die Entspannungstherapie habe geholfen. Diese war damit das am besten bewertete Behandlungsangebot. Über 55 % der Befragten gaben an, die in der Rehabilitation gelernten Übungen auch nach 6 Monaten noch zu Hause weiterzuführen. Die klinische Erfahrung, dass viele PCS-Patienten Probleme mit der Spannungsregulation haben, sprechen ebenso wie diese Daten dafür, Entspannungstraining sowohl in die stationäre wie in die ambulante Behandlung von PCS-Patienten zu integrieren.

Weitere Optionen zur Entspannung sind das Autogene Training, die Phantasiereise und die Meditation sowie Atemübungen usw. Tai-Chi ‚Qigong und Yoga haben eine über den bloßen Entspannungseffekt hinausgehende Wirkung auf die Spannungsregulation und die Stressverarbeitung.

CAVE

Bei den bewegten Entspannungseinheiten sollte die Wirkung auf die gesamte Tagesstruktur nicht außer Acht gelassen werden.

5.4 Atemtherapie

Atemtherapie ist vor allem dann indiziert, wenn die Patienten unter Dyspnoe und anderen Atembeschwerden leiden. Je nach Befund der Patienten und der Zielsymptomatik sind unterschiedliche Techniken indiziert:

Training der Atemmuskulatur Ein Training der Atemmuskulatur ist insbesondere dann indiziert, wenn Patienten nach einem schweren Verlauf der akuten COVID-19-Infektion – vor allem, wenn eine längere Beatmung erforderlich war – unter einer geschwächten Atemmuskulatur leiden. Ziele können sowohl eine globale Kräftigung der Atemmuskulatur als auch ein gezieltes Anspielen einzelner Muskelgruppen (z. B. Zwerchfell) sein. Bei gestörter pulmonaler Diffusionskapazität kann auch ein Training der Atemhilfsmuskulatur sinnvoll sein.

Atemberuhigung Atemberuhigende Techniken haben das Ziel, dysfunktionale Atemmuster zu durchbrechen und zu verändern. Achtsame Atemübungen und das Training der Atemhilfsmuskulatur sowie Dehnübungen und die Schulung der Körperwahrnehmung sind Inhalte und Ziele. Die Atemtherapie hilft den Patienten, ihren eigenen Atem und ihr Atemverhalten in bestimmten Situationen wahrzunehmen, zu reflektieren.

Das Erspüren der Atmung ist bei Patienten mit einer Post-COVID-Erkrankung nicht immer leicht. Die Atmung wird oft als schwer und anstrengend beschrieben. Ursachen können sowohl eine habituelle (also nicht erforderliche) Hyperventilation als auch dysfunktionale Atemmuster im Sinne einer Schonhaltung (z. B. zu flache Atmung) sein. Diese Schonhaltungen zu überwinden, ist mit Unsicherheiten und Ängsten verbunden und benötigt eine vertrauensvolle Umgebung, Ruhe und Geduld.

Lösung von Blockaden Hier kommen vor allem physiotherapeutische Techniken wie die **reflektorische Atemtherapie** zum Einsatz. Die reflektorische Atemtherapie ist ein ganzheitliches Konzept, bei dem der Atem vor allem über das Zwerchfell unwillkürlich reguliert wird und dadurch die verschiedenen Körperfunktionen des Menschen beeinflusst werden. Durch intensive Grifftechniken werden körpereigene Rezeptoren im Gewebe aktiviert, Verspannungen gelöst und eine intuitive Atmung gefördert. Diese Methode hat sich schon bei der Behandlung von Atemblockaden durch Verklebungen und Vernarbungen, aber auch bei schmerz- oder angstbedingten Schonhaltungen nach thorakalen Operationen bewährt und wurde vor allem bei PCS-Patienten nach schwerer COVID-19-Infektion mit Lungenschädigung oder Z. n. Beatmung erfolgreich eingesetzt. Während die beiden o. g. Verfahren gut in Gruppen eingesetzt werden können, handelt es sich hierbei um eine Einzelbehandlung.

Atembeschwerden dürfen nicht vorschnell als angstbedingt oder funktionell eingestuft werden. Die in unserer Klinik behandelten PCS-Patienten hatten so gut wie alle einen unauffälligen Befund in der Bildgebung der Lunge oder einer einfachen Lungenfunktionsuntersuchung. Wir gingen deshalb zunächst davon aus, dass Hyperventilation vor allem als Symptom von Angst oder Anspannung zu interpretieren sei. Erst die im Rahmen der PoCoRe-Studie durchgeführte Spiroergometrie ergab, dass dies nur bei einem Teil der Betroffenen zutraf. Bei einer zweiten, etwa gleich großen Subgruppe lag tatsächlich eine diskrete Störung der Perfusion vor – hier war die Hyperventilation also als Ausgleichsmaßnahme sinnvoll. Allerdings konnten beide Subgruppen am Ende der Rehabilitation von dem trainingsorientierten Therapieprogramm profitieren, und ihre Atembeschwerden besserten sich. Während das Training bei der ersten Gruppe zu einer Verminderung der Angst und mehr Selbstvertrauen in den eigenen Körper und darüber zu einem Rückgang der Hyperventilation führte, kam es bei den anderen Gruppen zu einer Verbesserung von Lungenfunktion und peripherer Sauerstoffausschöpfung. Ein dritter Wirkmechanismus war wahrscheinlich die direkte Beeinflussung dysfunktionaler Atemmuster durch atemberuhigende Techniken im Rahmen der Atemtherapie.

5.5 Was lässt sich im ambulanten Setting umsetzen?

Viele Patienten haben nach einer akuten COVID-19-Infektion zunächst Angst, sich wieder körperlich zu belasten. Auch viele Ärztinnen und Ärzte sind bei diesem Krankheitsbild noch unsicher, was sie ihren Patienten zur Wiederaufnahme der körperlichen Belastung raten sollen. Diese Unsicherheit führt nicht selten dazu, dass sehr zurückhaltende oder sogar übervorsichtige Empfehlungen zum Thema Bewegung gegeben werden. Wenn Ärzte darüber hinaus keine detaillierten Empfehlungen zu diesem Thema liefern, wird das von Patienten nicht selten als Hinweis gewertet, besser vorsichtig zu sein. Der Information von Ärzten und Therapeuten kommt daher eine besondere Bedeutung zu.

MERKE

Nur wer sich beim Thema Bewegung als Arzt/Therapeut selbst sicher fühlt, kann seine Patienten kompetent beraten und ihnen die Sicherheit geben und Vertrauen schaffen, sich wieder belasten zu können.

Auf der Basis der aktuellen Evidenz hat der Deutsche Verband für Gesundheitssport und Sporttherapie (DVGS) ein Merkblatt zusammengestellt, das Behandlern praxisnahe Informationen zur Wiederaufnahme der körperlichen Aktivität nach einer akuten COVID-19-Infektion sowie bei einer Long- oder Post-COVID-Symptomatik bietet. Es eignet sich auch zur direkten Weitergabe an die Betroffenen und steht im Internet kostenlos zur Verfügung https://dvgs.de/images/2022/06/DVGS_09_Long_Covid_Factsheet_Finalversion_Web.pdf) (Zugriff: 12.04.2024).

Empfohlen wird, nach einer akuten COVID-Infektion nach dem Verschwinden der Symptome noch mindestens 1 Woche zu warten bis zur Wiederaufnahme der körperlichen Aktivität. Danach kann man die Aktivität in Abhängigkeit vom eigenen Befinden mit einem 5-Stufen-Plan wieder bis zum vor der Infektion gewohnten Niveau oder der WHO-Empfehlung für gesunde Bewegung steigern (Parker et al., 2022). Es werden bewusst keine Zeitintervalle angegeben, entscheidend ist das eigene Befinden und nicht ein starres Zeitintervall.

Bei folgenden **Warnhinweisen** sollte man das Training unterbrechen und einen Arzt konsultieren:

- Kurzatmigkeit oder eine äußerst einschränkende Erschöpfung bereits bei sehr leichter Aktivität (z. B. langsames Gehen),
- Schmerzen in der Brust, Schwindel, Gefühle und/oder Herzrasen während der Bewegung oder bei bestimmten Haltungen,
- Gefühl von Verwirrtheit oder das Sprechen bzw. das Verstehen von Sprache bereitet Probleme,
- Plötzlich auftretende Schwäche im Gesicht, den Armen oder den Beinen, speziell, wenn dies nur eine Körperseite betrifft.

Ein Arzt sollte auch konsultiert werden, wenn körperliche Aktivität wiederholt zu lang anhaltender, schwerer Erschöpfung führt (länger als 14 Stunden), oder wenn sich trotz regelmäßiger Aktivität in mehreren Wochen kein Fortschritt in Sachen Fitness einstellt bzw. sich diese wieder verschlechtert.

Es ist wichtig, Patienten nach einer COVID-Infektion darauf hinzuweisen, dass regelmäßige Bewegung und körperliches Training das Immunsystem stärken, einen Schutzfaktor vor der Entwicklung eines Post-COVID-Syndroms darstellen und zu einer Verbesserung des Gesundheitszustandes und der Lebensqualität wesentlich beitragen. Grundsätzlich können die Patienten mithilfe des oben genannten Merkblatts allein wieder mit dem häuslichen Training beginnen. Besonders Patienten, die vor der COVID-Infektion bereits sportlich aktiv waren, tun sich hier leicht.

PRAXISTIPP

Es ist sinnvoll, auch in der Psychotherapiegruppe die oben genannten Hinweise zu Bewegung und körperliche Aktivität zu geben und in den Gruppensitzungen öfter nachzufragen, ob wieder eine Hinwendung zu einem aktiven Lebensstil erfolgt. In diesem Zusammenhang kann gezielt angesprochen werden, dass körperliche Aktivität sehr vielfältig ist.

Es geht hier zunächst nicht einseitig um strukturiertes körperliches Training, Sport oder auch „Graded Exercise Therapy". Vielmehr ist das gesamte Spektrum körperlicher Aktivität gemeint, was bereits beginnt, wenn sedentäres Verhalten unterbrochen wird (öfters aus dem Liegen oder Sitzen aufstehen).

Wenn PCS-Patienten trotz dieser Empfehlungen weiterhin körperliche Aktivität vermeiden, hat dies häufig einen der folgenden Gründe:

- Die Betroffenen haben trotz aller Aufklärung immer noch Angst, sich mit körperlicher Aktivität zu schaden. Dieses Phänomen ist von der Angstexposition bekannt. Häufig sind die Betroffenen im Gespräch mit dem Arzt oder Therapeuten noch motiviert und voller Hoffnung. Wenn dann aber beim Training zu Hause das erste Herzklopfen einsetzt, kommt die Angst zurück, und die Aktivität wird abgebrochen.
- Patientin mit einem ausgeprägten Durchhaltemuster oder solche, die vor der COVID-Infektion ein sehr hohes Trainingsniveau hatten oder sogar Leistungssport betrieben hatten, neigen häufig dazu, sich in den ersten Übungseinheiten zu überfordern. Die Folgen sind unangenehme Körpersymptome und ein Gefühl von Frustration. Als Konsequenz wird nicht selten Bewegung komplett vermieden, um solchen unangenehmen, dem eigenen Selbstbild widersprechenden Erfahrungen zu entgehen (s. ➤ Kap 2.4.2 „Psychologische Modelle zur Symptomausprägung und Chronifizierung beim PCS").

In diesen Fällen sollte der Aktivitätsaufbau professionell begleitet werden. Eine Möglichkeit hierzu bieten die Rehasportgruppen. Je nach Zusatzdiagnose kann körperliches Training in unterschiedlichen Gruppen, mit unterschiedlicher Intensität bzw. variierenden Inhalten vermittelt werden (z. B. Lungensport, (https://www.atemwegsliga.de/tl_files/eigene-dateien/informationsmaterial/16f-Lungensport%20bei%20Post-%20und%20Long-COVID.pdf) Herzsportgruppen, Orthopädischer Rehasport usw.). Die gesetzlichen Krankenkassen halten zudem i. d. R. ein großes Kursangebot vor, welches z. B. Krafttraining, Yoga und Pilates umfasst. Außerdem bieten sie verschiedene Bewegungs- und Gesundheitskurse auf ihrer Onlineplattform an – in den letzten Jahren sind hier viele innovative Angebote hinzugekommen. Patienten sollten ermuntert werden, sich über die Internetangebote ihrer Krankenkasse zu informieren. Empfehlenswert sind auch die Volkshochschulen mit einem breiten Bewegungs- und Entspannungsangebot.

Optimal wäre es natürlich, ähnlich wie im stationären Setting, parallel zur Verhaltenstherapiegruppe eine Bewegungstherapiegruppe anzubieten. Dies erfordert im ambulanten Bereich allerdings eine Menge Kreativität, Organisationstalent und Idealismus, nicht zuletzt, weil der mit dem interdisziplinären Austausch verbundene Aufwand aktuell nicht honoriert wird. Außerdem sind bewegungstherapeutische Angebote für Post-COVID-Patienten leider bisher nicht flächendeckend vorhanden. Allerdings werden an immer mehr Orten Gruppenleiterinnen und Gruppenleiter speziell für diese Patientengruppe fort- und weitergebildet. Wenn Sie in ihrem lokalen Umfeld Kooperationspartner suchen, könnte eine Kontaktaufnahme mit dem DVGS (https://dvgs.de/de/kontakt.html), den örtlichen Krankenkassen oder örtlichen Rehasport-Anbietern hilfreich sein.

II Wer bietet Sport-/Bewegungstherapie an?

Sport-/Bewegungstherapeuten sind dafür ausgebildet, Patienten zur regelmäßigen, selbstgesteuerten Bewegung zu aktivieren und sie bei einer umfassenden Verhaltensänderung zu begleiten. Ausgehend von einer 3-jährigen akademischen oder nicht-akademischen Ausbildung im Bewegungsfachberuf (z. Sportwissenschaftler, Sport-/Gymnastiklehrer) bietet der Deutsche Verband für Gesundheitssport und Sporttherapie (www.dvgs.de) entsprechende Qualifikationsangebote, sowohl mit dem Schwerpunkt Innere Medizin, Orthopädie, Neurologie als auch Psychosomatik/Psychiatrie.

Während Sport-/Bewegungstherapie überwiegend in Gruppen arbeitet und Eigenaktivität fördert, arbeitet Physiotherapie eher störungsspezifisch als Einzelbehandlung. **II**

Anhang

Arbeitsblatt 1

Post-COVID-Gruppe – Regeln für ein gutes Miteinander

1. **Schweigepflicht:** Alles, was man in der Gruppe an persönlichen Details von den Mitteilnehmenden erfährt, bleibt in der Gruppe und darf nicht an Dritte weitergegeben werden. Der Austausch im Familien- und Bekanntenkreis über das, was man selbst aus der Gruppe mitgenommen hat, ist natürlich erwünscht.
2. Ein stets **wohlwollender und unterstützender Umgang** miteinander.
3. **Eigenverantwortung:** Jeder Teilnehmer der Gruppe übernimmt Verantwortung dafür, was er / sie aus der dieser Stunde macht (Themen, Anliegen **selbst einbringen**).
4. **Im Kontakt** mit den anderen in der Gruppe **bleiben**, sich für die anderen Teilnehmer und deren Themen interessieren.
5. **Offenes Mitteilen des eigenen Erlebens**: In der Gruppe kann und soll man alles sagen können, was einem durch den Kopf geht, außer es wäre beleidigend für eine andere Person. Die wichtigsten Beiträge sind meist eher spontan – auch wenn sie manchmal unsinnig oder peinlich erscheinen.
6. Sich gegenseitig **ausreden lassen**.
7. **Keine Beleidigungen** und Gewalt.
8. Eine **pünktlich**e und **regelmäßig**e Gruppenteilnahme

Arbeitsblatt 2

Kennenlernen Post-COVID-Gruppe

Wer bin ich?

- Name
- Familienstand
- Beruf
- Interessen etc.

Was habe ich ihm Rahmen von COVID-19 erlebt?

(z.B. Isolation, schwere Erkrankung eines Angehörigen, Arbeitsplatzverlust)

Wie hat sich mein Leben durch Post-COVID verändert?

Was sind meine (realistischen) Ziele für die Gruppe? Was sind meine Themen?

Arbeitsblatt 3

Akzeptanz / Annehmen, was ist, als Ausgangspunkt für Genesung

Um etwas annehmen zu können, ist es zunächst notwendig, sich der schmerzvollen Veränderung zuzuwenden und diese emotional genauer zu verstehen. Vervollständigen Sie dafür folgende Aussagen.

Ich bin nicht mehr so ______________________________ (z.B. belastbar) wie früher.
Das macht mich ______________________________.

Ich kann nicht mehr ______________________________,
darüber bin ich ______________________________ (z.B. traurig, wütend).

Ich bemerke, dass es mir schwerfällt, ______________________________ so zu akzeptieren, wie es ist.

Das Problem, das sich aus meinen Symptomen ______________________________ ergibt,
ist: ______________________________.

Folgende Gedankengänge können es schwer machen, mit unangenehmen Situationen gut umzugehen:

- Ich kann damit nicht umgehen. Ich halte das nicht aus.
- Warum passiert das mit mir? Was habe ich getan, um das zu verdienen?
- Das darf doch nicht wahr sein! Ich kann nicht akzeptieren, dass das passiert ist.

In einem weiteren Schritt geht es darum, „radikal" zu akzeptieren, was ist. Radikale Akzeptanz ist die Fähigkeit, Situationen zu akzeptieren, die sich der eigenen Kontrolle entziehen, ohne sie zu bewerten, was wiederum das durch sie verursachte Leiden verringert. Folgende Gedanken und Verhaltensexperimente können hierbei helfen:

1. Seien Sie sich bewusst darüber, wie Sie sich in Ihrem Körper fühlen.
2. Identifizieren Sie schwierige Ereignisse in Ihrem Leben, die Sie erfolgreich bewältigt haben, und reflektieren Sie, wie sie das geschafft haben.
3. Überlegen Sie sich, was Sie tun würden, wenn Sie in der Lage wären, das Geschehene zu akzeptieren (und tun Sie dann so, als hätten Sie das Geschehene bereits akzeptiert).
4. Erstellen Sie einen Aktionsplan oder was Sie tun werden, um Ihre Situation angenehmer zu gestalten.
5. Realisieren Sie und akzep\eren Sie, dass die Dinge so sind, wie sie sind, und nicht so, wie Sie sie gerne hä]en.
6. Verstehen Sie, was in Ihrer Kontrolle liegt und was nicht.
7. Erlauben Sie sich, das Bedürfnis loszulassen, Situa\onen zu kontrollieren.
8. Erlaube Sie sich, unvollkommen zu sein und Fehler zu machen.
9. Höre Sie auf, Situa\onen zu beurteilen oder ihnen einen Wert beizumessen (gut oder schlecht).
10. Lerne Sie, Ihre Gefühle offen und ehrlich mit Ihnen nahestehenden Menschen zu teilen.

Arbeitsblatt 4

Fragebogen zum Umgang mit Fatigue (AE-FS) (Wolff et al., 2018)

Wenn man bewusst Müdigkeit oder Erschöpfung wahrnimmt, ist diese in der Regel von den unterschiedlichsten Gefühlen begleitet. Geben Sie bitte im Folgenden an, wie sie sich **in den letzten Wochen** fühlten, wenn **Sie Müdigkeit und/oder Erschöpfung wahrgenommen haben**!

		So handle/denke ich bei **leichteren** Beschwerden…								So handle/denke ich bei **starken** Beschwerden…						
	Wenn ich Müdigkeit oder Erschöpfung spüre …	nie	fast nie	selten	manchmal	oft	meistens	jedes Mal		nie	fast nie	selten	manchmal	oft	meistens	jedes Mal
1	… passe ich auf, mich nicht gehen zu lassen								8							
2	… versuche ich, sie nicht zu beachten								9							
3	… beiße ich die Zähne zusammen								10							
4	… sage ich mir: „Stell' dich nicht so an!"								11							
5	… halte ich Termine ein, obwohl mir nicht danach zumute ist								12							
6	… sage ich mir: "dafür ist jetzt keine Zeit"								13							
7	… setze ich eine Tätigkeit, die ich gerade ausführe, in jedem Fall fort								14							

AE-FS nach Hasenbring, 2021

Therapeuten-Fragen zur Besprechung des Fragebogens

„Was lösen diese Fragen in Ihnen aus? Können Sie damit etwas anfangen/sich identifizieren?"

„Bei wem gibt es zwischen dem Ankreuzen von leichten und starken Beschwerden einen Unterschied?" [Wenn kein Unterschied vorhanden ist → „Warum ist das so?"]

„Könnte es sinnvoll sein, zwischen leichten und starken Beschwerden einen Unterschied zu machen?"

Bei der Besprechung von Item 4 kann folgende Intervention hilfreich sein:

Therapeuten-Intervention

„'Stell' Dich nicht so an!' – Das klingt für mich so, als würden Sie Ihr eigenes Befinden abtun. Das erinnert mich daran, dass Sie Ähnliches aus ihrem Umfeld berichtet haben. Da haben Sie gesagt, dass Sie das Gefühl gehabt haben, dass Ihre Beschwerden nicht ernst genommen wurden. … Wie soll das Umfeld einen ernst nehmen, wenn man sich selbst nicht ernst nimmt?"

Bei Bedarf kann anhand von Item 4 auch eine kurze Reflexionsrunde dazu erfolgen, wo dieses Verhaltensmuster seinen Ursprung hat:

Therapeuten-Fragen

„Wer hat sowas wie ‚Stell Dich nicht so an!' früher schon einmal gehört?" (→ Kindheit/Jugend)

„Wie wurde in Ihrer Familie mit Krankheit umgegangen?"

Arbeitsblatt 5

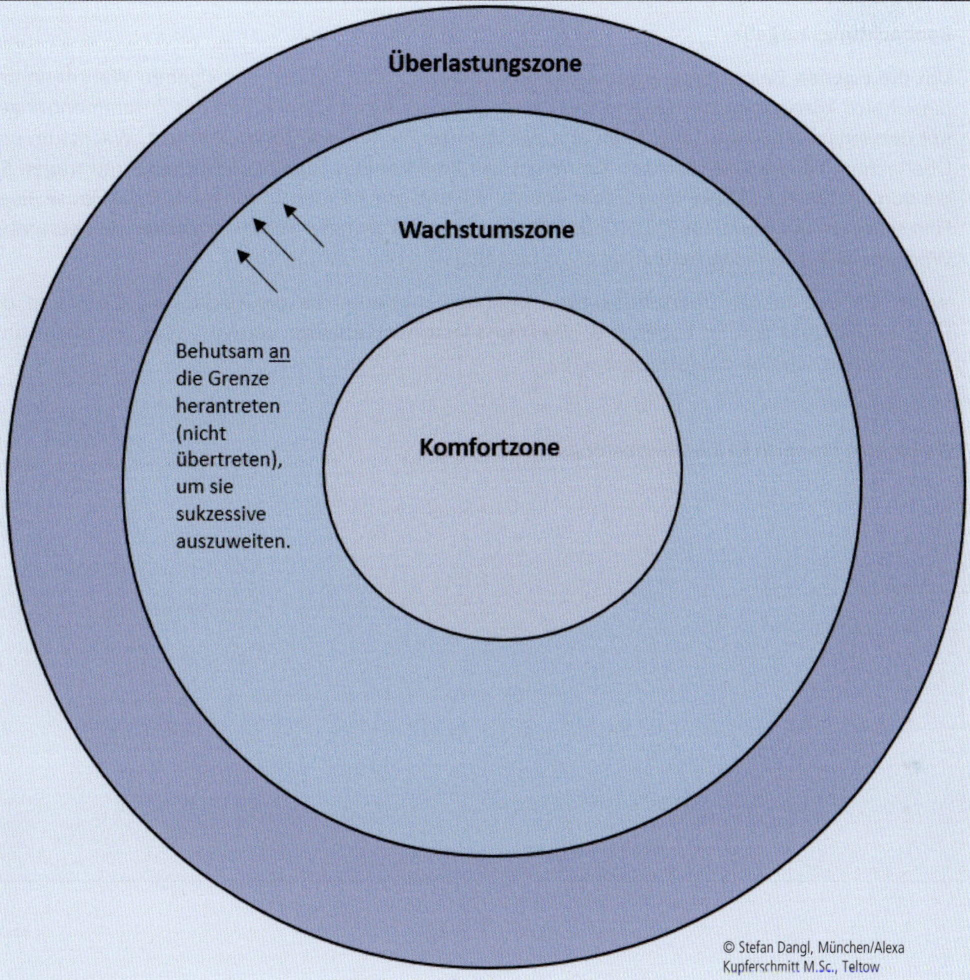

Komfortzone = Die Komfortzone stellt einen risikofreien Lebensstil dar, der bequem ist und keiner großen Anstrengung bedarf. Es dominiert das Gefühl der Sicherheit. Das Verbleiben in der Komfortzone kann jedoch dazu führen, dass das Leben und der Bewegungs-/ Handlungsradius immer kleiner wird.

Wachstumszone = In der Wachstumszone ist Entwicklung möglich. Dies kann geschehen, indem man sich Herausforderungen stellt und meistert, was allerdings auch mit Anstrengung und Überwindung verbunden ist.

Überlastungszone = Die Überlastungszone ist durch Überforderung und folgende exzessive Erschöpfung, bzw. bei post-COVID einem folgenden Crash gekennzeichnet. Die Überlastungszone sollte möglichst gemieden werden. Bei post-COVID kann es jedoch sein, dass besonders schöne Aktivitäten (z.B. Hochzeitfeier) sich in den Bereich der Überlastungszone verschoben haben. Um weiterhin an solchen Aktivitäten teilhaben zu können, ist eine bewusste Entscheidung für die Überlastung zuzüglich einer konkret geplanten „Nachsorge für die vorübergehende Symptomverschlechterung" notwendig.

Arbeitsblatt 5

Beobachtungsaufgabe:

Um die eigenen Belastungsgrenzen spüren zu lernen ist das Schulen der eigenen Wahrnehmung hinsichtlich körperlicher Symptome, die Überlastung anzeigen können und das Zusammenbringen mit den entsprechenden Tätigkeiten und das Verorten in den drei Zonen Komfort, Wachstum und Überlastung hilfreich. Beobachten Sie sich in den kommenden Tagen dahingehend und tragen Sie die durchgeführten Tätigkeiten / Situationen in die entsprechenden Zonen ein (z.B. Zu Hause einen Film schauen = Komfort-Zone; 1 Stunde angemessenen Walkings = Wachstumszone; den gesamten Wocheneinkauf Samstagnachmittag allein bewältigen = Überlastungszone).

Wenn Sie sich in der Überlastungszone befinden, notieren Sie die Gedanken, die Sie in die Überlastungszone geführt haben (z.B. „Das muss jetzt noch erledigt werden." „Das war doch sonst kein Problem, ich zieh das jetzt durch!")

Gedanken, die mich in die Überlastungszone bringen:

-
-
-
-
-
-
-

Arbeitsblatt 6

Strategien zur Umsetzung von Pacing

- Sammeln aller Aktivitäten, die derzeit zu erledigen sind
  Unterteilung der Aufgaben in MÜSSEN (z.B. Essen, Baden), SOLLEN, WOLLEN
  Priorisieren, Selektieren, ggf. sich auf das MÜSSEN beschränken

- Über den Tag verteilt häufige Pausen, BEVOR die Symptome auftreten („Pausen **nehmen**, auch wenn man sie nicht braucht, füllt das Energie Budget wieder auf.“)

- Erleichterung des Alltags, z.B. durch Änderung der Aufgaben (z.B. Zubereitung einer Mahlzeit im Sitzen statt im Stehen) und Reizreduktion (z.B. Noise Cancelling Kopfhörer oder Ohropax beim Einkaufen oder in der Bahn)

- Wechsel von kognitiven und körperlichen Belastungen

Arbeitsblatt 7

Wochenprotokoll: Energiekurve																					
Tag	**Montag**			**Dienstag**			**Mittwoch**			**Donnerstag**			**Freitag**			**Samstag**			**Sonntag**		
Datum																					
Tageszeit	morgens	mittags	abends	morgens	mittags	abends	morgens	mittags	abends	morgens	mittags	abends	morgens	mittags	abends	morgens	mittags	abends	morgens	mittags	abends
	10	10	10	10	10	10	10	10	10	10	10	10	10	10	10	10	10	10	10	10	10
	9	9	9	9	9	9	9	9	9	9	9	9	9	9	9	9	9	9	9	9	9
	8	8	8	8	8	8	8	8	8	8	8	8	8	8	8	8	8	8	8	8	8
	7	7	7	7	7	7	7	7	7	7	7	7	7	7	7	7	7	7	7	7	7
	6	6	6	6	6	6	6	6	6	6	6	6	6	6	6	6	6	6	6	6	6
	5	5	5	5	5	5	5	5	5	5	5	5	5	5	5	5	5	5	5	5	5
	4	4	4	4	4	4	4	4	4	4	4	4	4	4	4	4	4	4	4	4	4
	3	3	3	3	3	3	3	3	3	3	3	3	3	3	3	3	3	3	3	3	3
	2	2	2	2	2	2	2	2	2	2	2	2	2	2	2	2	2	2	2	2	2
	1	1	1	1	1	1	1	1	1	1	1	1	1	1	1	1	1	1	1	1	1
	0	0	0	0	0	0	0	0	0	0	0	0	0	0	0	0	0	0	0	0	0
Tagesaktivitäten*																					
Morgens																					
Mittags																					
Abends																					
Verfügbare Energie: Schätzung & Realitäts-Check**																					
Einschätzung																					
Realität																					
Vorkommnisse																					

* **Aufgabenstellung 1:** Planen Sie jeweils am Vortag die anstehenden Aufgaben für den kommenden Tag (Wann ist was zu tun?). Berücksichtigen Sie dabei ihre persönliche Energiekurve

** **Aufgabenstellung 2:** Schätzen Sie einmal morgens ein, wie der Stand ihres Akkus am Abend sein wird und markieren Sie dies mit einem X beim entsprechenden Akkustand. Tragen Sie abends ein, wie ihr Akkustand tatsächlich ist und tragen Sie in das Feld darunter ein, falls es Vorkommnisse gab (z.B. deutliche Überlastungssymptome).

A. Kupferschmitt. Post-Covid erfolgreich therapieren, 1. A. 2025.

Arbeitsblatt 8

Energie-Check: die Tagesform optimal nutzen

Ein Tagesplan kann als Richtschnur dafür dienen, wie der Alltag gut gestaltet werden kann. Um flexibel bleiben zu können sind Puffer-Zeiten entscheidend – vor allem, wenn Sie merken, dass sie eine Auszeit bzw. Pause brauchen.

Pacing zielt auf den optimalen Einsatz des vorhandenen Energeibudgets ab, bzw. ist Energie- und Pausenmanagement. Hierfür ist es wichtig, ein Gespür dafür zu enwtickeln, was Sie sich an einem guten Tag zutrauen können, ohne sich zu überfordern, wie ihre Leistungkurve grundsätzlich verläuft und wie ihr Energiebudget an weniger guen Tagen aussieht.

Möglichweise haben Sie bereits bemerkt, dass Ihnen gewisse Aufgaben zu bestimmten Zeiten leichter fallen – dies liegt vermutlich an Ihrer persönlichen Leistungskurve (Beispiel siehe Abbildungen). Das Energielevel steht in Abhängigkeit zum Biorhythmus und verläuft normalerweise wellenförmig. Energiehochs wechseln sich mit Phasen ab, in denen weniger Energie zur Verfügung steht. Diese Leistungskurve varriiert von Person zu Person, kann jedoch im Pacing Prozess dafür genutzt werden, Energiehochs bewusst und bedacht zu nutzen und Pausen dann einzulegen, wenn das Energielevel abfällt.

Zur Erstellung einer individuellen Energiekurve (Beispiel siehe Abbildung) sind folgende Fragen hilfreich:

- Zu welcher Zeit bin ich am leistungsfähigsten?
- Gibt es ein Zeitfenster, das sich für kognitive Aufgaben besonders eignet?
- Wann fallen mir Routineaufgaben (z.B. Kochen, Einkaufen) leicht?
- Zu welchen Zeiten fällt mein Energielevel ab / spüre ich Erschöpfung? (= Pausenzeiten)
- Wie lange benötige ich Erholung? (=Regenerationsdauer)

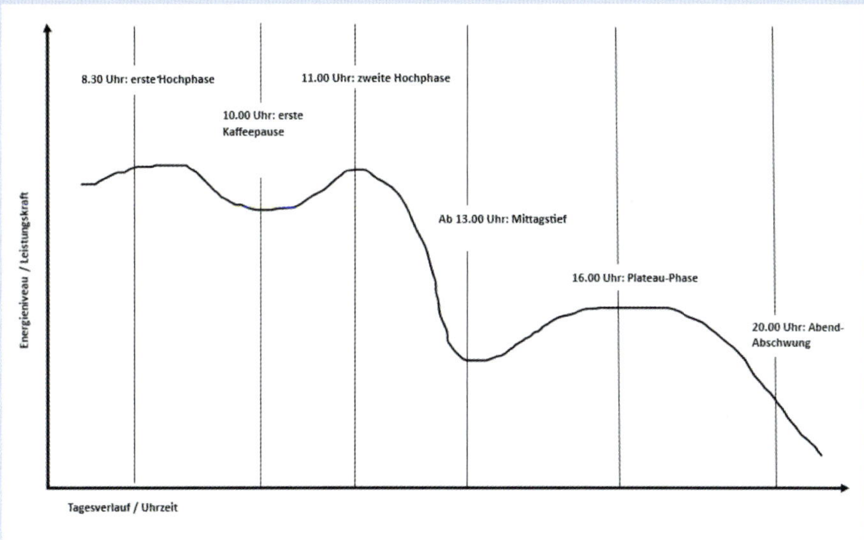

Arbeitsblatt 8

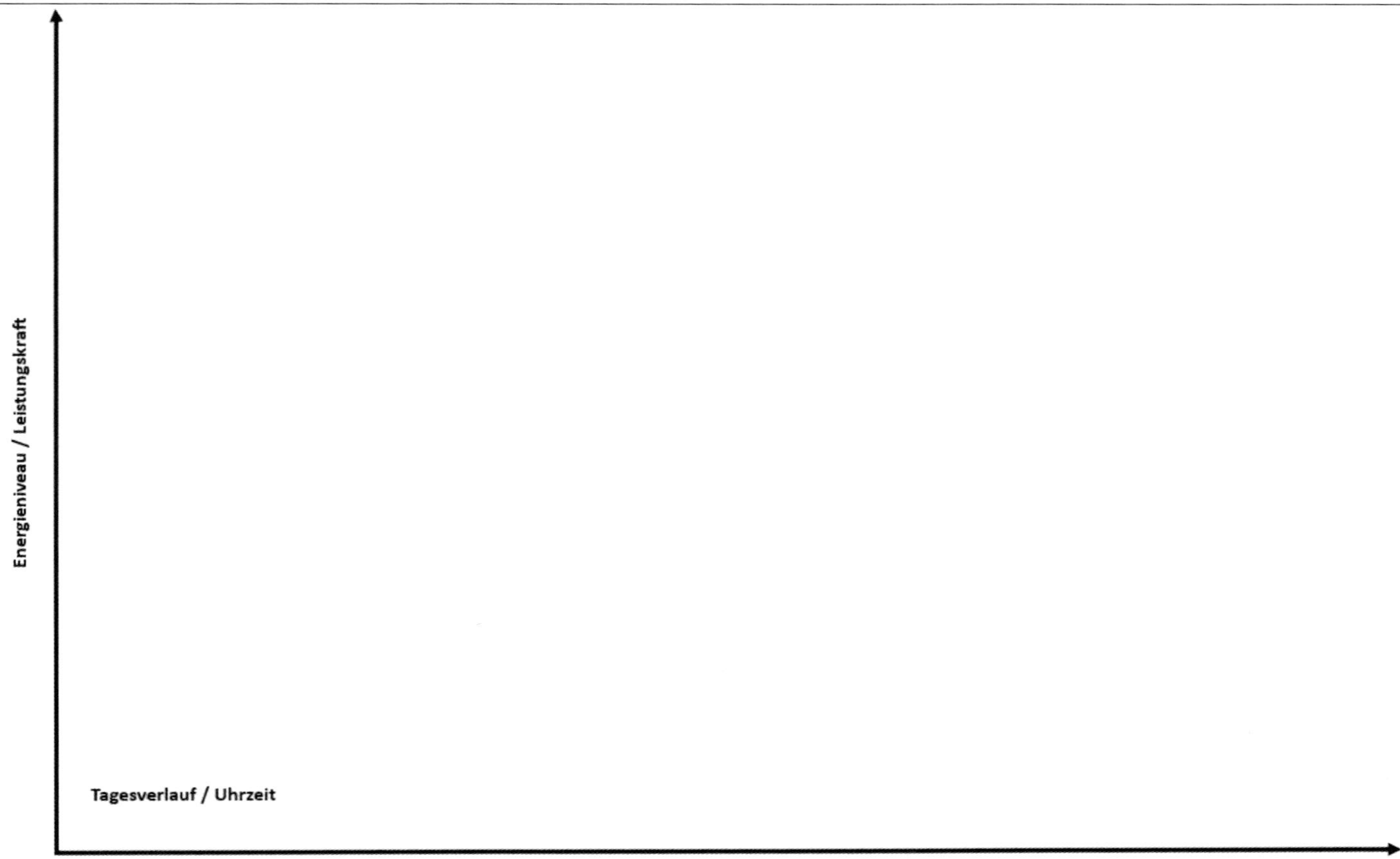

Arbeitsblatt 9

Mein Aktivitäts-Check

Um Ihre Aktivitäten gut planen zu können, notieren Sie zunächst mit dem Aktivitäts-Check alle Aufgaben, die diese Woche anstehen:

Schätzen Sie diese Aufgabe(n) nun anhand der folgenden Kriterien ein:

- Art der Beanspruchung: körperlich, geistig, sozial
- Grad der Anstrengung: leicht (L), mittel (M), hoch (H)
- Priorität: weniger wichtig (3), Wichtig (2), sehr wichtig (1)

Aufgabe	Art der Beanspruchung	Grad der Anstrengung	Priorität

Um in Balance zu bleiben, können folgende Strategien hilfreich sein:

- Überprüfen Sie morgens bewusst, wie viel Energie Ihnen heute zur Verfügung steht.
- Priorisieren: wählen Sie aus dem Aktivitäts-Check die Aufgabe aus, die hohe Priorität hat, statt Energie auf weniger Wichtiges zu verwenden.
- Planen Sie Ihre Aufgaben nach Ihrer individuellen Leistungskurve.
- Beachten Sie, wie anstrengend die jeweilige Aufgabe für Sie sein wird.
- Sorgen Sie mit Pausenstrategien für ausreichend Ruhephasen.
- Wenn Sie mehrere Aktivitäten planen, dann achten Sie darauf, zwischen körperlichen, geistigen und sozialen Aktivitäten zu wechseln.
- Halten Sie am Ende jedes Tages in einem Tagebuch fest, wie es Ihnen mit den geplanten Aktivitäten heute ergangen ist.

Arbeitsblatt 10

4 Tipps zum Energie- und Pausenmanagement

1. *Energiekurve* bei der Planung und Durchführung von Aktivitäten beachten (z.B. kognitiv fordernde Aufgaben am Vormittag, Routinetätigkeiten, wenn das Energielevel absinkt).

   ➔ Das Richtige zur richtigen Zeit tun.

2. *Feste Pausen* einplanen (z.B. alle 45 Minuten).

3. Pausen auch dann nehmen, wenn man sie eigentlich gar nicht braucht („Möglichkeit, den „Akku aufzuladen").

4. *„Richtig" entspannen* statt „sich beschallen lassen".

Selbstreflexion für die passende Pausenstrategie

- Wie sieht für mich eine erholsame Pause aus?
- Wie kann ich gut entspannen?
- Wie lange brauche ich, um mich zu erholen?
- Wie regelmäßig brauche ich Erholungsphasen, um ein gutes Energieniveau beizubehalten?
- Wie hat sich mein Pausenbedarf verändert?

Arbeitsblatt 11

Selbstreflexionsfragen zur Feststellung des Energielevels:

- Wie fühle ich mich heute? Wie viel Energie habe ich zur Verfügung?
- Welche Aufgaben sind heute wichtig und sollten unbedingt erledigt werden?

Realitätscheck:

- Passen die Aufgaben, die ich mir für heute vorgenommen habe, zu meinem heutigen Energielevel?
- Gibt es etwas, das ich verschieben, vereinfachen oder abgeben kann?

Tagesplanung:

- Formulieren Sie Ihr heutiges Tagesziel, indem Sie die Aufgaben mit der höchsten Priorität auswählen, die Sie heute erledigen möchten (Priorität 1 To Do).
- Erlauben Sie sich, die restlichen To Dos als „Kann, muss aber nicht“ einzuordnen.

Faustformeln:

- Nach einer konzentrativ beanspruchenden Aufgabe eine Aufgabe wählen, bei der man „nicht denken muss“ (z.B. Routinetätigkeiten mit körperlichem Schwerpunkt).
- Nach sozialen Aktivitäten kann es hilfreich sein, sich eine Zeitlang zurückzuziehen, um sich weniger Reizen auszusetzten und so Reizüberflutung vorzubeugen.
- Nach körperlichen Beanspruchungen ist in der Regel Ruhe und Schonung hilfreich.

Selbstreflexion für die passende Pausenstrategie

- Wie sieht für mich eine erholsame Pause aus?
- Wie kann ich gut entspannen?
- Wie lange brauche ich, um mich zu erholen?
- Wie regelmäßig brauche ich Erholungsphasen, um ein gutes Energieniveau beizubehalten?
- Wie hat sich mein Pausenbedarf verändert?

Arbeitsblatt 12

Umgang mit Energieräubern

Was raubt mir Energie?

Energieräuber	Kategorie	Strategie
Beispiel 1: nerviger, neugieriger Nachbar	✓ Vermeidbar o Unvermeidbar o Eigener Anteil	Bei aufdringlichen Fragen nein sagen, das Gespräch freundlich beenden
Beispiel 2: Perfektionismus in allen Lebensbereichen	o Vermeidbar o Unvermeidbar ✓ Eigener Anteil	Bei der Arbeit als Investmentbankerin sehr exakt sein, in der Gästebewirtung Abstriche machen (z.B. Gäste Teile des Essens mitbringen lassen)

Nachdem Sie nun eruiert haben, was konkret Sie Energie und Kraft kostet, stellt sich die Frage, wie Sie damit umgehen können. Ziel ist, einen Ansatzpunkt zu finden, wie Sie ihren Stress zukünftig besser meistern können. Stellen Sie sich dafür 3 zentrale Fragen:

Kann ich etwas verändern?

Wenn Sie bemerken, dass bestimmte Situationen Ihre Gesundheit negativ beeinflussen, ist es hilfreich zu fragen, ob Sie selbst daran etwas ändern können.

Falls ja, stellen Sie sich folgende Fragen:

- Was genau könnte ich verändern?
- Was würde dann passieren?
- Was wird dadurch für mich möglich?

Falls nein, fragen Sie sich, weshalb Sie keinen Einfluss auf die Stresssituation haben:

- Wer oder was ist dafür verantwortlich?
- Wer oder was hindert mich daran, etwas zu verändern?

Arbeitsblatt 12

Sollten Sie an der Stresssituation nicht direkt etwas verändern können, können folgende Strategien im Umgang mit der Belastung weiterhelfen:

Welche Energieräuber kann ich wie vermeiden?
Ist eine direkte Veränderung der Situation nicht möglich (oder noch nicht gewollt), könnten Sie versuchen, den Energieräuber so gut es geht zu vermeiden. Das kann weniger anstrengend sein, und Sie können sich auf diese Weise in Ruhe darüber klar werden, was Ihnen wirklich wichtig ist. Je nachdem, um welchen Energieräuber es sich handelt, kann dies variieren.

Beispiele:

- Stressige Einkaufsfahrten oder laute Orte vermeiden, indem Sie zu anderen Zeiten einkaufen oder andere Wege nehmen.
- Den Kontakt zu besonders anstrengend erlebten Personen bewusst reduzieren bzw. zeitlich begrenzen (z.B. im Telefon mit der weitschweifigen Freundin zu Beginn ankündigen, dass Sie nur 15 Minuten Zeit haben zu telefonieren).
- Verabredungen im Vorhinein zeitlich begrenzen und zeitlich an die Energiekurve anpassen (z.B. „Wir können uns gerne treffen; ich hätte am Nachmittag zwei Stunden Zeit.")

Können Energieräuber ganz gestrichen werden?
Vielen Menschen fällt es schwer, aus gewohnten Mustern auszubrechen. Doch manchmal lohnt es sich, Routinen, Beziehungen oder Verpflichtung ganz bewusst zu hinterfragen und zu verändern, insbesondere dann, wenn Sie bemerken, dass Sie Ihnen mehr Energie rauben, als sie Ihnen geben. Stellen Sie sich dazu folgende Fragen:

- Weshalb halte ich an der Situation fest, obwohl sie mir so viel Energie raubt?
- Was würde passieren, wenn ich den Energieräuber aus meinem Alltag streiche?
- Wie würde es sich anfühlen, wenn dieser Energieräuber nicht mehr da wären?
- Was könnte mir helfen, den Energieräuber aus meinem Leben zu streichen?

Strategien zur Entlastung
Mithilfe der folgenden Strategien können Sie sich emotional, sozial und kognitiv entlasten. Das Ziel ist hierbei immer, einen Weg zu finden, um aus der Belastungssituation auszusteigen. Denn die automatische Stressreaktion unseres Körpers wird vor allem dann ausgelöst, wenn etwas als überfordernd bzw. überwältigend erlebt und somit als Gefahr bewertet wird. Wenn Sie das Gefühl haben, dass Sie wieder handlungsfähig sind bzw. wieder die Kontrolle über eine Situation haben, sind Sie weniger gestresst.

Emotionale Entlastung durch Führen eines Tagebuchs
Häufig fällt es Post-COVID-Betroffenen schwer, sich von negativen Gefühlen und Gedanken zu distanzieren. Die Folge ist, dass das Gefühl entsteht, dass die verbliebene Energie von den negativen Emotionen regelrecht aufgesogen wird. Tagebuch zu führen ist eine effektive Methode, um aus dieser negativen Spirale auszusteigen. Dabei geht es darum, die eigenen Gedanken und Gefühle aufzuschreiben und sich dadurch ganz gezielt mit bestimmten Situation oder Befürchtungen auseinanderzusetzen. Dadurch können zum einen Stress und Unsicherheit bewältigt werden, zum anderen dysfunktionale Denkmuster identifiziert und verändert werden. Wissenschaftliche Studien zeigen, dass das Schreiben helfen kann, negative Gefühle und schwierige Erlebnisse zu verarbeiten und so den Geist zu beruhigen.

Nutzen Sie die folgende Anleitung und schreiben Sie auf, was Ihnen gerade durch den Kopf geht.

- Stellen Sie einen Wecker auf 5 Minuten.
- Atmen Sie tief ein und aus.
- Nehmen Sie wahr, welche Gedanken und Gefühle Sie gerade beschäftigen.
- Lassen Sie Ihre Gedanken auf das Papier fließen, ohne dabei auf exakte Formulierungen zu achten. Schreiben Sie ungefiltert alles auf, was Ihnen durch den Kopf geht.

Tipp: Sie können das Führen eines Tagebuchs auch als festes Ritual in Ihren Alltag integrieren. Beispielsweise können Sie regelmäßig vor dem Schlafengehen alle Sorgen und Gedanken aufschreiben, um den Kopf freizubekommen. Wenn Sie nachts aufwachen und nicht mehr einschlafen können, kann das Schreiben auch entlastend sein. Eine weitere Möglichkeit ist, morgens nach dem Aufstehen mit dem Tagebuch in den Tag zu starten.

Arbeitsblatt 13

Energieräuber erkennen – energieintensive Gedanken und Einstellungen

(modifizierte Version nach Kaluza, 2011)

	Wie vertraut sind Ihnen die folgenden Gedanken?	gar nicht	etwas	sehr
1	Ich erledige Aufgaben lieber selbst.	0	1	2
2	Ich werde das nicht durchhalten.	0	1	2
3	Ich mag es nicht, wenn etwas anders läuft, als ich es mir vorgestellt oder geplant habe.	0	1	2
4	Ich werde enttäuschen bzw. versagen.	0	1	2
5	Ich schaffe das nicht.	0	1	2
6	Es ist nicht zufriedenstellend/akzeptabel, wenn ich die Arbeit nicht schaffe oder einen Termin nicht einhalte.	0	1	2
7	Ich halte diesen Druck (Angst, Schmerzen etc.) einfach nicht aus.	0	1	2
8	Ich bin meinem Arbeitgeber und den Kollegen verpflichtet und sollte immer da sein, wenn sie mich brauchen.	0	1	2
9	Probleme und Schwierigkeiten erlebe ich sehr aversiv.	0	1	2
10	Es ist mir wichtig, dass ich alles im Griff und unter Kontrolle habe.	0	1	2
11	Ich möchte die anderen nicht enttäuschen.	0	1	2
12	Ich finde es schlimm, wenn ich einen Fehler mache.	0	1	2
13	Auf mich sollte 100%iger Verlass sein.	0	1	2
14	Ich halte es schwer aus, wenn andere auf mich böse sind.	0	1	2
15	Starke Menschen brauchen keine Hilfe.	0	1	2
16	Ich möchte mit möglichst allen Menschen gut auskommen.	0	1	2
17	Ich halte es nur schwer aus, wenn andere mich kritisieren.	0	1	2
18	Ich möchte mich nicht auf andere verlassen.	0	1	2
19	Es ist mir wichtig, gemocht zu werden.	0	1	2
20	Bei Entscheidungen muss ich mir zu 100% sicher sein.	0	1	2
21	Ich denke ständig daran, was alles passieren könnte.	0	1	2
22	Ohne mich geht es nicht.	0	1	2
23	Ich muss immer alles richtig machen.	0	1	2
24	Ich kann es nur schwer aushalten, auf andere angewiesen zu sein.	0	1	2
25	Ich kann es nur schwer aushalten, wenn ich nicht weiß, was auf mich zukommt.	0	1	2

Arbeitsblatt 13

Auswertung

Addieren Sie die Punkte zu den Gedanken 6, 8, 12, 13 und 23.
Wert 1 = ____________________

Addieren Sie die Punkte zu den Gedanken 11, 14, 16, 17 und 19.
Wert 2 = ____________________

Addieren Sie die Punkte zu den Gedanken 1, 15, 18, 22 und 24.
Wert 3 = ____________________

Addieren Sie die Punkte zu den Gedanken 3, 10, 20, 21 und 25.
Wert 4 = ____________________

Addieren Sie die Punkte zu den Gedanken 2, 4, 5, 7 und 9.
Wert 5 = ____________________

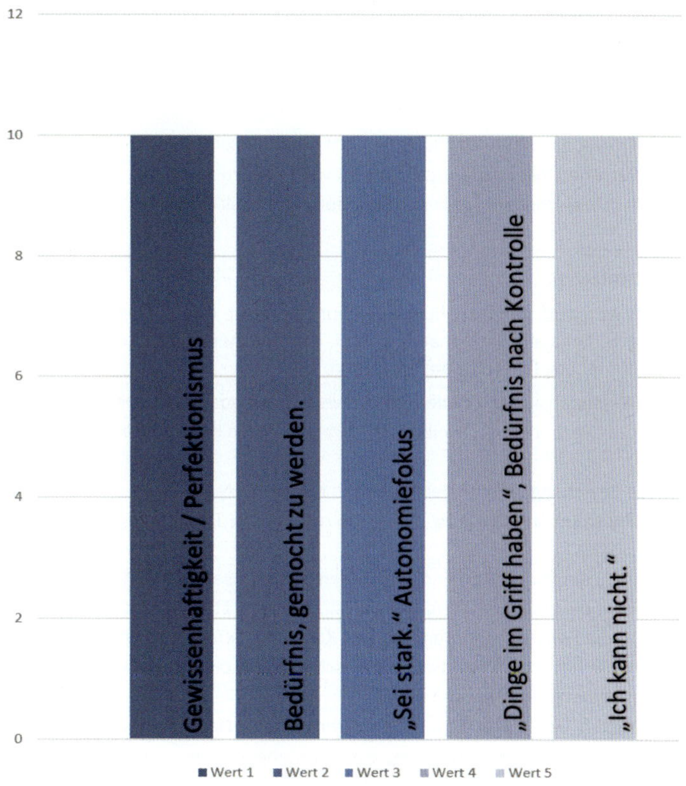

Arbeitsblatt 14

Soziale Verpflichtungen und Netzwerk

Sollten soziale Verpflichtungen zu einem ihrer Energieräuber gehören, dann können folgende Punkte für Sie interessant sein.

Entlastung von sozialen Verpflichtungen

Das Gefühl durch gesunde und tragfähige Beziehungen eingebunden zu sein, ist eine große Ressource. Andere Beziehungen wiederum können enormen Stress bereiten. Neben unserem Gegenüber spielt auch unsere Persönlichkeit eine Rolle dabei, wie viel Energie wie in unsere sozialen Beziehungen investieren. Manche Menschen bemühen sich sehr darum, die Erwartungen von Anderen so gut es geht zu erfüllen. Viele Menschen kennen Situationen, in denen Sie ihre eigenen Bedürfnisse zurückstellen, um es allen recht zu machen. Hierfür kann verschiedene Gründe geben. Möglicherweise möchten Sie ...

- Ihrem Gegenüber keine Umstände bereiten.
- Diskussion oder ein Streit vermeiden.
- Dafür sorgen, dass der Andere sich wohl fühlt und die Stimmung gut ist.
- Ihr Gegenüber durch ein Nein nicht vor den Kopf stoßen.

Unabhängig davon, warum Sie in der Vergangenheit die Bedürfnisse anderer Menschen immer wieder über ihre eigenen gestellt haben, ist es gerade jetzt wichtig, eigene Prioritäten zu setzen. Die eigenen Bedürfnisse zu versorgen, bedeutet nicht, egoistisch zu sein. Vielmehr ist das Gegenteil der Fall. Gemäß dem Motto „Eigenschutz geht vor Fremdschutz" ist es bei einem sehr reduzierten Energielevel besonders wichtig, sich selbst und seine eigenen Bedürfnisse an oberster Stelle zu setzen. Nur so haben Sie ausreichend Energie: für sich selbst und dann auch für andere. Um sich deswegen nicht schlecht zu fühlen, sollten Sie sich bewusst machen, dass ein klares Nein zu Dinge oder Menschen, die Energie und Zeit rauben, bedeutet gleichzeitig immer auch ein „Ja" zu sich selbst oder zu dem, was ihnen wirklich wichtig ist!

Nun geht es darum, diese Grenze auch an andere zu kommunizieren. Machen Sie sich dafür bewusst:

- Welche Verpflichtung möchte ich zukünftig nicht mehr eingehen?
- Bei welchen Personen fällt es mir besonders schwer, Nein zu sagen?
- Bei welchen Personen möchte ich in der Beziehungsdynamik in Zukunft etwas ändern?

Übung: Mein soziales Netzwerk

Jeder Mensch ist in ein Netzwerk von Beziehung eingebunden. Diese Übung dient der näheren Betrachtung ihrer Alltagsbeziehungen. Schauen Sie genauer darauf, mit welchen Menschen Sie sich in ihrem Alltag umgeben und welche Beziehung Ihnen besonders guttun:

- Schreiben Sie alle Personen auf, mit denen Sie Zeit verbringen oder die ihnen wichtig sind. Personen, mit denen Sie viel Zeit verbringen, schreiben sie in ihren inneren Kreis. Alle anderen Personen in den äußeren Kreis.
- Beurteilen sie jede Beziehung anhand der folgenden Kriterien:
  - Mit welchen Personen bin ich häufig und gerne zusammen? Tut mir die gemeinsame Zeit gut? (+ +)
  - Gibt es Personen, die mir wichtig sind, von denen ich aber weit entfernt fühle? (+)
  - Gibt es Personen, die er anstrengend für mich sind und mir Energie rauben? (-)
- Betrachten Sie nun die Personen in ihrem inneren Kreis, mit denen Sie sich besonders eng verbunden fühlen: Was macht die Beziehung mit diesem Menschen so besonders? Wodurch genau fühlen Sie sich durch diese Personen unterstützt?
- Überlegen Sie, wodurch Sie die positiven Beziehungen in ihrem Netzwerk weiter stärken können.
- Wie könnten Sie mit Beziehungen umgehen, die ihnen eher Energie rauben? Wie könnten Sie einen gesunden Abstand zu diesen Personen finden? Wer oder was könnte ihnen dabei helfen?

Arbeitsblatt 14

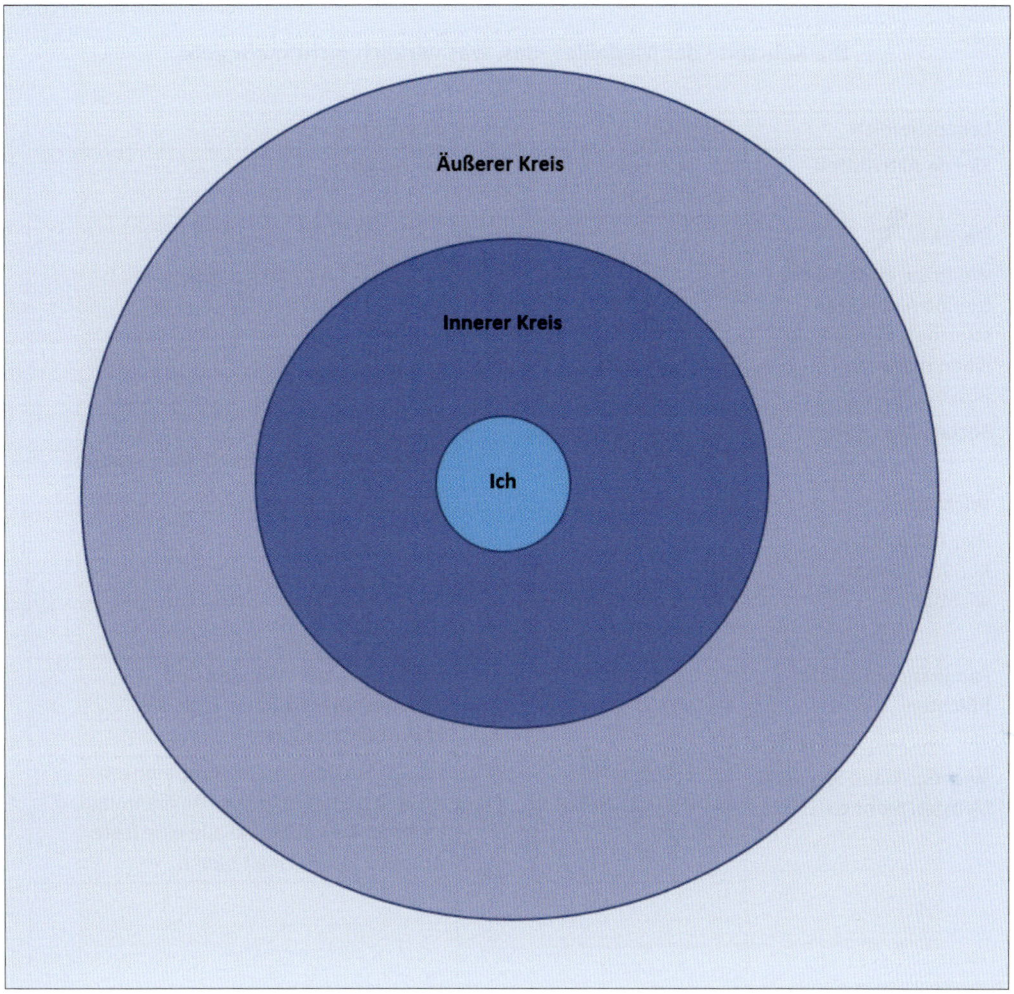

A. Kupferschmitt. Post-Covid erfolgreich therapieren, 1. A. 2025.

Arbeitsblatt 15

Die Kehrseite der Medaille – das, was wirklich nicht mehr geht

<table>
<tr><th>Lebensbereich</th><th>Tätigkeit</th><th>Alternative</th></tr>
<tr><td rowspan="2">Eigene Aktivitäten

Obacht:
Wenn Sie eigene wohltuende Aktivitäten streichen, erleben Sie einen massiven Ressourcenverlust</td><td>z.B. Leistungssport Leichtathletik</td><td>Spaziergang</td></tr>
<tr><td></td><td></td></tr>
<tr><td rowspan="2">Soziale Aktivitäten

Wichtig:
Hier ist vor allem Kommunikation wichtig!</td><td>z.B. lange Abende mit Freundinnen</td><td>Kommunizieren, dass Sie sich gerne treffen, allerdings um 20 Uhr zu Hause sein wollen</td></tr>
<tr><td></td><td></td></tr>
<tr><td rowspan="3">Familiäre Aktivitäten / Pflichten

Wichtig: Traue Sie Ihren Liebsten mehr zu.</td><td>z.B. Kinder zur Schule fahren</td><td>Kinder Bus fahren lassen und Eigenständigkeit üben, statt das Elterntaxi zu nutzen</td></tr>
<tr><td>z.B. Essen für alle zubereiten / Wäsche waschen</td><td>Lassen Sie Ihr Umfeld Kompetenzen erwerben, indem jedes Familienmitglied im Wechsel kocht und alle eine feste Aufgabe im Haushalt haben.</td></tr>
<tr><td></td><td></td></tr>
<tr><td rowspan="3">Beruf</td><td colspan="2">Anmerkung: Anforderungen im Beruf sind kaum zu ändern. Langfristig ist es jedoch ungünstig, alles zu streichen, was Lebensqualität bringt, um arbeiten zu gehen.
Je niedriger das Einkommen, desto notwendiger ist das Geld. Je mehr man verdient, desto mehr glaubt man, es zu brauchen.
Ist Lebensstandard = Lebensqualität?</td></tr>
<tr><td>z.B. „Ich schaffe meinen Job nicht mehr“</td><td>Stundenreduktion; EM-Rente</td></tr>
<tr><td></td><td></td></tr>
</table>

Arbeitsblatt 16

Liste angenehmer Erlebensinhalte

In der Liste finden Sie eine Reihe von Aktivitäten, die von vielen Menschen als angenehm oder erholsam erlebt werden. Die Liste erhebt nicht den Anspruch auf Vollständigkeit, und Sie haben die Möglichkeit, individuelle Aktivitäten einzutragen.

Bitte geben Sie bei jeder Aktivität an, wie gern und wie häufig Sie diese durchführen. Gern können Sie auch Aktivitäten hervorheben, die Sie in Zukunft häufiger ausführen oder neu etablieren wollen.

	Wie sehr mögen Sie diese Aktivität?			Wie häufig machen sie das?			Zuletzt?
	nicht	etwas	sehr	nie	selten	oft	Datum
Kontakte und Gesellschaft							
Unter Menschen gehen	–	o	+	–	o	+	
Freunde, Bekannte, Verwandte besuchen	–	o	+	–	o	+	
Freunde, Bekannte, Verwandte einladen	–	o	+	–	o	+	
Ins Café gehen, Restaurantbesuche	–	o	+	–	o	+	
Ein Haustier anschaffen	–	o	+	–	o	+	
Tanzen gehen	–	o	+	–	o	+	
Telefonieren	–	o	+	–	o	+	
Unternehmungen/Ausflüge mit der Familie	–	o	+	–	o	+	
Gesellschaftsspiele	–	o	+	–	o	+	
Jemandem helfen	–	o	+	–	o	+	
Bewegung							
Ballsportarten im Sportverein	–	o	+	–	o	+	
Rad fahren, Inliner skaten	–	o	+	–	o	+	
Laufen, Walken, Joggen	–	o	+	–	o	+	
Spazieren gehen	–	o	+	–	o	+	
Gymnastik, Aerobic	–	o	+	–	o	+	
Yoga, Pilates, Qigong	–	o	+	–	o	+	
Kraftsport, Gerätetraining im Fitnessstudio	–	o	+	–	o	+	
Schwimmen	–	o	+	–	o	+	
Reiten	–	o	+	–	o	+	
Aktivitäten							
Musik hören	–	o	+	–	o	+	
Malen, zeichnen	–	o	+	–	o	+	
Fotografieren, filmen	–	o	+	–	o	+	
Singen/musizieren	–	o	+	–	o	+	
Heimwerken/Handarbeit, basteln	–	o	+	–	o	+	
Puzzle, Rätzel lösen	–	o	+	–	o	+	
Unternehmungen in der Natur	–	o	+	–	o	+	
Etwas Besonderes kochen, etwas backen	–	o	+	–	o	+	
Gartenarbeit	–	o	+	–	o	+	
Etwas schreiben	–	o	+	–	o	+	

Arbeitsblatt 16

Kultur und Bildung							
Konzert-/Theater-/Oper-/Ballettbesuche	–	o	+	–	o	+	
Museums-/Ausstellungsbesuche	–	o	+	–	o	+	
Kinobesuche	–	o	+	–	o	+	
Lesen	–	o	+	–	o	+	
Eine Lesung besuchen	–	o	+	–	o	+	
Einen Vortrag/Podcast anhören	–	o	+	–	o	+	
Einen Volkshochschulkurs belegen	–	o	+	–	o	+	
Eine Sprache lernen	–	o	+	–	o	+	
Naturerlebnisse und Wohlbefinden							
Im Gras liegen, in der Sonne sitzen	–	o	+	–	o	+	
Tiere, Menschen, die Natur beobachten	–	o	+	–	o	+	
Barfuß laufen	–	o	+	–	o	+	
Im Wasser waten	–	o	+	–	o	+	
Blumen pflücken	–	o	+	–	o	+	
Pilze, Beeren, Kräuter sammeln	–	o	+	–	o	+	
Eine schöne Aussicht genießen	–	o	+	–	o	+	
Wolken, Sonnenauf-/-untergang, Sterne beobachten	–	o	+	–	o	+	
Am Ofen sitzen, ins Feuer schauen	–	o	+	–	o	+	
Sauna, Wellness	–	o	+	–	o	+	
Massiert werden	–	o	+	–	o	+	
Ein Bad nehmen	–	o	+	–	o	+	
Versuchen, Kleinigkeiten wahrzunehmen (Lächeln eines anderen Menschen, schöne Blumen, bunter Abendhimmel)	–	o	+	–	o	+	
Kaffee/Tee genussvoll trinken	–	o	+	–	o	+	
Zum Friseur/Maniküre gehen	–	o	+	–	o	+	
Sich schminken	–	o	+	–	o	+	
Weitere angenehme Aktivitäten							
	–	o	+	–	o	+	
	–	o	+	–	o	+	
	–	o	+	–	o	+	
	–	o	+	–	o	+	

Arbeitsblatt 17

Was kann ich tun, wenn ich meinen Beruf nicht mehr schaffe?

Eine Übersicht über Hilfemöglichkeiten im beruflichen Kontext.

Krankschreibung

Der behandelnde Arzt oder der Hausarzt kann eine Krankschreibung vornehmen.

Gut zu wissen: Es stehen Ihnen 72 Wochen Krankengeld zu, bevor Sie ausgesteuert werden und dann ALG1 erhalten.

Post-COVID-Reha

Eine stationäre Post-COVID-Rehabilitation ist sinnvoll, wenn längere Arbeitsunfähigkeitszeiten sowie Aktivität und Teilhabe gefährdet sind.

Reha-Antrag:

- Der Patient stellt selbst einen Antrag auf Rehabilitation bei der Deutschen Rentenversicherung (siehe Internetseite der DRV).
- Für eine schnelle Bearbeitung wird ein ausführlicher Befundbericht vom behandelnden Arzt benötigt.
- Notwendige Diagnosen: U09.9 Post-COVID-19-Syndrom in Ausprägung als F48.0 Erschöpfungssyndrom.

Betriebliches Eingliederungsmanagement (BEM)

Das BEM dient dazu, Arbeitnehmer mit längeren Arbeitsunfähigkeitszeiten die Rückkehr in den Betrieb zu ermöglichen. Hierfür ist den Ursachen von Arbeitsunfähigkeitszeiten einer oder eines Beschäftigten nachzugehen und nach Möglichkeiten zu suchen, zukünftig Arbeitsunfähigkeitszeiten zu vermeiden oder zumindest zu verringern.

Schrittweise wieder in den Beruf einsteigen – Stufenweise Wiedereingliederung

Voraussetzungen:

- Wunsch, nach einer Erkrankung wieder an die bisherige Arbeitsstelle zurückzukehren.
- Man ist noch krankgeschrieben.
- Aus ärztlicher Sicht ist man belastbar genug für den stufenweisen Wiedereinstieg.
- Ärztinnen bzw. Ärzte, man selbst und die Arbeitgeberin bzw. der Arbeitgeber stimmen der Wiedereingliederung zu.

Gut zu wissen: Man gilt während der Wiedereingliederung weiter als arbeitsunfähig („krankgeschrieben").

Arbeitsblatt 17

Wie laufen der Antrag und die Wiedereingliederung ab?

1. Beratung: Beispielsweise durch den behandelnden Arzt, den betriebsärztlichen Dienst, im Fall einer vorhergehenden Reha → Reha-Träger.
2. Wiedereingliederungsplan: Dieser wird gemeinsam mit dem Arzt erstellt; darin kann festgelegt werden, welche Aufgaben und wie viel tägliche Arbeitszeit möglich sind. Obacht: Der Arbeitgeber muss zustimmen.
3. Antrag: Beantragung bei der Krankenkasse oder der Rentenversicherung.
4. Begleitung: Überprüfung des Verlaufs der Wiedereingliederung durch Rückmeldung beim Arzt; bei Bedarf kann der Plan im Verlauf angepasst werden, auch ein Abbruch ist möglich. Es besteht auch die Möglichkeit, die Wiedereingliederung früher zu beenden, wenn die Arbeitsfähigkeit eher wieder hergestellt ist.

Erwerbsminderungsrente (EM-Rente)

Voraussetzungen:

Gesundheitszustand:

- Volle EM-Rente: Wenn Sie aufgrund von Krankheit/Behinderung weniger als 3 Stunden täglich irgendeiner Arbeit (Bezugsberuf oder allgemeiner Arbeitsmarkt) nachgehen können.
- Halbe EM-Rente: Wenn Sie weniger als 6 Stunden täglich irgendeiner Arbeit (Bezugsberuf oder allgemeiner Arbeitsmarkt) nachgehen können.

Wartezeit: Wenn Sie vor Eintritt in die EM-Rente mindestes 5 Jahre rentenversichert waren.

Beiträge: Sie haben in den vergangenen 5 Jahren mindestens 3 Jahre Pflichtbeiträge gezahlt (≠ Mini-Job).

Alter: Das reguläre Rentenalter ist noch nicht erreicht.

Wichtig zu wissen: Reha kommt vor Rente.

Beantragung: Antragsstellung bei der Deutschen Rentenversicherung.

Arbeitsblatt 18

Selbstwertkiller

- Selbstabwertung (innerer Kritiker)/dysfunktionale Glaubenssätze
  - *Ich bin nicht gut, klug, schön genug. Keiner mag mich.*
  - *Ich habe das nicht verdient. Ich bin ein Opfer meiner Umstände.*
  - *Ich könnte scheitern. Ich habe sowieso keine Chance.*
  - *Es ist wichtig, was andere über mich denken.*
- Vergleiche mit anderen und unrealistische Ziele
  - besser Vergleich mit dem, wie man sein möchte/was man erreichen möchte → SMARTe-Ziele
- Post-COVID Spezial: kleine Fortschritte nicht würdigen können

Innerer Kritiker	Wohlwollendes Selbst
„Ich bin viel zu langsam, das muss schneller gehen."	„Ich mache so schnell ich kann. Schneller geht nicht, und diese Pause ist wichtig für mich."
„Ich schaffe das nicht."	„Ich lasse mir Zeit und mache es, so gut es geht."
„Das ist nicht gut genug."	„Ich gebe mein Bestes, das wird ausreichen."
„Du schaffst heute schon wieder gar nichts."	„An schlechten Tagen ist weniger mehr."

Arbeitsblatt 19

Die 6 Säulen des Selbstwertgefühls

1. Bewusstes Leben
2. Selbstannahme
3. Eigenverantwortliches Leben
4. Selbstsicheres Behaupten der eigenen Person
5. Zielgerichtetes Leben
6. Persönliche Integrität (Übereinstimmung der eigenen Werte mit dem eigenen Reden und Handeln)

Tipp für ein erfülltes Leben: ***Machen Sie möglichst oft das, was Sie lieben!***

A. Kupferschmitt. Post-Covid erfolgreich therapieren, 1. A. 2025.

Arbeitsblatt 20

Selbstwert und Selbstwirksamkeit

Selbstwert	Selbstwirksamkeit
• Bewertung des Bildes von sich selbst (Selbstkonzept/Selbstachtung) • Grundlegende Einstellung gegenüber der eigenen Person • Verwandte Alltagsbegriffe: Selbstwertgefühl, Selbstsicherheit, Selbstachtung, Selbstbewusstsein oder Selbstvertrauen	• Überzeugung, auch schwierige Situationen und Herausforderungen aus eigener Kraft erfolgreich bewältigen zu können • Trainierbar durch das erfolgreiche Meistern von Herausforderungen

Fragen zur Selbstwertreflexion:

- Was macht einen Menschen wertvoll?
- Kann man den Wert eines Menschen bemessen?
- Wann erlebe ich einen Menschen als wertvoll?
- Welche Erwartungen stelle ich an mich, um mich wertvoll zu fühlen (z.B. „Ich muss zuverlässige, exakte Arbeit liefern", „Ich muss immer freundlich sein und feinfühlig auf andere eingehen.")
- Wann und bei wem erlebe ich mich als wertvoll? Warum?

Fragen zur Selbstwirksamkeit:

- Was sind meine Stärken und Talente?
- Was kann ich besonders gut?
- Wo habe ich das Gefühl, etwas beeinflussen zu können?
- Welche schwierigen Situationen habe ich in der Vergangenheit bewältigt?
  Wie ist mir das gelungen?

Arbeitsblatt 21

Behandlungsmöglichkeiten bei Depression

(s.a. Webseiten von Bundesärztekammer – BÄK, Kassenärztliche Bundesvereinigung – KBV, und AWMF, 2022)

1. **Psychotherapie:** Verhaltenstherapie mit kognitiver Umstrukturierung: Erkennen von Denkfehlern, dysfunktionalen Gedanken; Verhaltensänderung i. S. von Verhaltensaktivierung, Ressourcenaktivierung
2. **Bewegung:** Ausdauertraining (z. B. Jogging, Walking), Kraft- bzw. Muskeltraining, Gymnastik oder Sportspielen (z. B. Tennis, Fußball), Entspannungstechniken (Progressive Relaxation, Autogenes Training). Intensität: nach WHO-Empfehlung 75 min/Woche intensiv oder (bei PCS eher zu empfehlen!) 150 min/Woche moderat. Weitere Infos zu Bewegung bei PCS unter https://dvgs.de/images/2022/06/DVGS_09_Long_Covid_Factsheet_Finalversion_Web.pdf
3. **Medikamentöse Behandlung /Psychopharmaka:**
   - Beispiele für gängige Antidepressive: Citalopram, Escitalopram, Fluoxetin, Fluvoxamin, Paroxetin, Sertralin und Vilazodone (SSRI)
   - Antidepressiva sind regelmäßig und über einen ausreichen langen Zeitraum einzunehmen.
   - Antidepressive wirken nicht unmittelbar, sondern ca. nach den ersten 2 Wochen.
   - Antidepressiva machen daher nicht süchtig.
   - Antidepressiva sind keine Aufputsch- oder Beruhigungsmittel.
4. **Lichttherapie**: v.a. geeignet bei „Winterdepression“
   - höchstens 80 cm entfernt vor einer hellen, weißen Lichtquelle
   - Dosis beträgt 10.000 Lux für 30–40 Minuten pro Tag
   - Möglichst früh nach dem Aufstehen durchführen
   - Innerhalb von 2–3 Wochen tritt bei 6–9 von 10 Personen eine Besserung der Beschwerden ein.

Arbeitsblatt 22

Was die Stimmung runterzieht ....

Negative Sichtweise über:

die Umwelt – sich selbst – die Zukunft

- „Ich mache alles falsch."
- „Andere schaffen mehr."
- „Ich werde nicht gemocht."
- „Nichts macht mir mehr Freude."

- „Ich bin insuffizient."
- „Ich bin nicht gut genug."
- „Ich bin eine Last."
- „Ich schaffe zu wenig."
- „Ich bin nicht genug."

- „Ich werde nicht mehr leistungsfähig sein."
- „Aus mir wird nichts."
- „Keiner wird mich lieben."
- „Das Leben wird nicht besser..."

Typische negative Denkweisen und gedankliche „Fehler":

Unrealistisches Denken führt zu schlechter Stimmung, Ängsten oder Depression und verschlimmert sie. Betroffene machen dabei wahrscheinlich einen oder mehrerer der folgenden Fehler.

1. **Übertreiben/Katastrophisieren:** Sie sehen gewisse Ereignisse auf extreme Art und Weise. Wenn Sie z.B. einige alltägliche Probleme haben, *denken* Sie, *es wird in einer Katastrophe enden.* Sie übertreiben Probleme und möglichen Schaden, den sie verursachen können. *Gleichzeitig unterschätzen Sie Ihre Fähigkeiten, damit fertig zu werden.* Sie ziehen ohne Beweise Schlussfolgerungen und glauben, Ihre Schlussfolgerungen seien korrekt. Ein Mann, der seine Ersparnisse in ein neues Haus investiert hatte, vermutete, dass das Haus Ungeziefer haben könnte. Er hat unverzüglich die Schlussfolgerung gezogen, dass das Haus zusammenfallen und wertlos sein würde. Er sah sein Geld verloren und war überzeugt, dass nichts getan werden könnte, um das Haus zu retten.

2. **Übergeneralisierung:** Sie machen eine weitreichende allgemeine Aussage; die das Negative betont „Niemand liebt mich." *„Ich bin ein vollständiger Versager." „Alles ist schlecht."* „Ich werde niemals bekommen, was ich im Leben brauche."

   Das **Positive/Schöne ignorieren**: Sie sind beeindruckt von negativen Dingen und erinnern sich meistens auch nur an die negativen Erlebnisse. Als einer depressiven Frau geraten wurde, ein Tagebuch zu führen, bemerkte sie auf einmal, dass sie sehr häufig schöne Erlebnisse hatte, denen sie aber vorher keine Beachtung schenken konnte, weil sie die Tendenz hatte, positive Aspekte zu vergessen oder aber aus dem einen oder anderen Grund für unwichtig zu erklären.

Arbeitsblatt 23

Sätze, die hängen bleiben

Anmerkung: Die folgenden Aussagen und Interpretationen sind Beispiele für eine missverständliche Kommunikation bzw. dysfunktionale Interpretation, die zu Stress und Druck führen kann.

Umfeld-Patienten-Kommunikation		
Satz seitens des Umfeldes	***Interpretation Patient***	***Gedanke des Umfeldes***
„Wie geht es dir?	Beruflicher Kontext: Die wollen doch nur wissen, wann ich wieder arbeiten kommen kann. Privater Kontext: Ich will nicht schon wieder sagen müssen, dass es mir nicht gut geht. Wann verstehen die das endlich, dass ich nicht simuliere?	Ich hoffe, es geht besser.
„Du siehst gut aus!“	Ja klar, und jetzt denken die, ich simuliere oder funktioniere gleich wieder wie vorher. Ich will mich nicht andauernd rechtfertigen müssen.	Sie/er sieht gut aus.
„Hoffentlich geht es dir bald besser!“	Beruflicher Kontext: Die wollen doch nur, dass ich bald wieder arbeiten komme. Ich weiß selbst, dass sie meine Arbeit mit machen müssen und das keinem passt. Privater Kontext: Ich weiß, dass es doof ist, dass ich allen zur Last falle. Bestimmt haben die bald genug von mir.	Hoffentlich geht es ihr/ihm bald besser.
„Ich habe letztens auch meinen Schlüssel vergessen…“	Der/die nimmt mich nicht ernst und denkt, ich simuliere.	„Normalisieren und beruhigen…“

Arzt-Patienten-Kommunikation		
Satz seitens des Arztes	***Interpretation Patient***	***Gedanke des Arztes***
Dem sollten wir nachgehen.	Da steckt was Schlimmes dahinter.	Reine Routine.
Sie brauchen keine Angst zu haben.	Angst, Angst, Angst.	Das ist nicht schlimm, davon spüren Sie nichts.
Wir haben eine kleine Unregelmäßigkeit entdeckt.	Ich wusste es, ich bin schwer krank.	Nichts Schlimmes, wir klären es das nächste Mal ab.
Gute Nachrichten, Ihnen fehlt nichts.	Er hält mich für einen Simulanten.	Prima, nichts gefunden.
Organisch ist alles ok, auch die Blutwerte sind gut.	Er hält mich für einen Simulanten.	Prima, nichts gefunden.
„Da sind Sie dem Tod von der Schippe gesprungen.“	Hilfe …. Ich bin schon so gut wie tot.	Wir konnten alles zum Guten wenden. Toll!
„Oh. Das sieht aber gar nicht gut aus.“	Hilfe, ich werde sterben.	Er soll verstehen, dass wir jetzt was tun sollten, damit er zustimmt.
„Ich bin auch mal erschöpft oder habe Kopfschmerzen – das ist ganz normal.“	Der nimmt mich nicht ernst und denkt, ich simuliere.	„Normalisieren und beruhigen…“

Arbeitsblatt 23

Warum läuft die Kommunikation oft schief?

Umfeld	**Patient**
- Wunsch, den Betroffenen zu trösten, ermutigen. - Schwierigkeiten, das Leid des anderen und die eigene Ratlosigkeit auszuhalten. - Fehlendes Wissen.	- Fühlt sich hilflos, ratlos, schuldig, minderwertig. Projiziert eigene Selbstzweifel („Vielleicht bilde ich mir das doch nur ein."), Wut (über die Erkrankung und das „Im-Stich-Lassen des eigenen Körpers") feindselig auf das Umfeld. - Hat Sorge, dass das Umfeld negativ denkt, glaubt, dass alles nur simuliert wird. - Ist müde, sich zu erklären.
Arzt	**Patient**
Umgang mit Krankheit = Routine → Gelassenheit, die als Gleichgültigkeit verkannt werden kann	Krankheit = Ausnahmezustand →Bedürfnis nach Zuspruch, Beruhigung, Information

Umgang Umfeld-Patienten-Situation:

- **Nachfragen:** z.B. „Wie hast du das gemeint?" „Habe ich dich richtig verstanden, dass ...?"
- **Selbstverbalisation:** „Ich habe das Gefühl, durch meine Krankheit seid ihr ziemlich im Stress und wollt, dass ich schnelle wiederkomme. Das setzt mich unter Druck, da es mir leider noch nicht ausreichend gut geht."
- **Bitten/Grenze ziehen:** „Ich gebe dir gern Bescheid, wenn es mir besser geht. Bis dahin verzichte bitte auf diese Frage, da ich dadurch immer wieder darauf gestoßen werde, dass ich mich krank fühle."
- **Fragen an sich selbst:** Was könnte das noch bedeuten? Welche Motivation, welches Hintergrundwissen hat der Sprecher?

Umgang Arzt-Patienten-Situation:

- **Fragen an den anderen:** Nachfragen/erklären lassen.
  Kommen alle Fragen zu Wort?
  Zettel mit 3–4 Fragen pro Arztgespräch + ankündigen „Ich hätte noch 3 Fragen."
- **Fragen an sich selbst:** Was könnte das noch bedeuten? Welche Motivation, welches Hintergrundwissen hat der Sprecher?

Arbeitsblatt 24

Wo finde ich solide Informationen zu Post-COVID?

Information: Die COVID-19-Pandemie und auch das Post-COVID-Syndrom sind Themen, die den gesellschaftlichen und politischen Diskurs emotionalisieren. Trotz der intensiven Thematisierung scheint die Kenntnis über mögliche Ursachen, Wechselwirkungsprozesse und Interventionsmöglichkeiten gesamtgesellschaftlich immer noch unzureichend zu sein. Erschwerend wirkt zudem die Fülle an Informationen zu COVID-19/Post-COVID, die zum Teil widersprüchlich sind und sehr verunsichernd wirken können.

Folglich stellt sich die Frage, wo wissenschaftlich fundierte und solide Informationen zu finden sind. Im Folgenden finden Sie einige Hinweise zu aktuellen und wissenschaftlich fundierten Informationsmöglichkeiten.

1. **Leitlinie der AWMF:** Die Arbeitsgemeinschaft der Wissenschaftlichen Medizinischen Fachgesellschaften (AWMF) erfasst systematisch den gegenwärtigen Kenntnisstand, um die Entscheidungsfindung von Ärzt*innen und Angehörigen von weiteren Gesundheitsberufen und Patient*innen/Bürger*innen für eine angemessene Versorgung bei spezifischen Gesundheitsproblemen zu unterstützen. Leitlinien sind als Handlungs- und Entscheidungskorridore zu verstehen, die auf einer systematischen Sichtung und Bewertung der Evidenz und einer Abwägung von Nutzen und Schaden alternativer Vorgehensweisen basieren. Die Patientenleitlinie Post-COVID ist hier zu finden: https://register.awmf.org/de/leitlinien/detail/020-027 (Zugriff: 12.04.2024).

2. **BMG Initiative Long COVID:** https://www.bmg-longcovid.de/ (Zugriff: 12.04.2024).

3. **Long-COVID-Vernetzungsstelle** der Bundesarbeitsgemeinschaft Selbsthilfe: Hier werden aktuelle und wissenschaftlich gesicherte neue Informationen über das Post-Covid-Syndrom und seine Behandlungsmöglichkeiten veröffentlicht. Fernen können Betroffene hier auch in Kontakt mit Selbsthilfegruppen in ihrer Region kommen. Es besteht zudem die Möglichkeit, einen Newsletter zu abonnieren, der über die aktuellsten gesicherten Erkenntnisse informiert: www.long-covid-plattform.de/ (Zugriff: 12.04.2024).

Arbeitsblatt 25

Quintessenz

- **Psychosomatik ≠ Psychogenese**

  Psychotherapie bei Post-COVID ist hilfreich und dient der Krankheitsverarbeitung und Adaption an eine veränderte Lebensrealität.
- **Eigenverantwortung** für das Symptommanagement und Gesundheitsverhalten:

  „Ich kann einschätzen, wie es mir geht, bin ehrlich zu mir (Vermeidung oder Überforderung?) und vertraue auf mein Bauchgefühl dahingehend, was ich brauche."
- **Aktivitäts-Check:** Aufgaben selektieren und priorisieren (alles, was nicht wirklich sein muss, wegstreichen, um eine stabile Alltagsfunktion zu gewährleisten).
- **Energie-Kurve:** Aufgaben auf den Verlauf der Energiekurve abstimmten (z.B. morgens kognitiv anspruchsvolle Tätigkeiten), realistische Ziele setzten.
- **Pacing:**
  - Die Aktivität auf das aktuell zur Verfügung stehende Energiebudget (kann von Tag zu Tag schwanken) anpassen.
  - Die Komfortzone verlassen, sich in der Wachstumszone aufhalten, möglichst nicht in die Überlastungszone geraten.
  - Über den Tag verteilt häufige Pausen, *bevor* die Symptome auftreten: „Pausen nehmen, auch wenn man sie nicht braucht, füllt das Energiebudget wieder auf".
  - Erleichterung des Alltags, z.B. durch Änderung der Aufgaben (z.B. Zubereitung einer Mahlzeit im Sitzen statt im Stehen) und Reizreduktion (z.B. Noise Cancelling-Kopfhörer oder Ohropax beim Einkaufen oder in der Bahn).
  - Wechsel von kognitiven und körperlichen Belastungen.
- **Selbstfürsorge** leben. Klare Bedürfniskommunikation.
- Kleine **Erfolge feiern.** Schrittchen für Schrittchen. Tag für Tag.

  „Ich mache es, so gut es geht."

Arbeitsblatt 26

Meine Ressourcen		
Was?	Wann? (Regelmäßigkeit)	Als „Notfallstrategie“ für schlechte Tage möglich?
z.B. spazieren gehen	Mo, Do, So; nachmittags	Bei emotionalem Tief zum Setting-Wechsel
z.B. telefonieren	Bei Bedarf	Mit der besten Freundin (Tel.: 017XXXXXXXXXX)

Arbeitsblatt 27

Nachsorgemöglichkeiten

Was hilft mir für welchen Beschwerdebereich?	**Für mich relevant?**	**Wo bekomme ich es her?**	**Was ist dafür noch zu tun? Sonstiges**
Atmung			
Atemtechniken/Atemtherapie			
Reflektorische Atemtherapie			
Entspannung			
Qigong			
Yoga			
PMR (Progressive Muskelrelaxation)			
Bewegung			
Walking			
Ausdauergeräte/Ergometertraining			
Physiotherapie			
Konzentration/Gedächtnis			
Konzentrationstraining			
Neuro Nation App			
Lesen + zusammenfassen			
Tischtennis für die Verbesserung der Reaktionsgeschwindigkeit			
Krankheitsverarbeitung und Anbindung			
Ambulante Psychotherapie			
Post-COVID-Ambulanz			
Post-COVID-Selbsthilfegruppe			
Post-COVID-Netzwerk			
Berufliches			
Wiedereingliederung			
BEM-Gespräch			

Arbeitsblatt 28

Die wichtigsten Symptome im Überblick und resultierende Einschränkungen im Alltag

Die wichtigsten Symptome im Überblick	Resultierende Einschränkungen im Alltag
Fatigue - Krankhafte körperliche und/oder seelisch-geistige Erschöpfung/Ermüdung, die unverhältnismäßig zur vorangegangenen Aktivität steht. - Die vorzeitige oder unangemessene Erschöpfbarkeit kann auch unabhängig von Belastung vorliegen. - Fatigue ist klar von normaler Müdigkeit oder Erschöpfung abzugrenzen, die anzeigt, dass Erholung und Ruhe zur Regeneration der Energiereserven gebraucht wird.	**Auswirkungen der Fatigue im Alltag:** - „Alltagskleinigkeiten" (z.B. einkaufen gehen, Essen kochen, Wäsche waschen) kosten „wahnsinnig viel Energie". - Starke Erschöpfung und frühzeitige Ermüdung führen zu vielen Pausen (liegen) und deutlich weniger Aktivität (Freizeit). *Wichtig*: Hier geht es nicht um „keine Lust haben", sondern um „nicht können/keine Kraft haben". - Aktive Hobbys, Treffen mit Freuden, Urlaube werden vermieden, da sie zu anstrengend sind. - Vermeidung von langen Fahrten (Zug, Auto, Flugreise), da zu strapaziös. - Deutlich „kürzerer Tag", da am frühen Abend bereits keine Energie mehr vorhanden ist, dadurch keine/weniger Treffen/Aktivitäten in den Abendstunden.
Kognitive Störungen - Konzentrations- und Aufmerksamkeitsprobleme. - Einschränkungen im Arbeitsgedächtnis, im Langzeitgedächtnis, in der mentalen Verarbeitungsgeschwindigkeit und in der kognitiven Flexibilität und Umstellungsfähigkeit. - Schwierigkeiten, Informationen zu verarbeiten, Schlüsse zu ziehen und komplexe Planungen vorzunehmen. - Wortfindungsstörungen. - Reizüberflutung/Schwierigkeiten in der Reizverarbeitung. - Tritt bei ca. 27% der Post-COVID-Patienten auf.	**Auswirkungen der Kognitiven Störungen im Alltag:** - Termine/Verabredungen oder Absprachen werden vergessen. - Gesprächsinhalten nicht folgen können, dadurch Rückzug. - Im Gespräch „den Faden verlieren", Gesprächsinhalte nicht mehr erinnern können. - Gegenstände verlegen. - Nicht mehr lesen können, Texte nicht verstehen, dadurch Überforderung mit „Papierkram". - Überforderung in komplexen Situationen wie z.B. Straßenverkehr, dadurch Unsicherheit und Vermeidung.
Reizempfindlichkeit - Licht, Geräusche, Kombination aus Sinneseindrücken werden übermäßig stark wahrgenommen/können nicht gefiltert werden.	**Auswirkungen der Reizempfindlichkeit im Alltag:** - Musik wird nicht mehr gehört/als „Lärm" empfunden. - Fernsehen/Filme aufgrund schneller Bildwechsel, der Kombination aus Hören und Sehen nicht mehr gut möglich. - Vermeidung von Konzerten, da „zu laut". - Vermeidung von größeren Gesellschaften, da der Betroffene dem Gespräch aufgrund von „Stimmengewirr" nicht folgen kann. - Vermeidung von Stadtverkehr, vollen Supermärkten/Orten.
Schmerzen - Ganzkörperschmerz. - Muskelschmerzen in Armen und Beinen. - Kopfschmerzen.	**Auswirkungen der Schmerzen im Alltag** - In Folge der Schmerzen deutlich gereiztere Stimmungslage. - Reduktion von körperlicher Aktivität
Atembeschwerden - Atemnot/Kurzatmigkeit, trotz ärztlicher Aussage „mit der Lunge ist alles OK".	**Auswirkungen der Atembeschwerden im Alltag:** - Vermeidung von Treppensteigen, längeren Spaziergänge, körperlicher Aktivität. - Erstickungsgefühle/Hyperventilation und dadurch Angst.

Arbeitsblatt 29

Vereinbarung: Unterstützung und Bedürfnisbefriedigung

Post-COVID-Betroffener	Angehöriger
Beispiele: • Ich werde meinem Partner/Partnerin den Wunsch nach mehr gemeinsamer Zeit dadurch erfüllen, dass ich meine jugendlichen Kinder allein zum Sport gehen lasse, statt den Fahrservice anzubieten. • Ich werde meinen Partner/Partnerin entlasten, indem ich meine Bedürfnisse und Grenzen klar formuliere und nicht darauf verstraue, „dass sie schon gesehen werden". • ... • ...	**Beispiele:** • Ich werde meinen erkrankten Partner/Partnerin im Haushalt unterstützen, dadurch, dass ich den Einkauf übernehme. • Ich werde meinen erkrankten Partner/Partnerin unterstützen, indem ich ihr/ihm Ruhe gönne, wenn ich sehe, dass er/sie gerade liegt. • ... • ... • ...
Wir wollen uns 1× pro Monat bewusst Zeit nehmen und uns für 30 Minuten zusammensetzen, um zu reflektieren, „was gut gelaufen" ist und in welchen Bereichen wir weiter üben bzw. etwas verändern möchten.	
Datum, Unterschrift	Datum, Unterschrift

Arbeitsblatt 29

Vereinbarung (blanko):

Vereinbarung: Unterstützung und Bedürfnisbefriedigung

Post-COVID-Betroffener	**Angehöriger**
• … • … • … • …	• … • … • … • …
Wir wollen uns 1× pro Monat bewusst Zeit nehmen und uns für 30 Minuten zusammensetzen, um zu reflektieren, „was gut gelaufen“ ist und in welchen Bereichen wir weiter üben bzw. etwas verändern möchten.	
Datum, Unterschrift	Datum, Unterschrift

A. Kupferschmitt. Post-Covid erfolgreich therapieren, 1. A. 2025.

Literatur

Afrin, L. B., Weinstock, L. B., & Molderings, G. J. (2020). Covid-19 hyperinflammation and post-Covid-19 illness may be rooted in mast cell activation syndrome. *International Journal of Infectious Diseases, 100*, 327–332. https://doi.org/10.1016/J.IJID.2020.09.016

Albus C, Waller C, Fritzsche K, Gunold H, HaassM, Hamann B, Kindermann I, Köllner V, Leithäuser B, Marx M, Meesmann M, Michal M, Ronel J, Scherer M, Schrader V, Schwaab B, Weber CS, Herrmann-Lingen C. Bedeutung von psychosozialen Faktoren in der Kardiologie – Update 2018. Positionspapier der Deutschen Gesellschaft für Kardiologie. Kardiologe 2018; https://doi.org/10.1007/s12181-018-0271-4

Andersen, T. (1987). The Reflecting Team: Dialogue and Meta-Dialogue in Clinical Work. *Family Process, 26*(4), 415–428. https://doi.org/10.1111/J.1545-5300.1987.00415.X

Aok. (n. d.). *Der Bodyscan.* https://www.aok.de/pk/magazin/wohlbefinden/schlaf/meditation-zum-einschlafen-die-besten-techniken/ (Zugriff: 25.04.2024)

Arnold, D. T., Hamilton, F. W., Milne, A., Morley, A. J., Viner, J., Attwood, M., Noel, A., Gunning, S., Hatrick, J., Hamilton, S., Elvers, K. T., Hyams, C., Bibby, A., Moran, E., Adamali, H. I., Dodd, J. W., Maskell, N. A., & Barratt, S. L. (2021). Patient outcomes after hospitalisation with COVID-19 and implications for follow-up: results from a prospective UK cohort. *Thorax, 76*(4), 399. https://doi.org/10.1136/THORAXJNL-2020-216086

Ascherio, A., Munger, K. L., Lennette, E. T., Spiegelman, D., Hernán, M. A., Olek, M. J., Hankinson, S. E., & Hunter, D. J. (2001). Epstein-Barr Virus Antibodies and Risk of Multiple Sclerosis: A Prospective Study. *JAMA, 286*(24), 3083–3088. https://doi.org/10.1001/JAMA.286.24.3083

Augustin, M., Schommers, P., Stecher, M., Dewald, F., Gieselmann, L., Gruell, H., Horn, C., Vanshylla, K., Di Cristanziano, V., Osebold, L., Roventa, M., Riaz, T., Tschernoster, N., Altmueller, J., Rose, L., Salomon, S., Priesner, V., Luers, J. C., Albus, C., … Lehmann, C. (2021). Post-COVID syndrome in non-hospitalised patients with COVID-19: a longitudinal prospective cohort study. *The Lancet Regional Health - Europe, 6*. https://doi.org/10.1016/J.LANEPE.2021.100122

Averill, J. R. (1973). Personal control over aversive stimuli and its relationship to stress. *Psychological Bulletin, 80*(4), 286–303. https://doi.org/10.1037/H0034845

AWMF. (2022a). *S-3 Leitlinie Nationale Versorgungsleitlinie Depression.* https://register.awmf.org/de/leitlinien/detail/nvl-005 (Zugriff: 25.04.2024)

AWMF. (2022b). *S3-Leitlinie Müdigkeit.* Im Internet: https://register.awmf.org/de/leitlinien/detail/053-002 (Stand: 27.03.2024)

AWP Freiburg. (n. d.). Einführung in den wohlwollenden Begleiter. In *Arbeitsmaterialien CFT.*

Badrawi, N., Kumar, N., & Albastaki, U. (2021). Post COVID-19 vaccination neuromyelitis optica spectrum disorder: Case report & MRI findings. *Radiology Case Reports, 16*(12), 3864–3867. https://doi.org/10.1016/J.RADCR.2021.09.033

Bahmer, T., Borzikowsky, C., Lieb, W., Horn, A., Krist, L., Fricke, J., … & Schreiber, S. (2022). Severity, predictors and clinical correlates of Post-COVID syndrome (PCS) in Germany: A prospective, multi-centre, population-based cohort study. EClinicalMedicine, 51.

Bai, Z., Luo, S., Zhang, L., Wu, S., & Chi, I. (2020). Acceptance and Commitment Therapy (ACT) to reduce depression: A systematic review and meta-analysis. *Journal of Affective Disorders, 260*, 728–737. https://doi.org/10.1016/J.JAD.2019.09.040

BÄK (2022). Stellungnahme Post-COVID Syndrom. Deutsches Ärzteblatt, DOI: https://doi.org/10.3238/arztebl.2022.Stellungnahme_PCS

Bakken, I. J., Tveito, K., Gunnes, N., Ghaderi, S., Stoltenberg, C., Trogstad, L., Håberg, S. E., & Magnus, P. (2014). Two age peaks in the incidence of chronic fatigue syndrome/myalgic encephalomyelitis: A population-based registry study from Norway 2008–2012. *BMC Medicine, 12*(1), 1–7. https://doi.org/10.1186/S12916-014-0167-5/FIGURES/3

Bäuerle, A., Teufel, M., Weismüller, B., Hannah Kohler, R., Hetkamp, M., Nora Dörrie, R., Musche, V., Kohler, H., Dörrie, N., Schweda, A., & Skoda, E.-M. (n. d.). Increased generalized anxiety, depression and distress during the COVID-19 pandemic: a cross-sectional study in Germany. *Head of Research Journal of Public Health |, 42*(4), 2020. https://doi.org/10.1093/pubmed/fdaa106

Baum, P., Bleckwenn, M., & Laufs, U. (2022). Post-Covid-Syndrom: Wie diagnostizieren, wie behandeln? *MMW-Fortschritte Der Medizin, 164*(1), 36–39.

Beblo, T., & Metzger, K. (2016). Achtsamkeit als Therapie kognitiver Funktionen: Eine Chance für die klinische Neuropsychologie. Http://Dx.Doi.Org/10.1024/1016-264X/A000176, *27*(2), 95–105. https://doi.org/10.1024/1016-264X/A000176

Beck, M. A., Handy, J., & Levander, O. A. (2004). Host nutritional status: the neglected virulence factor. *Trends in Microbiology, 12*(9), 417–423. https://doi.org/10.1016/J.TIM.2004.07.007

Becker, J. H., Lin, J. J., Doernberg, M., Stone, K., Navis, A., Festa, J. R., & Wisnivesky, J. P. (2021). Assessment of Cognitive Function in Patients After COVID-19 Infection. *JAMA Network Open, 4*(10), e2130645–e2130645. https://doi.org/10.1001/JAMANETWORKOPEN.2021.30645

Berlit, P. (2022). Update zu: Neurologische Manifestationen bei COVID-19. *DGNeurologie, 5*(3), 197–209. https://doi.org/10.1007/S42451-022-00429-8

Bernal-Utrera, C.; Montero-Almagro, G.; Anarte-Lazo, E.; Gonzalez-Gerez, J. J.; Rodriguez-Blanco, C.; Saavedra-Hernandez, M. Therapeutic Exercise Interventions through Telerehabilitation in Patients with Post COVID-19 Symptoms: A Systematic Review. J. Clin. Med. 2022, 11,7521. https://doi.org/10.3390/jcm11247521

BfArM. (2023). *Bulletin für Arzneimittelsicherheit Juni 2023.* www.akdae.de,

Biesalski, H. K. (2016). Nutrition meets the microbiome: micronutrients and the microbiota. *Annals of the New York Academy of Sciences, 1372*(1), 53–64. https://doi.org/10.1111/NYAS.13145

Bjornevik, K., Cortese, M., Healy, B. C., Kuhle, J., Mina, M. J., Leng, Y., Elledge, S. J., Niebuhr, D. W., Scher, A. I., Munger, K. L., & Ascherio, A. (2022). Longitudinal analysis reveals high prevalence of Epstein-Barr virus associated with multiple sclerosis. *Science, 375*(6578), 296–301. https://doi.org/10.1126/SCIENCE.ABJ8222/SUPPL_FILE/SCIENCE.ABJ8222_MDAR_REPRODUCIBILITY_CHECKLIST.PDF

Blazhenets, G., Schroeter, N., Bormann, T., Thurow, J., Wagner, D., Frings, L., Weiller, C., Meyer, P. T., Dressing, A., & Hosp, J. A. (2021). Slow but Evident Recovery from Neocortical Dysfunction and Cognitive Impairment in a Series of Chronic COVID-19 Patients. *Journal of Nuclear Medicine, 62*(7), 910–915. https://doi.org/10.2967/JNUMED.121.262128

Blitshteyn, S., Whitelaw, S. Postural orthostatic tachycardia syndrome (POTS) and other autonomic disorders after COVID-19 infection: a case series of 20 patients. *Immunol Res* 69, 205–211 (2021). https://doi.org/10.1007/s12026-021-09185-5

Boldrini, M., Canoll, P. D., & Klein, R. S. (2021). How COVID-19 Affects the Brain. *JAMA Psychiatry, 78*(6), 682–683. https://doi.org/10.1001/JAMAPSYCHIATRY.2021.0500

Bonaventura, A., Vecchié, A., Dagna, L., Martinod, K., Dixon, D. L., Van Tassell, B. W., Dentali, F., Montecucco, F., Massberg, S., Levi, M., & Abbate, A. (2021). Endothelial dysfunction and immunothrombosis as key pathogenic mechanisms in COVID-19. *Nature Reviews. Immunology, 21*(5). https://doi.org/10.1038/S41577-021-00536-9

Bornstein, S. R., Voit-Bak, K., Donate, T., Rodionov, R. N., Gainetdinov, R. R., Tselmin, S., Kanczkowski, W., Müller, G. M., Achleitner, M., Wang, J., Licinio, J., Bauer, M., Young, A. H., Thuret, S., Bechmann, N., & Straube, R. (2022).

Chronic post-COVID-19 syndrome and chronic fatigue syndrome: Is there a role for extracorporeal apheresis? *Molecular Psychiatry*, *27*(1), 34–37. https://doi.org/10.1038/S41380-021-01148-4

Brown, A., & Jason, L. A. (2020). Meta-analysis investigating post-exertional malaise between patients and controls. *Journal of Health Psychology*, *25*(13–14), 2053–2071. https://doi.org/10.1177/1359105318784161

Budtz-Lilly, A., Schröder, A., Rask, M., … P. F.-B. family, & 2015, undefined. (n. d.). Bodily distress syndrome: A new diagnosis for functional disorders in primary care? *Springer*. Retrieved October 8, 2023, from https://link.springer.com/article/10.1186/s12875-015-0393-8

Cabanillas, B., Akdis, C. A., & Novak, N. (2021). COVID-19 vaccines and the role of other potential allergenic components different from PEG. A reply to: "Other excipients than PEG might cause serious hypersensitivity reactions in COVID-19 vaccines." *Allergy*, *76*(6), 1943–1944. https://doi.org/10.1111/ALL.14761

Caccialanza, R., Laviano, A., Lobascio, F., Montagna, E., Bruno, R., Ludovisi, S., Corsico, A. G., Di Sabatino, A., Belliato, M., Calvi, M., Iacona, I., Grugnetti, G., Bonadeo, E., Muzzi, A., & Cereda, E. (2020). Early nutritional supplementation in non-critically ill patients hospitalized for the 2019 novel coronavirus disease (COVID-19): Rationale and feasibility of a shared pragmatic protocol. *Nutrition (Burbank, Los Angeles County, Calif.)*, *74*. https://doi.org/10.1016/J.NUT.2020.110835

Cantorna, M. T., McDaniel, K., Bora, S., Chen, J., & James, J. (2014). Vitamin D, immune regulation, the microbiota, and inflammatory bowel disease. *Experimental Biology and Medicine (Maywood, N. J.)*, *239*(11), 1524–1530. https://doi.org/10.1177/1535370214523890

Caspersen, I. H., Magnus, P., & Trogstad, L. (2022). Excess risk and clusters of symptoms after COVID-19 in a large Norwegian cohort. *European Journal of Epidemiology*, *37*(5), 539–548. https://doi.org/10.1007/S10654-022-00847-8/TABLES/5

Castells, M., & Butterfield, J. (2019). Mast Cell Activation Syndrome and Mastocytosis: Initial Treatment Options and Long-Term Management. *The Journal of Allergy and Clinical Immunology: In Practice*, *7*(4), 1097–1106. https://doi.org/10.1016/J.JAIP.2019.02.002

Ceban, F., Ling, S., Lui, L. M. W., Lee, Y., Gill, H., Teopiz, K. M., Rodrigues, N. B., Subramaniapillai, M., Di Vincenzo, J. D., Cao, B., Lin, K., Mansur, R. B., Ho, R. C., Rosenblat, J. D., Miskowiak, K. W., Vinberg, M., Maletic, V., & McIntyre, R. S. (2022). Fatigue and cognitive impairment in Post-COVID-19 Syndrome: A systematic review and meta-analysis. *Brain, Behavior, and Immunity*, *101*, 93–135. https://doi.org/10.1016/J.BBI.2021.12.020

Chang, J. (2010). The Reflecting Team: A Training Method for Family Counselors. Http://Dx.Doi.Org/10.1177/1066480709357731, *18*(1), 36–44. https://doi.org/10.1177/1066480709357731

Charfeddine, S., Ibn Hadj Amor, H., Jdidi, J., Torjmen, S., Kraiem, S., Hammami, R., Bahloul, A., Kallel, N., Moussa, N., Touil, I., Ghrab, A., Elghoul, J., Meddeb, Z., Thabet, Y., Kammoun, S., Bouslama, K., Milouchi, S., Abdessalem, S., & Abid, L. (2021). Long COVID 19 Syndrome: Is It Related to Microcirculation and Endothelial Dysfunction? Insights From TUN-EndCOV Study. *Frontiers in Cardiovascular Medicine*, *8*, 1702. https://doi.org/10.3389/FCVM.2021.745758/BIBTEX

Compas, B. E., Jaser, S. S., Dunn, M. J., & Rodriguez, E. M. (2012). Coping with Chronic Illness in Childhood and Adolescence. Https://Doi.Org/10.1146/Annurev-Clinpsy-032511-143108, *8*, 455–480. https://doi.org/10.1146/ANNUREV-CLINPSY-032511-143108

Cotler, J., Holtzman, C., Dudun, C., & Jason, L. A. (2018). A brief questionnaire to assess post-exertional malaise. *Diagnostics, 8, 66*. https://doi.org/10.3390/DIAGNOSTICS8030066

Crivelli, L., Palmer, K., Calandri, I., Guekht, A., Beghi, E., Carroll, W., Frontera, J., García-Azorín, D., Westenberg, E., Winkler, A. S., Mangialasche, F., Allegri, R. F., & Kivipelto, M. (2022). Changes in cognitive functioning after COVID-19: A systematic review and meta-analysis. *Alzheimer's & Dementia*, *18*(5), 1047–1066. https://doi.org/10.1002/ALZ.12644

Cysique, L. A., Jakabek, D., Bracken, S. G., Allen-Davidian, Y., Heng, B., Chow, S., Dehhaghi, M., Pires, A. S., Darley, D. R., Byrne, A., Phetsouphanh, C., Kelleher, A., Dore, G. J., Matthews, G. V., Guillemin, G. J., & Brew, B. J. (2022). Post-acute COVID-19 cognitive impairment and decline uniquely associate with kynurenine pathway activation: a longitudinal observational study. *MedRxiv*, 2022.06.07.22276020. https://doi.org/10.1101/2022.06.07.22276020

Davis, H. E., McCorkell, L., Vogel, J. M., & Topol, E. J. (2023). Long COVID: major findings, mechanisms and recommendations. *Nature Reviews Microbiology 2023 21:3*, *21*(3), 133–146. https://doi.org/10.1038/s41579-022-00846-2

de Sire, A., Moggio, L., Marotta, N., Agostini, F., Tasselli, A., Drago Ferrante, V., Curci, C., Calafiore, D., Ferraro, F., Bernetti, A., Ozyemisci Taskiran, O., & Ammendolia, A. (2022). Impact of Rehabilitation on Fatigue in Post-COVID-19 Patients: A Systematic Review and Meta-Analysis. *Applied Sciences 2022, Vol. 12, Page 8593*, *12*(17), 8593. https://doi.org/10.3390/APP12178593

Del Brutto, O. H., Rumbea, D. A., Recalde, B. Y., & Mera, R. M. (2022). Cognitive sequelae of long COVID may not be permanent: A prospective study. *European Journal of Neurology*, *29*(4), 1218–1221. https://doi.org/10.1111/ENE.15215

Dennert, G., & Lotan, R. (1978). Effects of retinoic acid on the immune system: stimulation of T killer cell induction. *European Journal of Immunology*, *8*(1), 23–29. https://doi.org/10.1002/EJI.1830080106

Dennis, A., Wamil, M., Alberts, J., Oben, J., Cuthbertson, D. J., Wootton, D., Crooks, M., Gabbay, M., Brady, M., Hishmeh, L., Attree, E., Heightman, M., Banerjee, R., & Banerjee, A. (2021). Multiorgan impairment in low-risk individuals with post-COVID-19 syndrome: a prospective, community-based study. *BMJ Open*, *11*(3), e048391. https://doi.org/10.1136/BMJOPEN-2020-048391

Desimmie, B. A., Raru, Y. Y., Awadh, H. M., He, P., Teka, S., & Willenburg, K. S. (2021). Insights into SARS-CoV-2 Persistence and Its Relevance. *Viruses 2021, Vol. 13, Page 1025*, *13*(6), 1025. https://doi.org/10.3390/V13061025

Deutscher Verband für Gesundheitssport und Sporttherapie Deutsche Verband für Gesundheitssport und Sporttherapie – DVGS. e.V. (2022). Factsheet Bewegung und Körperliches Training nach COVID-19. https://dvgs.de/images/2022/06/DVGS_09_Long_Covid_Factsheet_Finalversion_Web.pdf (Zugriff 12.04.2024)

Dinse, H., Skoda, E.-M., & Teufel, M. (2022). Post-COVID. *Ärztliche Psychotherapie*, *17*(3), 180–187. https://doi.org/10.21706/AEP-17-3-180

Douaud, G., Lee, S., Alfaro-Almagro, F., Arthofer, C., Wang, C., McCarthy, P., Lange, F., Andersson, J. L. R., Griffanti, L., Duff, E., Jbabdi, S., Taschler, B., Keating, P., Winkler, A. M., Collins, R., Matthews, P. M., Allen, N., Miller, K. L., Nichols, T. E., & Smith, S. M. (2022). SARS-CoV-2 is associated with changes in brain structure in UK Biobank. *Nature 2022 604:7907*, *604*(7907), 697–707. https://doi.org/10.1038/s41586-022-04569-5

DRV & DGVU (2023). Eckpunktepapier für die medizinische Rehabilitation beim Post-COVID-Syndrom.

Dutsch, A., Kessler, T., & München, H. (2022). Long-COVID: kardiovaskuläre Implikationen. *CardioVasc 2022 22:2*, *22*(2), 27–30. https://doi.org/10.1007/S15027-022-3652-3

Eckert, J. (2010). Indikation und Prognose. In V. Tschuschke (Hrsg.), Gruppenpsychotherapie. Von der Indikation bis zu Leitungstechniken (S. 44–50). Stuttgart: Thieme.

Egle, U. T., Egloff, N. & von Känel, R. Stressinduzierte Hyperalgesie (SIH) als Folge von emotionaler Deprivation und psychischer Traumatisierung in der Kindheit. *Schmerz* 30, 526–536 (2016). https://doi.org/10.1007/s00482-016-0107-8

Ehrenfeld, M., Tincani, A., Andreoli, L., Cattalini, M., Greenbaum, A., Kanduc, D., Alijotas-Reig, J., Zinserling, V., Semenova, N., Amital, H., & Shoenfeld, Y. (2020). Covid-19 and autoimmunity. *Autoimmunity Reviews*, *19*(8). https://doi.org/10.1016/J.AUTREV.2020.102597

Eifert, G., & Forsyth, J. (2005). *Acceptance and commitment therapy for anxiety disorders: A practitioner's treatment guide to using mindfulness, acceptance, and values-based behavior.*

Ellert, C. (2022). *Long COVID Wege zu neuer Stärke*. Edel Verlagsgruppe.

Elsheikh, S. G., El-Mosallamy, S. S., Fayez, Y. M., & Hassan, A. M. E. (2022). Smart stability indicating spectrophotometric methods for determination of modafinil: the promising treatment for post-covid neurological syndrome. *BMC Chemistry, 16*(1), 1–10. https://doi.org/10.1186/S13065-022-00869-Z/TABLES/3

Engelmann, P., Löwe, B., Brehm, T. T., Weigel, A., Ullrich, F., Addo, M. M., Schulze zur Wiesch, J., Lohse, A. W., & Toussaint, A. (2022). Risk factors for worsening of somatic symptom burden in a prospective cohort during the COVID-19 pandemic. *Frontiers in Psychology, 13*. https://doi.org/10.3389/FPSYG.2022.1022203/FULL

Erbguth, F., Förstl, H., & Kleinschnitz, C. (2023). Long COVID und die Psycho-Ecke: Wiedergeburt eines reduktionistischen Krankheitsverständnisses. *Deutsches Ärzteblatt, 1203*(13), 563–565.

Evans, R. A., McAuley, H., Harrison, E. M., Shikotra, A., Singapuri, A., Sereno, M., Elneima, O., Docherty, A. B., Lone, N. I., Leavy, O. C., Daines, L., Baillie, J. K., Brown, J. S., Chalder, T., De Soyza, A., Diar Bakerly, N., Easom, N., Geddes, J. R., Greening, N. J., … Zongo, O. (2021). Physical, cognitive, and mental health impacts of COVID-19 after hospitalisation (PHOSP-COVID): a UK multicentre, prospective cohort study. *The Lancet. Respiratory Medicine, 9*(11), 1275–1287. https://doi.org/10.1016/S2213-2600(21)00383-0

Fajnzylber, J., Regan, J., Coxen, K., Corry, H., Wong, C., Rosenthal, A., Worrall, D., Giguel, F., Piechocka-Trocha, A., Atyeo, C., Fischinger, S., Chan, A., Flaherty, K. T., Hall, K., Dougan, M., Ryan, E. T., Gillespie, E., Chishti, R., Li, Y., … Zhu, A. (2020). SARS-CoV-2 viral load is associated with increased disease severity and mortality. *Nature Communications 2020 11:1, 11*(1), 1–9. https://doi.org/10.1038/s41467-020-19057-5

Felitti, V. J., Andra, R. F., Nordenberg, D. et al. (1998). Relationship of childhood abuse and household dysfunction to many of leading courses of death in adults. The Adverse Childhood Experiences (ACE) Study. American Journal of Preventive Medicine, 14, 245–258.

Folkman, S., Lazarus, R. S., Dunkel-Schetter, C., DeLongis, A., & Gruen, R. J. (1986). Dynamics of a Stressful Encounter. Cognitive Appraisal, Coping, and Encounter Outcomes. *Journal of Personality and Social Psychology, 50*(5), 992–1003. https://doi.org/10.1037/0022-3514.50.5.992

Folstein, M. F., Folstein, S. E., & McHugh, P. R. (1975). "Mini-mental state". A practical method for grading the cognitive state of patients for the clinician. *Journal of Psychiatric Research, 12*(3), 189–198. https://doi.org/10.1016/0022-3956(75)90026-6

Franke, C., Boesl, F., Goereci, Y., Gerhard, A., Schweitzer, F., Schroeder, M., Foverskov-Rasmussen, H., Heine, J., Quitschau, A., Kandil, F. I., Schild, A., Finke, C., Audebert, H. J., Endres, M., Warnke, C., & Prüss, H. (2023a). Association of cerebrospinal fluid brain-binding autoantibodies with cognitive impairment in post-COVID-19 syndrome. *Brain, Behavior, and Immunity*. https://doi.org/10.1016/J.BBI.2023.01.006

Franke, C., Boesl, F., Goereci, Y., Gerhard, A., Schweitzer, F., Schroeder, M., Foverskov-Rasmussen, H., Heine, J., Quitschau, A., Kandil, F. I., Schild, A. K., Finke, C., Audebert, H. J., Endres, M., Warnke, C., & Prüss, H. (2023b). Association of cerebrospinal fluid brain-binding autoantibodies with cognitive impairment in post-COVID-19 syndrome. *Brain, Behavior, and Immunity, 109*, 139–143. https://doi.org/10.1016/J.BBI.2023.01.006

Frisk, B., Jürgensen, M., Espehaug, B., Njøten, K. L., Søfteland, E., Aarli, B. B., & Kvale, G. (2023). A safe and effective micro-choice based rehabilitation for patients with long COVID: Results from a quasi-experimental study. Scientific Reports, 13(1), 9423. doi:https://doi.org/10.1038/s41598-023-35991-y

Frommhold, J., & Schüller, P. O. (2023). *Post-COVID-Syndrom und Long-COVID Diagnostik, Therapie und Verlauf.* MWV Medizinisch Wissenschaftliche Verlagsges. mbH & Co. KG.

Gaab, J. (2020). Chronische Erschöpfung. In U. T. Egle, C. Heim, B. Strauß, & R. Von Känel (Eds.), *Psychosomatik Neurobiologisch fundiert und evidenzbasiert* (1st ed., pp. 460–476). Stuttgart: Kohlhammer.

Gautret, P., Million, M., Jarrot, P. A., Camoin-Jau, L., Colson, P., Fenollar, F., Leone, M., La Scola, B., Devaux, C., Gaubert, J. Y., Mege, J. L., Vitte, J., Melenotte, C., Rolain, J. M., Parola, P., Lagier, J. C., Brouqui, P., & Raoult, D. (2020). Natural history of COVID-19 and therapeutic options. *Expert Review of Clinical Immunology, 16*(12), 1159–1184. https://doi.org/10.1080/1744666X.2021.1847640

Gloster, A. T., Walder, N., Levin, M. E., Twohig, M. P., & Karekla, M. (2020). The empirical status of acceptance and commitment therapy: A review of meta-analyses. *Journal of Contextual Behavioral Science, 18*, 181–192. https://doi.org/10.1016/J.JCBS.2020.09.009

Gogoll, C., Leo, F., Schueller, P. O., & Grohé, C. (2021). Post-COVID und die Lunge. *DMW - Deutsche Medizinische Wochenschrift, 146*(21), 1399–1404. https://doi.org/10.1055/A-1492-8808

Gogoll, C., Peters, E. M. J., Köllner, V., & Koczulla, A. R. (2023). S1 Leitlinie Long-/Post-COVID Syndrom. *Pflegezeitschrift 2023 76:6, 76*(6), 30–33. https://doi.org/10.1007/S41906-023-2076-8

Goldsteen, R. L., Counte, M. A., & Goldsteen, K. (1995). Health status, the health events of significant others, and health locus of control. *Journal of Aging Studies, 9*(1), 83–99. https://doi.org/10.1016/0890-4065(95)90027-6

Gombart, A. F., Pierre, A., & Maggini, S. (2020). A Review of Micronutrients and the Immune System–Working in Harmony to Reduce the Risk of Infection. *Nutrients 2020, Vol. 12, Page 236, 12*(1), 236. https://doi.org/10.3390/NU12010236

Grassi, L., Nanni, M. G., Rodin, G., Li, M., & Caruso, R. (2018). The use of antidepressants in oncology: a review and practical tips for oncologists. *Annals of Oncology : Official Journal of the European Society for Medical Oncology, 29*(1), 101–111. https://doi.org/10.1093/ANNONC/MDX526

Greenhouse-Tucknott A, Butterworth JB, Wrightson JG et al. Toward the unity of pathological and exertional fatigue: A predictive processing model. Cogn Affect Behav Neurosci 2022; 22: 215–228

Gröber, U. (2021). Long-COVID – eine Mitochondriopathie? *Zeitschrift Für Orthomolekulare Medizin, 19*(04), 24–29. https://doi.org/10.1055/A-1700-8588

Gröber, U., & Holick, M. F. (2021). The coronavirus disease (COVID-19) – A supportive approach with selected micronutrients. Https://Doi.Org/10.1024/0300-9831/A000693, *92*(1), 13–34. https://doi.org/10.1024/0300-9831/A000693

Hackett, T. P., & Cassem, N. H. (1974). Development of a quantitative rating scale to assess denial. *Journal of Psychosomatic Research, 18*(2), 93–100. https://doi.org/10.1016/0022-3999(74)90072-5

Hallek, M., Adorjan, K., Behrends, U., Ertl, G., Suttorp, N., Lehmann, C., & Long COVID Working Group of the Scientific Advisory Board within the German Medical Association. (2023). Post-COVID Syndrome. *Deutsches Arzteblatt International, Forthcoming.* https://doi.org/10.3238/ARZTEBL.M2022.0409

Hampshire, A., Trender, W., Chamberlain, S. R., Jolly, A. E., Grant, J. E., Patrick, F., Mazibuko, N., Williams, S. C., Barnby, J. M., Hellyer, P., & Mehta, M. A. (2021). Cognitive deficits in people who have recovered from COVID-19. *EClinicalMedicine, 39*. https://doi.org/10.1016/J.ECLINM.2021.101044

Hartung, T. J., Neumann, C., Bahmer, T., Chaplinskaya-Sobol, I., Endres, M., Geritz, J., Haeusler, K. G., Heuschmann, P. U., Hildesheim, H., Hinz, A., Hopff, S., Horn, A., Krawczak, M., Krist, L., Kudelka, J., Lieb, W., Maetzler, C., Mehnert-Theuerkauf, A., Montellano, F. A., … Finke, C. (2022). Fatigue and cognitive impairment after COVID-19: A prospective multicentre study. *Eclinicalmedicine, 53*, 101651–101651. https://doi.org/10.1016/J.ECLINM.2022.101651

Hasenbring, M. I., & Verbunt, J. A. (2010). Fear-avoidance and endurance-related responses to pain: New models of behavior and their consequences for clinical practice. *Clinical Journal of Pain, 26*(9), 747–753. https://doi.org/10.1097/AJP.0B013E3181E104F2

Hasting, A. S., Herzig, S., Obrig, H., Schroeter, M. L., Villringer, A., & Thöne-Otto, A. I. T. (2023). The Leipzig Treatment Program for Interdisciplinary Diagnosis and Therapy of Neurocognitive Post-COVID Symptoms : Experiences and Preliminary Results. *Zeitschrift Für Neuropsychologie, 34*(2), 71–83. https://doi.org/10.1024/1016-264X/A000376

Hausotter W. Long- und Post-COVID versus Chronic Fatigue Syndrome: Chronische Erschöpfungssyndrome im Vergleich. DNP. 2022;23(5):32–6.

German. doi: https://doi.org/10.1007/s15202-022-5508-1. Epub 2022 Oct 4. PMCID: PMC9529321.

Hayes, S. C. (2019). Acceptance and commitment therapy: towards a unified model of behavior change. *World Psychiatry, 18*(2), 226. https://doi.org/10.1002/WPS.20626

Hayes, S. C., Strosahl, K. D., & Wilson, K. G. (2014). *Akzeptanz-& Commitment-Therapie: Achtsamkeitsbasierte Veränderungen in Theorie und Praxis. Buch+ E-Book.*

Heine, J., Schwichtenberg, K., Hartung, T. J., Rekers, S., Chien, C., Boesl, F., Rust, R., Hohenfeld, C., Bungenberg, J., Costa, A. S., Scheibenbogen, C., Bellmann-Strobl, J., Paul, F., Franke, C., Reetz, K., & Finke, C. (2023). Structural brain changes in patients with post-COVID fatigue: a prospective observational study. *EClinicalMedicine, 58.* https://doi.org/10.1016/J.ECLINM.2023.101874

Hellwig, S., & Domschke, K. (2022). Post-COVID-Syndrom – Fokus Fatigue. *Der Nervenarzt, 93*(8), 788. https://doi.org/10.1007/S00115-022-01306-1

Henningsen, P., Gündel, H., Kop, W. J., Löwe, B., Martin, A., Rief, W., ... & Van Den Bergh, O. (2018a). Persistent physical symptoms as perceptual dysregulation: a neuropsychobehavioral model and its clinical implications. *Psychosomatic medicine, 80*(5), 422–431.

Henningsen, P., Zipfel, S., Sattel, H., & Creed, F. (2018b). Management of Functional Somatic Syndromes and Bodily Distress. *Psychotherapy and Psychosomatics, 87*(1), 12–31. https://doi.org/10.1159/000484413

Hohberger, B., Ganslmayer, M., Lucio, M., Kruse, F., Hoffmanns, J., Moritz, M., Rogge, L., Heltmann, F., Szewczykowski, C., Fürst, J., Raftis, M., Bergua, A., Zenkel, M., Gießl, A., Schlötzer-Schrehardt, U., Lehmann, P., Strauß, R., Mardin, C., & Herrmann, M. (2021). Retinal Microcirculation as a Correlate of a Systemic Capillary Impairment After Severe Acute Respiratory Syndrome Coronavirus 2 Infection. *Frontiers in Medicine, 8,* 1013. https://doi.org/10.3389/FMED.2021.676554/BIBTEX

Holdsworth, D. A., Chamley, R., Barker-Davies, R., O'Sullivan, O., Ladlow, P., Mitchell, J. L., Dewson, D., Mills, D., May, S. L. J., Cranley, M., Xie, C., Sellon, E., Mulae, J., Naylor, J., Raman, B., Talbot, N. P., Rider, O. J., Bennett, A. N., & Nicol, E. D. (2022). Comprehensive clinical assessment identifies specific neurocognitive deficits in working-age patients with long-COVID. *PloS One, 17*(6). https://doi.org/10.1371/JOURNAL.PONE.0267392

Hoyer J, Krämer LV. Verhaltensaufbau und -aktivierung. Göttingen: Hogrefe, 2021.

Huth, D., Bräscher, A. K., Tholl, S., Fiess, J., Birke, G., Herrmann, C., ... & Witthöft, M. (2023). Cognitive-behavioral therapy for patients with post-COVID-19 condition (CBT-PCC): a feasibility trial. Psychological Medicine, 1–11.

IGeL-Monitor. (2023a). *Große Ozon-Eigenbluttherapie zur Behandlung von längerfristigen, gesundheitlichen Beeinträchtigungen im Anschluss an eine SARS-CoV-2-Infektion (Long-/Post-COVID).*

IGeL-Monitor. (2023b). *Hyperbare Sauerstofftherapie zur Behandlung von längerfristigen, gesundheitlichen Beeinträchtigungen im Anschluss an eine SARS-CoV-2-Infektion (Long-/Post-COVID).*

Insitut für Qualität im Gesundheitswesen und Wirtschaftlichkeit. (2023). *Myalgische Enzephalomyelitis/Chronic Fatigue Syndrome (ME/CFS): aktueller Kenntnisstand.* www.iqwig.de

Jason, L. A., Evans, M., So, S., Scott, J., & Brown, A. (2015). Problems in Defining Post-Exertional Malaise. Https://Doi.Org/10.1080/10852352.2014.973239, *43*(1), 20–31. https://doi.org/10.1080/10852352.2014.973239

Jason, L. A., Islam, M. F., Conroy, K., Cotler, J., Torres, C., Johnson, M., & Mabie, B. (2021). COVID-19 symptoms over time: comparing long-haulers to ME/CFS. Https://Doi.Org/10.1080/21641846.2021.1922140, *9*(2), 59–68. https://doi.org/10.1080/21641846.2021.1922140

Jimeno-Almazán A, Franco-López F, Buendía-Romero Á, et al. Rehabilitation for post-COVID-19 condition through a supervised exercise intervention: A randomized controlled trial. Scand J Med Sci Sports. 2022; 00:1–11. doi: https://doi.org/10.1111/sms.14240

Kaluza, G., & Kaluza, G. (2011). Gesundheitsförderung durch Stressbewältigung. *Stressbewältigung: Trainingsmanual zur psychologischen Gesundheitsförderung,* 3–10.Kuba, K., & Weißflog, G. (2017). [Acceptance and Commitment Therapy in the Treatment of Chronic Disease]. *Psychotherapie, Psychosomatik, Medizinische Psychologie, 67*(12), 525–536. https://doi.org/10.1055/S-0043-118742

Kanfer, F. H., Reinecker, H., & Schmelzer, D. (2012). Situative Verhaltensanalyse: Von der Makro- zur Mikro-Ebene. *Selbstmanagement-Therapie,* 201–210. https://doi.org/10.1007/978-3-642-19366-8_16

Kedor, C., Freitag, H., Meyer-Arndt, L., Wittke, K., Hanitsch, L. G., Zoller, T., ... & Scheibenbogen, C. (2022). A prospective observational study of post-COVID-19 chronic fatigue syndrome following the first pandemic wave in Germany and biomarkers associated with symptom severity. *Nature communications, 13*(1), 5104.

Keil, S. D., Bowen, R., & Marschner, S. (2016). Inactivation of Middle East respiratory syndrome coronavirus (MERS-CoV) in plasma products using a riboflavin-based and ultraviolet light-based photochemical treatment. *Transfusion, 56*(12), 2948–2952. https://doi.org/10.1111/TRF.13860

Khasar SG, Burkham J, Dina OA et al. (2008) Stress induces a switch of intracellular signaling in sensory neurons in a model of generalized pain. *J Neurosci,* 28: 5721–5730

Kim, H., Rebholz, C. M., Hegde, S., Lafiura, C., Raghavan, M., Lloyd, J. F., Cheng, S., & Seidelmann, S. B. (2021). Plant-based diets, pescatarian diets and COVID-19 severity: a population-based case–control study in six countries. *BMJ Nutrition, Prevention & Health, 4*(1), 257–266. https://doi.org/10.1136/BMJNPH-2021-000272

Klein J, Wood J, Jaycox JR, Dhodapkar RM, Lu P, Gehlhausen JR, Tabachnikova A, Greene K, Tabacof L, Malik AA, Silva Monteiro V, Silva J, Kamath K, Zhang M, Dhal A, Ott IM, Valle G, Peña-Hernández M, Mao T, Bhattacharjee B, Takahashi T, Lucas C, Song E, McCarthy D, Breyman E, Tosto-Mancuso J, Dai Y, Perotti E, Akduman K, Tzeng TJ, Xu L, Geraghty AC, Monje M, Yildirim I, Shon J, Medzhitov R, Lutchmansingh D, Possick JD, Kaminski N, Omer SB, Krumholz HM, Guan L, Dela Cruz CS, van Dijk D, Ring AM, Putrino D, Iwasaki A. (2023). Distinguishing features of long COVID identified through immune profiling. Nature. 2023 Nov;623(7985):139–148. doi: https://doi.org/10.1038/s41586-023-06651-y. Epub 2023 Sep 25. PMID: 37748514

Kleinschmidt, J. & Köllner, V. (2021). Herz und Psyche in Bewegung bringen. Psychotherapie im Dialog. PiD - Psychotherapie im Dialog 2021; 22: 82–86

Kleinstäuber, M., Thomas, P., Witthöft, M., & Hiller, W. (2018). Kognitive Verhaltenstherapie bei medizinisch unerklärten Körperbeschwerden und somatoformen Störungen [Cognitive behavioral therapy for medically unex- plained physical symptoms and somatoform disorders] (2nd edn.). Berlin, Heidelberg: Springer.

Koczulla, A. R., Ankermann, T., Behrends, U., Berlit, P., Berner, R., Böing, S., ... & Zwick, R. (2022b). S1-Leitlinie Long-/Post-COVID. Pneumologie, 76(12), 855–907.

Koczulla, A. R., Ankermann, T., Behrends, U., Berlit, P., Böing, S., Brinkmann, F., Franke, C., Glöckl, R., Gogoll, C., Hummel, T., Kronsbein, J., Maibaum, T., Peters, E. M. J., Pfeifer, M., Platz, T., Pletz, M., Pongratz, G., Powitz, F., Rabe, K. F., ... Zwick, R. H. (2021). S1 Guideline Post-COVID/Long-COVID. *Pneumologie, 75*(11), 869–900. https://doi.org/10.1055/A-1551-9734/ID/JR171-34

Koczulla, A., Ankermann, T., Behrends, U., Berlit, P., Berner, R., Böing, S., Brinkmann, F., Frank, U., Franke, C., Glöckl, R., Gogoll, C., Häuser, W., Hohberger, B., Huber, G., Hummel, T., Köllner, V., Krause, S., Kronsbein, J., Maibaum, T., ... Zwick, R. (2022a). *AWMF S1-Leitlinie Long/Post-COVID.* moz-extension://cf6a90ab-d653–4bc0-b6ed-1498cd57c255/enhanced-reader.html?openApp&pdf=https%3A%2F%2Fwww.awmf.org%2Fuploads%2Ftx_szleitlinien%2F020-027l_S1_Post_COVID_Long_COVID_2022-08.pdf

Köhle, K., Herzog, W., Joraschky, P., Kruse, J., Langewitz, W., & Söllner, W. (2016). Uexküll, Psychosomatische Medizin. Theoretische Modelle und klinische Praxis (8th ed.). Elsevier, Urban & Fischer.

Köllner V. Das Reha-Antragsverfahren. In: Köllner V, Bassler M (Hrsg.): Praxishandbuch Psychosomatische Medizin in der Rehabilitation. München: Elsevier, 2021; S. 46–51

Köllner, V. & Kleinschmidt, J. (2021). Bewegung(stherapie) als Ressource in der Psychosomatischen Medizin. Ärztliche Psychotherapie, (3), 150–155). https://doi.org/10.21706/aep-16-3-150

Köllner, V. (2019). Posttraumatische Belastungsstörungen bei körperlichen Erkrankungen und medizinischen Eingriffen. Traumafolgestörungen, 443–459. https://doi.org/10.1007/978-3-662-58470-5_23

Köllner, V., Etzrodt, F., Kleinschmidt, J., & Kupferschmitt, A. (2022). Psychosomatische Rehabilitation des Post-COVID-Syndroms. *Ärztliche Psychotherapie*, *17*(3), 188–194. https://doi.org/10.21706/AEP-17-3-188

Kübler-Ross, E. (2018). Interviews mit Sterbenden. Kreuz, Stuttgart/Berlin 1972; Neuauflage: Herder, Freiburg im Breisgau 2018

Kübler-Ross, E., Wessler, S., & Avioli, L. V. (1972). On death and dying. *JAMA*, *221*(2), 174–179

Kuodi, P., Gorelik, Y., Gausi, B., Bernstine, T., & Edelstein, M. (2023). Characterisation of post-COVID syndromes by symptom cluster and time period up to 12 months post-infection: A systematic review and meta-analysis. International Journal of Infectious Diseases.

Kupferschmitt, A., & Köllner, V. (2023a). Psychotherapeutische Begleitung des Post-COVID Syndroms. *Die Psychotherapie*, https://www.springermedizin.de/post-covid/long-covid/psychotherapeutische-begleitung-bei-post-covid-syndrom/26273868 (Zugriff: 13.04.2024)

Kupferschmitt, A., & Köllner, V. (2023b). Rehabilitation bei Post-Covid mit Schwerpunkt auf Fatigue. *Psychotherapie im Dialog.*, 24(03): 71–75. DOI: https://doi.org/10.1055/a-1935-6427

Kupferschmitt, A., & Köllner, V. (2024). Psychoedukation. In: Köhle, K. et al. (Hrsg.) Uexküll. Psychosomatische Medizin. Theoretische Modelle und klinische Praxis, 9. Aufl. München: Urban Fischer bei Elsevier. 2024 (im Druck)

Kupferschmitt, A., Etzrodt, F., Kleinschmidt, J., & Köllner, V. (2022a). Nicht nur multimodal, sondern auch interdisziplinär: Ein Konzept für fächerübergreifende Zusammenarbeit in der Rehabilitation des Post-COVID-Syndroms. *PPmP Psychotherapie Psychosomatik Medizinische Psychologie, 72*. https://doi.org/10.1055/A-1838-3055

Kupferschmitt, A., Etzrodt, F., Kleinschmidt, J., & Köllner, V. (2022c). Nicht nur multimodal, sondern auch interdisziplinär: Ein Konzept für fächerübergreifende Zusammenarbeit in der Rehabilitation des Post-COVID-Syndroms. *PPmP - Psychotherapie Psychosomatik. Medizinische Psychologie, 72*. https://doi.org/10.1055/A-1838-3055

Kupferschmitt, A., Hinterberger, T., Montanari, I., Gasche, M., Hermann, C., Jöbges, M., Kelm, S., Sütfels, G., Wagner, A., Loew, T., & Köllner, V. (2022b). Relevance of the post-COVID syndrome within rehabilitation (PoCoRe): study protocol of a multi-centre study with seven rehabilitation clinics of different specialisations: cardiological-psychosomatic rehab, pneumological-psychosomatic rehab, neurological. *BMC Psychology*, 10, PMC93354465

Kupferschmitt, A., Langheim, E., Tüter, H., Etzrodt, F., Loew, T. H., & Köllner, V. (2023). First results from Post-COVID inpatient Rehabilitation. *Frontiers in Rehabilitation Sciences.*

Kuut, T. A., Müller, F., Aldenkamp, A., Assmann-Schuilwerve, E., Braamse, A., Geerlings, S. E., Gibney, K. B., Kanaan, R. A. A., Nieuwkerk, P., Olde Hartman, T. C., Pauëlsen, D., Prins, M., Slieker, K., Van Vugt, M., Bleeker-Rovers, C. P., Keijmel, S. P., & Knoop, H. (2021). A randomised controlled trial testing the efficacy of Fit after COVID, a cognitive behavioural therapy targeting severe post-infectious fatigue following COVID-19 (ReCOVer): study protocol. *Trials, 22*(1). https://doi.org/10.1186/s13063-021-05569-y

Kuut, T. A., Müller, F., Csorba, I., Braamse, A., Aldenkamp, A., Appelman, B., Assmann-Schuilwerve, E., Geerlings, S. E., Gibney, K. B., Kanaan, R. A. A., Mooij-Kalverda, K., Olde Hartman, T. C., Pauëlsen, D., Prins, M., Slieker, K., van Vugt, M., Keijmel, S. P., Nieuwkerk, P., Rovers, C. P., & Knoop, H. (2023). Efficacy of cognitive behavioral therapy targeting severe fatigue following COVID-19: results of a randomized controlled trial. *Clinical Infectious Diseases*. https://doi.org/10.1093/CID/CIAD257

Laub, C. (2023). Neuropsychiatrische Post-COVID-19-Symptome. *NeuroTransmitter, 34*(3), 40. https://doi.org/10.1007/S15016-023-3012-2

Lee, H., & Ko, G. P. (2016). Antiviral effect of vitamin A on norovirus infection via modulation of the gut microbiome. *Scientific Reports, 6*. https://doi.org/10.1038/SREP25835

Lefcourt, H. M. (1991). Locus of Control. *Measures of Personality and Social Psychological Attitudes*, 413–499. https://doi.org/10.1016/B978-0-12-590241-0.50013-7

Lehner, C., & Weihe, S. (2019). „Ziele dürfen SMART sein" – auf Kurs bleiben durch klare Ziele. *Zwischen Achtsamkeit Und Pragmatismus*, 67–73. https://doi.org/10.1007/978-3-662-58915-1_6

Lenze, E. J., Mattar, C., Zorumski, C. F., Stevens, A., Schweiger, J., Nicol, G. E., Miller, J. P., Yang, L., Yingling, M., Avidan, M. S., & Reiersen, A. M. (2020). Fluvoxamine vs Placebo and Clinical Deterioration in Outpatients with Symptomatic COVID-19: A Randomized Clinical Trial. *JAMA - Journal of the American Medical Association*, *324*(22), 2292–2300. https://doi.org/10.1001/JAMA.2020.22760

Li, L., Li, F., Fortunati, F., & Krystal, J. H. (2020). Association of a Prior Psychiatric Diagnosis With Mortality Among Hospitalized Patients With Coronavirus Disease 2019 (COVID-19) Infection. *JAMA Network Open*, *3*(9). https://doi.org/10.1001/JAMANETWORKOPEN.2020.23282

Lienert, G. A. & Raatz, U. (1998). Testaufbau und Testanalyse (6. Aufl.). Beltz, Psychologie Verlags Union

Liu, B., Li, M., Zhou, Z., Guan, X., & Xiang, Y. (2020). Can we use interleukin-6 (IL-6) blockade for coronavirus disease 2019 (COVID-19)-induced cytokine release syndrome (CRS)? *Journal of Autoimmunity, 111*. https://doi.org/10.1016/J.JAUT.2020.102452

Liu, M., Wallin, R., Wallmon, A., & Saldeen, T. (2002). Mixed tocopherols have a stronger inhibitory effect on lipid peroxidation than alpha-tocopherol alone. *Journal of Cardiovascular Pharmacology, 39*(5), 714–721. https://doi.org/10.1097/00005344-200205000-00012

Liu, Y. H., Wang, Y. R., Wang, Q. H., Chen, Y., Chen, X., Li, Y., Cen, Y., Xu, C., Hu, T., Liu, X. D., Yang, L. L., Li, S. J., Liu, X. F., Liu, C. M., Zhu, J., Li, W., Zhang, L. L., Liu, J., & Wang, Y. J. (2021). Post-infection cognitive impairments in a cohort of elderly patients with COVID-19. *Molecular Neurodegeneration*, *16*(1). https://doi.org/10.1186/S13024-021-00469-W

Lopez-Leon, S., Wegman-Ostrosky, T., Perelman, C., Sepulveda, R., Rebolledo, P. A., Cuapio, A., & Villapol, S. (2021). More than 50 long-term effects of COVID-19: a systematic review and meta-analysis. *Scientific Reports 2021 11:1, 11*(1), 1–12. https://doi.org/10.1038/s41598-021-95565-8

Lund, L. C., Hallas, J., Nielsen, H., Koch, A., Mogensen, S. H., Brun, N. C., Christiansen, C. F., Thomsen, R. W., & Pottegård, A. (2021). Post-acute effects of SARS-CoV-2 infection in individuals not requiring hospital admission: a Danish population-based cohort study. *The Lancet Infectious Diseases*, *21*(10), 1373–1382. https://doi.org/10.1016/S1473-3099(21)00211-5

Maamar, M., Artime, A., Pariente, E., Fierro, P., Ruiz, Y., Gutiérrez, S., Tobalina, M., Díaz-Salazar, S., Ramos, C., Olmos, J. M., & Hernández, J. L. (2022). Post-COVID-19 syndrome, low-grade inflammation and inflammatory markers: a cross-sectional study. *Current Medical Research and Opinion*, *38*(6), 901–909. https://doi.org/10.1080/03007995.2022.2042991/SUPPL_FILE/ICMO_A_2042991_SM1220.DOCX

Maercker, A., Einsle, F., & Köllner, V. (2007). Adjustment disorders as stress response syndroms: A new diagnostic concept and its exploration in a medical sample. *Psychopathology*, 40, 135–146.

Maggini, S., Beveridge, S., Sorbara, P. J. P., & Senatore, G. (2008). Feeding the immune system: The role of micronutrients in restoring resistance to infections. *CAB Reviews: Perspectives in Agriculture, Veterinary Science, Nutrition and Natural Resources, 3*. https://doi.org/10.1079/PAVSNNR20083098

Mallick D, Goyal L, Chourasia P, Zapata MR, Yashi K, Surani S. COVID-19 Induced Postural Orthostatic Tachycardia Syndrome (POTS): A Review. Cureus. 2023 Mar 31;15(3):e36955. doi: https://doi.org/10.7759/cureus.36955. PMID: 37009342; PMCID: PMC10065129.

Mangalmurti, N., & Hunter, C. A. (2020). Cytokine Storms: Understanding COVID-19. *Immunity*, *53*(1), 19–25. https://doi.org/10.1016/J.IMMUNI.2020.06.017

Manu, P. (2022). Repurposing Drugs for Post-COVID-19 Fatigue Syndrome: Methylphenidate, Duloxetine, and Brexpiprazole. *American Journal of Therapeutics, 29*(2), E229–E230. https://doi.org/10.1097/MJT.0000000000001471

Margraf, J., & Schneider, S. (2013). *Panik: Angstanfälle und ihre Behandlung.* Springer Berlin Heidelberg.

Matschke, J., Lütgehetmann, M., Hagel, C., Sperhake, J. P., Schröder, A. S., Edler, C., Mushumba, H., Fitzek, A., Allweiss, L., Dandri, M., Dottermusch, M., Heinemann, A., Pfefferle, S., Schwabenland, M., Sumner Magruder, D., Bonn, S., Prinz, M., Gerloff, C., Püschel, K., … Glatzel, M. (2020). Neuropathology of patients with COVID-19 in Germany: a post-mortem case series. *The Lancet. Neurology, 19*(11), 919–929. https://doi.org/10.1016/S1474-4422(20)30308-2

Matta, J., Wiernik, E., Robineau, O., Carrat, F., Touvier, M., Severi, G., De Lamballerie, X., Blanché, H., Deleuze, J. F., Gouraud, C., Hoertel, N., Ranque, B., Goldberg, M., Zins, M., & Lemogne, C. (2022). Association of Self-reported COVID-19 Infection and SARS-CoV-2 Serology Test Results With Persistent Physical Symptoms Among French Adults During the COVID-19 Pandemic. *JAMA Intern Med, 182*(1), 19–25. https://doi.org/10.1001/JAMAINTERNMED.2021.6454

Mazza, M. G., Palladini, M., Poletti, S., & Benedetti, F. (2022). Post-COVID-19 Depressive Symptoms: Epidemiology, Pathophysiology, and Pharmacological Treatment. *CNS Drugs 2022 36:7, 36*(7), 681–702. https://doi.org/10.1007/S40263-022-00931-3

Mokhtari, T., Hassani, F., Ghaffari, N., Ebrahimi, B., Yarahmadi, A., & Hassanzadeh, G. (2020). COVID-19 and multiorgan failure: A narrative review on potential mechanisms. *Journal of Molecular Histology 2020 51:6, 51*(6), 613–628. https://doi.org/10.1007/S10735-020-09915-3

Monje, M., & Iwasaki, A. (2022). The neurobiology of long COVID. *Neuron, 110*(21), 3484. https://doi.org/10.1016/J.NEURON.2022.10.006

Montani, D., Savale, L., Noel, N., Meyrignac, O., Colle, R., Gasnier, M., Corruble, E., Beurnier, A., Jutant, E. M., Pham, T., Lecoq, A. L., Papon, J. F., Figueiredo, S., Harrois, A., Humbert, M., & Monnet, X. (2022). Post-acute COVID-19 syndrome. *European Respiratory Review, 31*(163). https://doi.org/10.1183/16000617.0185-2021

Morres, I. D., Hatzigeorgiadis, A., Stathi, A., Comoutos, N., Arpin-Cribbie, C., Krommidas, C., & Theodorakis, Y. (2019). Aerobic exercise for adult patients with major depressive disorder in mental health services: A systematic review and meta-analysis. *Depression and anxiety, 36*(1), 39–53.

Morris, G., & Maes, M. (2014). Mitochondrial dysfunctions in Myalgic Encephalomyelitis/chronic fatigue syndrome explained by activated immuno-inflammatory, oxidative and nitrosative stress pathways. *Metabolic Brain Disease, 29*(1), 19–36. https://doi.org/10.1007/S11011-013-9435-X/TABLES/3

Mowbray, F., Woodland, L., Smith, L. E., Amlôt, R., & Rubin, G. J. (2021). Is My Cough a Cold or Covid? A Qualitative Study of COVID-19 Symptom Recognition and Attitudes Toward Testing in the UK. *Frontiers in Public Health, 9*, 716421. https://doi.org/10.3389/FPUBH.2021.716421/BIBTEX

Mukai, K., Tsai, M., Saito, H., & Galli, S. J. (2018). Mast cells as sources of cytokines, chemokines, and growth factors. *Immunological Reviews, 282*(1), 121–150. https://doi.org/10.1111/IMR.12634

Mukerji, S. S., & Solomon, I. H. (2021). What can we learn from brain autopsies in COVID-19? *Neuroscience Letters, 742*, 135528. https://doi.org/10.1016/J.NEULET.2020.135528

Myall, K. J., Mukherjee, B., Castanheira, A. M., Lam, J. L., Benedetti, G., Mak, S. M., Preston, R., Thillai, M., Dewar, A., Molyneaux, P. L., & West, A. G. (2021). Persistent post–COVID-19 interstitial lung disease: An observational study of corticosteroid treatment. *Annals of the American Thoracic Society, 18*(5), 799–806. https://doi.org/10.1513/ANNALSATS.202008-1002OC/SUPPL_FILE/DISCLOSURES.PDF

Nasreddine, Z. S., Phillips, N. A., Bédirian, V., Charbonneau, S., Whitehead, V., Collin, I., Cummings, J. L., & Chertkow, H. (2005). The Montreal Cognitive Assessment, MoCA: A Brief Screening Tool For Mild Cognitive Impairment. *Journal of the American Geriatrics Society, 53*(4), 695–699. https://doi.org/10.1111/J.1532-5415.2005.53221.X

Nyirenda, J. L. Z., Sofroniou, M., Toews, I., Mikolajewska, A., Lehane, C., Monsef, I., Abu-taha, A., Maun, A., Stegemann, M., & Schmucker, C. (2022). Fluvoxamine for the treatment of COVID-19. *Cochrane Database of Systematic Reviews, 2022*(9). https://doi.org/10.1002/14651858.CD015391/FULL/DE

Ocean, N., Howley, P., & Ensor, J. (2019). Lettuce be happy: A longitudinal UK study on the relationship between fruit and vegetable consumption and well-being. *Social Science & Medicine (1982), 222*, 335–345. https://doi.org/10.1016/J.SOCSCIMED.2018.12.017

Ooi, J. H., Li, Y., Rogers, C. J., & Cantorna, M. T. (2013). Vitamin D Regulates the Gut Microbiome and Protects Mice from Dextran Sodium Sulfate–Induced Colitis. *The Journal of Nutrition, 143*(10), 1679–1686. https://doi.org/10.3945/JN.113.180794

Parker, M., Sawant, H. B., Flannery, T. … et al. (2022). Effect of using a structured pacing protocol on post-exertional symptom exacerbation and health status in a longitudinal cohort with the post-COVID-19 syndrome. *J Med Virol.* 95:e28373. doi:https://doi.org/10.1002/jmv.28373

Pearlin, L. I., & Schooler, C. (1978). The structure of coping. *Journal of Health and Social Behavior, 19*(1), 2–21. https://doi.org/10.2307/2136319

Peluso, M. J., & Deeks, S. G. (2022). Early clues regarding the pathogenesis of long-COVID. *Trends in Immunology, 43*(4), 268–270. https://doi.org/10.1016/j.it.2022.02.008

Peluso, M. J., Deeks, S. G., Mustapic, M., Kapogiannis, D., Henrich, T. J., Lu, S., Goldberg, S. A., Hoh, R., Chen, J. Y., Martinez, E. O., Kelly, J. D., Martin, J. N., & Goetzl, E. J. (2022a). SARS-CoV-2 and Mitochondrial Proteins in Neural-Derived Exosomes of COVID-19. *Annals of Neurology, 91*(6), 772–781. https://doi.org/10.1002/ANA.26350

Peluso, M. J., Deveau, T.-M., Munter, S. E., Ryder, D., Buck, A., Beck-Engeser, G., Chan, F., Lu, S., Goldberg, S. A., Hoh, R., Tai, V., Torres, L., Iyer, N. S., Deswal, M., Ngo, L. H., Buitrago, M., Rodriguez, A., Chen, J. Y., Yee, B. C., … Henrich, T. J. (2022b). *Evidence of recent Epstein-Barr virus reactivation in individuals experiencing Long COVID.* https://medrxiv.org/cgi/content/short/2022.06.21.22276660

Penninx, B. W. J. H. (2021). Psychiatric symptoms and cognitive impairment in "Long COVID": the relevance of immunopsychiatry. *World Psychiatry, 20*(3), 357. https://doi.org/10.1002/WPS.20913

Peper, M., & Schott, J. (2021). Neuropsychologische Störungen bei coronavirusassoziierten Erkrankungen. Https://Doi.Org/10.1024/1016-264X/A000342, *32*(4), 195–221. https://doi.org/10.1024/1016-264X/A000342

Perrottelli, A., Sansone, N., Giordano, G. M., Caporusso, E., Giuliani, L., Melillo, A., Pezzella, P., Bucci, P., Mucci, A., & Galderisi, S. (2022). Cognitive Impairment after Post-Acute COVID-19 Infection: A Systematic Review of the Literature. Journal of Personalized Medicine, 12(12). https://doi.org/10.3390/JPM12122070 https://doi.org/10.3389/FNEUR.2021.643646/BIBTEX

Peters, A., Rospleszcz, S., Greiser, K. H., Dallavalle, M., & Berger, K. (2020). The Impact of the COVID-19 Pandemic on Self-Reported Health. Deutsches Arzteblatt International, 117(50), 861–867. https://doi.org/10.3238/ARZTEBL.2020.0861

Petrie, K. J., & Jones, A. S. K. (2019). Coping with chronic illness. In C. D. Llewellyn, S. Ayers, C. McManus, S. Newman, K. J. Petrie, T. A. Revenson, & W. J. (Eds.), The Cambridge handbook of psychology, health and medicine (pp. 110–114). Cambridge University Press.

Platz, T. (federführend) & Deutsche Gesellschaft für Neurorehabilitation et al. (2022). S2-Leitlinie SARS-CoV-2, COVID-19 und (Früh-)Rehabilitation. AWMF online 2022. https://register.awmf.org/assets/guidelines/080-008l_S2k_SARS-CoV-2_COVID-19_und_Frueh-_Rehabilitation_2022-11.pdf (Zugriff: 12.04.2024)

Pouliopoulou DV, Macdermid JC, Saunders E, Peters S, Brunton L, Miller E, Quinn KL, Pereira TV, Bobos P. Rehabilitation Interventions for Physical Capacity and Quality of Life in Adults With Post-COVID-19 Condition: A Systematic Review and Meta-Analysis. JAMA Netw Open. 2023

Sep 5;6(9):e2333838. doi: https://doi.org/10.1001/jamanetworkopen.2023.33838. PMID: 37725376; PMCID: PMC10509723.

Powers, H. J. (2003). Riboflavin (vitamin B-2) and health. The American Journal of Clinical Nutrition, 77(6), 1352–1360. https://doi.org/10.1093/AJCN/77.6.1352

Pretorius, E., Vlok, M., Venter, C., Bezuidenhout, J. A., Laubscher, G. J., Steenkamp, J., & Kell, D. B. (2021). Persistent clotting protein pathology in Long COVID/Post-Acute Sequelae of COVID-19 (PASC) is accompanied by increased levels of antiplasmin. Cardiovascular Diabetology, 20(1), 1–18. https://doi.org/10.1186/S12933-021-01359-7/FIGURES/7

Radkovsky, A., & Berking, M. (2012). *Kognitive Verhaltenstherapie.* 23–43. https://doi.org/10.1007/978-3-642-25523-6_3

Reis, G., dos Santos Moreira-Silva, E. A., Silva, D. C. M., Thabane, L., Milagres, A. C., Ferreira, T. S., dos Santos, C. V. Q., de Souza Campos, V. H., Nogueira, A. M. R., de Almeida, A. P. F. G., Callegari, E. D., de Figueiredo Neto, A. D., Savassi, L. C. M., Simplicio, M. I. C., Ribeiro, L. B., Oliveira, R., Harari, O., Forrest, J. I., Ruton, H., … Mills, E. J. (2022). Effect of early treatment with fluvoxamine on risk of emergency care and hospitalisation among patients with COVID-19: the TOGETHER randomised, platform clinical trial. The Lancet Global Health, 10(1), e42–e51. https://doi.org/10.1016/S2214-109X(21)00448-4

Renaud-Charest, O., Lui, L. M. W., Eskander, S., Ceban, F., Ho, R., Di Vincenzo, J. D., Rosenblat, J. D., Lee, Y., Subramaniapillai, M., & McIntyre, R. S. (2021). Onset and frequency of depression in post-COVID-19 syndrome: A systematic review. *Journal of Psychiatric Research, 144*, 129–137. https://doi.org/10.1016/J.JPSYCHIRES.2021.09.054

Renner, C., Albert, M., Brinkmann, S., Diserens, K., Dzialowski, I., Heidler, M.-D., Jeitziner, M.-M., Lück, M., Nusser-Müller-Busch, R., Nydahl, P., Sandor, P., Schäfer, A., Scheffler, B., Wallesch, C., & Zimmerman, G. (2022). S2e-Leitlinie Neurorehabilitationskonzepte für das "Post-Intensive-Care-Syndrom" (PICS). In *Leitlinien Für Die Neurorehabilitation* (Vol. 080). https://www.awmf.org/leitlinien/detail/ll/080-007.html

Rodin, J. (1986). Aging and health: effects of the sense of control. Science (New York, N. Y.), 233(4770), 1271–1276. https://doi.org/10.1126/SCIENCE.3749877

Romanet et al., Effectiveness of exercise training on the dyspnoea of individuals with long COVID: A randomised controlled multicentre trial. Annals of Physical and Rehabilitation Medicine 66 (2023) 101765. https://doi.org/10.1016/j.rehab.2023.101765

Rong, J., Li, J., Jing, F., Ren, Y., Xiao, Y., Pan, Q., Li, M., Lv, Y., Zhang, J., & Jing, F. (2021). Efficacy of Baduanjin exercise for rehabilitation after COVID-19: A protocol for systematic review and meta-analysis. *Medicine, 100*(24), E26366. https://doi.org/10.1097/MD.0000000000026366

Rousseau, B. A., & Bhaduri-McIntosh, S. (2023). Inflammation and Epstein–Barr Virus at the Crossroads of Multiple Sclerosis and Post-Acute Sequelae of COVID-19 Infection. *Viruses, 15* (4), 949. https://doi.org/10.3390/V15040949

Santomauro, D. F., Mantilla Herrera, A. M., Shadid, J., Zheng, P., Ashbaugh, C., Pigott, D. M., Abbafati, C., Adolph, C., Amlag, J. O., Aravkin, A. Y., Bang-Jensen, B. L., Bertolacci, G. J., Bloom, S. S., Castellano, R., Castro, E., Chakrabarti, S., Chattopadhyay, J., Cogen, R. M., Collins, J. K., … Ferrari, A. J. (2021). Global prevalence and burden of depressive and anxiety disorders in 204 countries and territories in 2020 due to the COVID-19 pandemic. *The Lancet, 398*(10312), 1700–1712. https://doi.org/10.1016/S0140-6736(21)02143-7

Scharfenberg, D., Schild, A. K., Warnke, C., & Maier, F. (2022). A Network Perspective on Neuropsychiatric and Cognitive Symptoms of the Post-COVID Syndrome. *Europe's Journal of Psychology, 18*(4), 350–356. https://doi.org/10.5964/EJOP.10097

Schelling, D., Heinemann, D., Schächtele, B. & Sturm, W. (2018). Handbuch neuropsychologischer Testverfahren. Göttingen: Hogrefe

Schett, G., Sticherling, M., Neurath, M. F. (2020) COVID-19: risk for cytokine targeting in chronic iflammatory disease? *Nature Rev Immunol, 20,* 271–272. https://doi.org/10.1038/S41577-020-0312-7

Schild, A. K., Scharfenberg, D., Kirchner, L., Klein, K., Regorius, A., Goereci, Y., Meiberth, D., Sannemann, L., Lülling, J., Schweitzer, F., Fink, G. R., Jessen, F., Franke, C., Onur, Ö., Jost, S., Warnke, C., & Maier, F. (2023). Subjective and Objective Cognitive Deficits in Patients with Post-COVID Syndrome. Https://Doi.Org/10.1024/1016-264X/A000374, *34*(2), 99–110. https://doi.org/10.1024/1016-264X/A000374

Scholkmann, F., & May, C. A. (2023). COVID-19, post-acute COVID-19 syndrome (PACS, "long COVID") and post-COVID-19 vaccination syndrome (PCVS, "post-COVIDvac-syndrome"): Similarities and differences. *Pathology - Research and Practice, 246*, 154497. https://doi.org/10.1016/J.PRP.2023.154497

Schroth, S., & Köllner, V. (2020). Akzeptanz und Commitment Therapie (ACT) bei körperlichen Erkrankungen. *Ärztliche Psychotherapie, 15*(3), 177–183. https://doi.org/10.21706/AEP-15-3-177

Schuntermann, M. F. (2001). Internationale Klassifikation der Funktionsfähigkeit, behinderung und gesundheit (ICF) der weltgesundheitsorganisation (WHO) - Kurzdarstellung. *Physikalische Medizin Rehabilitationsmedizin Kurortmedizin, 11*(6), 229–230. https://doi.org/10.1055/S-2001-19074/BIB

Schweitzer, F., Goereci, Y., Franke, C., Silling, S., Bösl, F., Maier, F., Heger, E., Deiman, B., Prüss, H., Onur, O. A., Klein, F., Fink, G. R., Di Cristanziano, V., & Warnke, C. (2022). Cerebrospinal Fluid Analysis Post–COVID-19 Is Not Suggestive of Persistent Central Nervous System Infection. *Annals of Neurology, 91*(1), 150–157. https://doi.org/10.1002/ANA.26262

Seeßle, J., Waterboer, T., Hippchen, T., Simon, J., Kirchner, M., Lim, A., Muller, B., & Merle, U. (2022). Persistent Symptoms in Adult Patients 1 Year After Coronavirus Disease 2019 (COVID-19): A Prospective Cohort Study. *Clinical Infectious Diseases : An Official Publication of the Infectious Diseases Society of America, 74*(7), 1191–1198. https://doi.org/10.1093/CID/CIAB611

Selvakumar, J., Havdal, L. B., Drevvatne, M., Brodwall, E. M., Lund Berven, L., Stiansen-Sonerud, T., Einvik, G., Leegaard, T. M., Tjade, T., Michelsen, A. E., Mollnes, T. E., Lund-Johansen, F., Holmøy, T., Zetterberg, H., Blennow, K., Sandler, C. X., Cvejic, E., Lloyd, A. R., & Wyller, V. B. B. (2023). Prevalence and Characteristics Associated With Post–COVID-19 Condition Among Nonhospitalized Adolescents and Young Adults. *JAMA Network Open, 6*(3), e235763–e235763. https://doi.org/10.1001/JAMANETWORKOPEN.2023.5763

Senf, W., Broda, M., Voos, D., & Neher, M. (2020). *Praxis der Psychotherapie: Ein integratives Lehrbuch* (6th edn). Stuttgart: Georg Thieme Verlag. https://doi.org/10.1055/B-001-1086

Shanbehzadeh, S., Tavahomi, M., Zanjari, N., Ebrahimi-Takamjani, I., & Amiri-arimi, S. (2021). Physical and mental health complications post-COVID-19: Scoping review. *Journal of Psychosomatic Research, 147.* https://doi.org/10.1016/J.JPSYCHORES.2021.110525

Sharpe, M. C., Archard, L. C., Banatvala, J. E., Borysiewicz, L. K., Preedy, V. R., Biochemist, R., Phd, S., Psychologist, R., Dphil, T. D. J., Hospital, J. R., Dr, O., Tyrrell, A. J., & Wright, J. M. (1991). A report-chronic fatigue syndrome: guidelines for research. *Journal of the Royal Society of Medicine, 84* (2), 118–121. PMC1293107.

Sheykhangafshe, F. B., Farahani, H., & Fathi-Ashtiani, A. (2023). The Effectiveness of Acceptance and Commitment Therapy on Emotional Regulation and Psychological Distress in Patients with Chronic Low Back Pain and COVID-19 Anxiety. *Quarterly Journal of Management Strategies in Health System.* https://doi.org/10.18502/MSHSJ.V7I4.12180

Soriano, J. B., Murthy, S., Marshall, J. C., Relan, P., & Diaz, J. V. (2022). A clinical case definition of post-COVID-19 condition by a Delphi consensus. *The Lancet Infectious Diseases, 22*(4), e102–e107. https://doi.org/10.1016/S1473-3099(21)00703-9

Spudich, S., & Nath, A. (2022). Nervous system consequences of COVID-19. *Science, 375*(6578), 267–269. https://doi.org/10.1126/SCIENCE.ABM2052/ASSET/823DD29F-C35B-4A3C-ADB0-16DA514705CB/ASSETS/GRAPHIC/SCIENCE.ABM2052-F1.SVG

Stephan KE, Manjaly ZM, Mathys CD et al. Allostatic Self- efficacy: A Metacognitive Theory of Dyshomeostasis-Induced Fatigue and Depression. Front Hum Neurosci 2016; 10: 550

Sturm, W., George, S., Hildebrandt, H., Reuther, P., Schoof-Tams, K. und Wallesch, C-W. (2009). Leitlinie Diagnostik und Therapie von Aufmerksamkeitsstörungen. Z. Neuropsychol.,20 (1), 59–67. https://DOI 10.1024/1016-264X.20.1.59

Sudre, C. H., Murray, B., Varsavsky, T., Graham, M. S., Penfold, R. S., Bowyer, R. C., Pujol, J. C., Klaser, K., Antonelli, M., Canas, L. S., Molteni, E., Modat, M., Jorge Cardoso, M., May, A., Ganesh, S., Davies, R., Nguyen, L. H., Drew, D. A., Astley, C. M., … Steves, C. J. (2021). Attributes and predictors of long COVID. *Nature Medicine*, *27*(4), 626–631. https://doi.org/10.1038/S41591-021-01292-Y

Sun, X., Wang, T., Cai, D., Hu, Z., Chen, J., Liao, H., Zhi, L., Wei, H., Zhang, Z., Qiu, Y., Wang, J., & Wang, A. (2020). Cytokine storm intervention in the early stages of COVID-19 pneumonia. *Cytokine & Growth Factor Reviews*, *53*, 38–42. https://doi.org/10.1016/J.CYTOGFR.2020.04.002

Tan, W. Y. T., Young, B. E., Lye, D. C., Chew, D. E. K., & Dalan, R. (2020). Statin use is associated with lower disease severity in COVID-19 infection. *Scientific Reports 2020 10:1*, *10*(1), 1–7. https://doi.org/10.1038/s41598-020-74492-0

Taquet, M., Sillett, R., Zhu, L., Mendel, J., Camplisson, I., Dercon, Q., & Harrison, P. J. (2022). Neurological and psychiatric risk trajectories after SARS-CoV-2 infection: an analysis of 2-year retrospective cohort studies including 1 284 437 patients. *The Lancet. Psychiatry*, *9*(10), 815–827. https://doi.org/10.1016/S2215-0366(22)00260-7

Tegenthoff, M., Drechsel-Schlund, C., & Widder, B. (2022). Neurologisch-psychiatrische Begutachtung des Post-COVID-Syndroms. *Der Nervenarzt*, *93*(8), 804. https://doi.org/10.1007/S00115-022-01292-4

Teymoori-Rad, M., Shokri, F., Salimi, V., & Marashi, S. M. (2019). The interplay between vitamin D and viral infections. *Reviews in Medical Virology*, *29*(2). https://doi.org/10.1002/RMV.2032

Thirumdas, R., Kothakota, A., Pandiselvam, R., Bahrami, A., & Barba, F. J. (2021). Role of food nutrients and supplementation in fighting against viral infections and boosting immunity: A review. *Trends in Food Science & Technology*, *110*, 66–77. https://doi.org/10.1016/J.TIFS.2021.01.069

Trinkmann, F., & Herth, F. J. F. (2022). Long- und Post-COVID im Fokus. *Pflege Zeitschrift*, *75*(5), 29. https://doi.org/10.1007/S41906-022-1258-0

Tryfonos, A., Pourhamidi, K., Jörnåker, G. et al. Functional limitations and exercise intolerance in patients with post-covid condition: A randomized crossover clinical trial. *JAMA Netw Open*. 7(4):e244386. doi:https://doi.org/10.1001/jamanetworkopen.2024.4386

Tsampasian, V., Elghazaly, H., Chattopadhyay, R., Debski, M., Naing, T. K. P., Garg, P., Clark, A., Ntatsaki, E., & Vassiliou, V. S. (2023). Risk Factors Associated With Post-COVID-19 Condition: A Systematic Review and Meta-analysis. *JAMA Internal Medicine*, *183*(6). https://doi.org/10.1001/JAMAINTERNMED.2023.0750

Überall, M. A., & Maurer, S. (2023). Niedrig dosiertes Naltrexon zur Behandlung der Fibromyalgie: Vom Paradoxon eines Opioidantagonisten in der Schmerztherapie. *Schmerzmedizin*, *39*(3), 46. https://doi.org/10.1007/S00940-023-4162-9

Universitätsmedizin Mainz. (2021). *Spätfolgen einer SARS-CoV-2 Infektion in der Bevölkerung und Konzept der Gutenberg Long COVID Studie*. www.unimedizin-mainz.de/GCS/dashboard/#/app/pages/AktuelleErgebnisse/ergebnisselc (Stand: 27.03.2024)

Veehof, M. M., Trompetter, H. R., Bohlmeijer, E. T., & Schreurs, K. M. G. (2016). Acceptance- and mindfulness-based interventions for the treatment of chronic pain: a meta-analytic review. *Cognitive Behaviour Therapy*, *45*(1), 5–31. https://doi.org/10.1080/16506073.2015.1098724

Verveen, A., Müller, F., Lloyd, A., Moss-Morris, R., Omland, T., Penninx, B., Raijmakers, R. P. H., van der Schaaf, M., Sandler, C. X., Stavem, K., Wessely, S., Wyller, V. B. B., Nieuwkerk, P., & Knoop, H. (2022). A research agenda for post-COVID-19 fatigue. *Journal of Psychosomatic Research*, *154*. https://doi.org/10.1016/J.JPSYCHORES.2022.110726

von Thun, F. (2013a). *Miteinander reden 2: Stile, Werte und Persönlichkeitsentwicklung: Differentielle Psychologie der Kommunikation*. https://books.google.de/books?hl=de&lr=&id=FdxuAgAAQBAJ&oi=fnd&pg=PT2&dq=schulz+von+thun+kommunikationsmodell&ots=-HtDp88GYM&sig=AB-xu9TspiCumTAwyym6GgHVcTR4

von Thun, F. (2013b). *Miteinander reden 1: Störungen und Klärungen: Allgemeine Psychologie der Kommunikation*. https://books.google.de/books?hl=de&lr=&id=beFqAgAAQBAJ&oi=fnd&pg=PT2&dq=schulz+von+thun+kommunikationsmodell&ots=QWTjaBsUtR&sig=voMYWZHaFqVo-Il-3UBWVBC9boa0

von Wachter, M. (2021). *Chronische Schmerzen*. https://doi.org/10.1007/978-3-662-63231-4

Wallukat, G., Hohberger, B., Wenzel, K., … J. F.-J. of T., & 2021, undefined. (n. d.). Functional autoantibodies against G-protein coupled receptors in patients with persistent Long-COVID-19 symptoms. *Elsevier*. Retrieved November 10, 2022. Im Internet: https://www.sciencedirect.com/science/article/pii/S2589909021000204 (Stand: 27.03.2024)

Wang, P., Casner, R. G., Nair, M. S., Wang, M., Yu, J., Cerutti, G., Liu, L., Kwong, P. D., Huang, Y., Shapiro, L., & Ho, D. D. (2021a). Increased resistance of SARS-CoV-2 variant P.1 to antibody neutralization. *Cell Host & Microbe*, *29*(5), 747–751.e4. https://doi.org/10.1016/J.CHOM.2021.04.007

Wang, Q. Q., Xu, R., & Volkow, N. D. (2021b). Increased risk of COVID-19 infection and mortality in people with mental disorders: analysis from electronic health records in the United States. *World Psychiatry*, *20*(1), 124–130. https://doi.org/10.1002/WPS.20806

Wang, S., Li, Y., Yue, Y., Yuan, C., Kang, J. H., Chavarro, J. E., Bhupathiraju, S. N., & Roberts, A. L. (2023). Adherence to Healthy Lifestyle Prior to Infection and Risk of Post-COVID-19 Condition. *JAMA Internal Medicine*, *183*(3), 232–241. https://doi.org/10.1001/JAMAINTERNMED.2022.6555

Wang, S., Quan, L., Chavarro, J. E., Slopen, N., Kubzansky, L. D., Koenen, K. C., Kang, J. H., Weisskopf, M. G., Branch-Elliman, W., & Roberts, A. L. (2022). Associations of Depression, Anxiety, Worry, Perceived Stress, and Loneliness Prior to Infection With Risk of Post–COVID-19 Conditions. *JAMA Psychiatry*, *79*(11), 1081–1091. https://doi.org/10.1001/JAMAPSYCHIATRY.2022.2640

Watzlawick, P. (2000(. Anleitung zum Unglücklichsein. Ungekürzte Taschenbuchausgabe, 21. Aufl. München: Piper: , München, 37ff. u. 105 ff.

Wechsler, J. B., Butuci, M., Wong, A., Kamboj, A. P., & Youngblood, B. A. (2022). Mast cell activation is associated with post-acute COVID-19 syndrome. *Allergy*, *77*(4), 1288. https://doi.org/10.1111/ALL.15188

Weinbrenner, S., Hemmrich, K., & Guldin, B. Sozialmedizinische Beurteilung. In: Köllner V, Bassler M (Hrsg.): Praxishandbuch Psychosomatische Medizin in der Rehabilitation. München: Elsevier, 2021; S. 46–51

Weinstock, L. B., Brook, J. B., Walters, A. S., Goris, A., Afrin, L. B., & Molderings, G. J. (2021). Mast cell activation symptoms are prevalent in Long-COVID. *International Journal of Infectious Diseases*, *112*, 217–226. https://doi.org/10.1016/J.IJID.2021.09.043

Wenzel, J., Lampe, J., Müller-Fielitz, H., Schuster, R., Zille, M., Müller, K., Krohn, M., Körbelin, J., Zhang, L., Özorhan, Ü., Neve, V., Wagner, J. U. G., Bojkova, D., Shumliakivska, M., Jiang, Y., Fähnrich, A., Ott, F., Sencio, V., Robil, C., … Schwaninger, M. (2021). The SARS-CoV-2 main protease Mpro causes microvascular brain pathology by cleaving NEMO in brain endothelial cells. *Nature Neuroscience 2021 24:11*, *24*(11), 1522–1533. https://doi.org/10.1038/s41593-021-00926-1

Wolff, S. V., et al. Avoidance-endurance fast screening (AE-FS). *Der Schmerz* 34.1 (2018): 1–7.

Wong, T. L., & Weitzer, D. J. (2021). Long COVID and Myalgic Encephalomyelitis/Chronic Fatigue Syndrome (ME/CFS) – A Systemic Review and Comparison of Clinical Presentation and Symptomatology. *Medicina 2021, Vol. 57, Page 418*, *57*(5), 418. https://doi.org/10.3390/MEDICINA57050418

Woo, M. S., Malsy, J., Pöttgen, J., Seddiq Zai, S., Ufer, F., Hadjilaou, A., Schmiedel, S., Addo, M. M., Gerloff, C., Heesen, C., Schulze Zur Wiesch, J., & Friese, M. A. (2020). Frequent neurocognitive deficits after recovery